La Grasa
Cura
El Azúcar
Mata

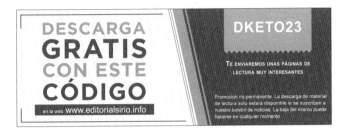

La información contenida en este libro se basa en las investigaciones y experiencias personales y profesionales del autor y no debe utilizarse como sustituto de una consulta médica. Cualquier intento de diagnóstico o tratamiento deberá realizarse bajo la dirección de un profesional de la salud. La editorial no aboga por el uso de ningún protocolo de salud en particular, pero cree que la información contenida en este libro debe estar a disposición del público. La editorial y el autor no se hacen responsables de cualquier reacción adversa o consecuencia producidas como resultado de la puesta en práctica de las sugerencias, fórmulas o procedimientos expuestos en este libro. En caso de que el lector tenga alguna pregunta relacionada con la idoneidad de alguno de los procedimientos o tratamientos mencionados, tanto el autor como la editorial recomiendan encarecidamente consultar con un profesional de la salud.

Título original: FAT HEALS, SUGAR KILLS – THE CAUSE OF AND CURE TO
CARDIOVASCULAR DISEASE, DIABETES, OBESITY, AND OTHER
METABOLIC DISORDERS
Traducido del inglés por Antonio Gómez Molero
Diseño de portada: Editorial Sirio, S.A.
Maquetación de interior: Toñi F. Castellón

© de la edición original
2019 de Bruce Fife

© de la presente edición
EDITORIAL SIRIO, S.A.
C/ Rosa de los Vientos, 64
Pol. Ind. El Viso
29006-Málaga
España

www.editorialsirio.com
sirio@editorialsirio.com

I.S.B.N.: 978-84-18531-03-3
Depósito Legal: MA-1517-2020

Impreso en Imagraf Impresores, S. A.
c/ Nabucco, 14 D - Pol. Alameda
29006 - Málaga

Impreso en España

Puedes seguirnos en Facebook, Twitter, YouTube e Instagram.

Bruce Fife

La Grasa
Cura
El Azúcar
Mata

Causa y cura de
la enfermedad cardiovascular,
la diabetes, la obesidad y
otros trastornos metabólicos.

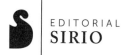

EDITORIAL
SIRIO

Índice

1

Un *craso* error

Volver de la tumba

Con sus ciento setenta y siete kilos, Reyn tenía todas las papeletas para padecer un infarto. En enero de 2015 sufrió una insuficiencia cardíaca y fue ingresado en la unidad de cuidados intensivos. A los doce días le dieron el alta con un tanque de oxígeno. Pese a que había perdido un poco de peso durante su estancia en el hospital, cuando salió tenía veinte kilos de exceso de líquido que se le había alojado en la cavidad abdominal y en los pulmones. Esta es una consecuencia habitual de la insuficiencia cardíaca y de ahí que requiriera un tanque de oxígeno.

Reyn tenía diabetes tipo 2 desde hacía quince años. Le habían recetado numerosos medicamentos, como estatinas para el colesterol alto; Levemir (una forma sintética de la insulina), NovoNorm y metformina para controlar el azúcar en la sangre, y Victoza para bajar de peso. Seguía las recomendaciones dietéticas de su médico y llevaba una alimentación baja en grasas con una cantidad reducida de proteína magra, evitaba las grasas saturadas y sus comidas se centraban en los cereales, las frutas y los productos lácteos con bajo contenido en grasa. Siempre y cuando tomara regularmente su medicación, podía disfrutar de postres y dulces en algunas ocasiones, sobre todo si estaban endulzados con edulcorantes artificiales. Sin embargo, a pesar de todos estos medicamentos y de seguir las recomendaciones dietéticas médicas, su salud no dejaba de empeorar y cada año ganaba más peso. Era mala suerte, se quejaba, haber nacido con tantos problemas «genéticos» de salud. Le aguardaba un futuro sombrío.

Al mes de salir del hospital, asistió a una conferencia sobre la salud en la que participaban numerosos oradores de prestigio internacional. Le sorprendió enterarse de la existencia de un tratamiento novedoso de la diabetes consistente en una dieta baja en carbohidratos y rica en grasas (LCHF*). Tras aquello escuchó en Internet a varios conferenciantes que ensalzaban las virtudes de esta dieta, en particular al doctor Jason Fung, uno de los oradores de la conferencia.

La dieta LCHF contradecía por completo todo lo que le habían contado a Reyn sobre la alimentación y la salud. Es una dieta especial que limita estrictamente los alimentos ricos en carbohidratos, como los cereales, las verduras con almidón y la mayoría de las frutas. Las calorías, que en otras circunstancias provendrían de estos alimentos ricos en carbohidratos, se obtienen de las grasas, por lo que su consumo aumenta significativamente. La mayor parte de la grasa que se consume en esta dieta es saturada, aunque también se aceptan con ciertas limitaciones los aceites vegetales poliinsaturados. Además, son preferibles los cortes grasos de carne y los productos lácteos enteros en lugar de las versiones bajas en grasa de estos alimentos. La mayoría de los médicos y dietistas despreciarían una dieta de estas características, pero solo porque los han educado para creer en el enfoque de la dieta baja en grasa.

---

* N. del T.: *low-carbohydrate, high-fat.*

¿Qué hemos conseguido tras cuatro décadas siguiendo una dieta baja en grasa? ¡Estar más gordos y más enfermos! Nuestra sociedad tiene más sobrepeso que nunca. La obesidad ha alcanzado su punto álgido y las enfermedades degenerativas como la diabetes, el alzhéimer, la artritis, la fibromialgia, el asma y la enfermedad pulmonar obstructiva crónica (EPOC) han llegado a proporciones epidémicas. El enfoque bajo en grasas para mejorar la salud ha sido un rotundo fracaso.

Un conjunto cada vez mayor de investigaciones demuestra que una dieta LCHF puede equilibrar el azúcar en la sangre, mejorar los niveles de colesterol, reducir la presión arterial elevada, eliminar el exceso de grasa corporal, aumentar los niveles de energía, equilibrar las hormonas, fortalecer el corazón y mucho más. Por lo general ninguna de estas afecciones ha mejorado en gran medida con el enfoque bajo en grasas. Si bien es cierto que los medicamentos pueden ayudar a aliviar sus síntomas, la dieta LCHF puede conseguir lo mismo y permitir de este modo a los pacientes prescindir de fármacos y llevar una vida más sana.

Convencido de que una dieta LCHF podría beneficiarle, Reyn cambió radicalmente su forma de comer y empezó a tomar alimentos con toda su grasa; además renunció a la fruta, el azúcar y los cereales y añadió más grasa a sus comidas. Obtenía alrededor del 75 % de sus calorías diarias de la grasa, del 15 al 20 % de las proteínas y aproximadamente el 5 % de los carbohidratos. Comenzó a reducir el consumo de insulina y de medicamentos para el colesterol hasta dejar de tomarlos por completo.

Reyn le pidió a su cardiólogo que no le renovara las recetas de estatinas e insulina porque estaba mejorando con su nuevo enfoque dietético. El médico se burló de él por buscar respuestas a sus problemas en Internet y seguir los consejos del «doctor Google». A pesar de las críticas, siguió con la dieta que acababa de descubrir. Al cabo de un año de dieta LCHF, había adelgazado cincuenta y tres kilos. Y lo mejor es que adelgazó fácilmente, sin esa hambre y esa falta de energía que sentía constantemente con las dietas bajas en grasas y con restricción de calorías que había seguido antes. De hecho, tomaba comidas completas, comía hasta sentirse saciado y hacía años que no tenía tanta energía. Adelgazar nunca había sido tan fácil.

Sus niveles de azúcar en la sangre mejoraron espectacularmente. Una medida común es la prueba de A1C, que nos proporciona el valor medio de azúcar en la sangre de un individuo durante un período de tres meses. La lectura de Reyn antes de comenzar la dieta LCHF era de 9,1: extremadamente alta. Una lectura de 6,5 o más indica diabetes. Tenía una diabetes grave. Entre 4,0 y 5,6 se considera que una persona está sana. La prediabetes oscila entre 5,7 y 6,4. Al cabo de un año la lectura de Reyn era de 5,9, una mejoría sustancial y casi en el rango de la normalidad. Antes de comenzar la dieta sufría una neuropatía periférica causada por la diabetes; el dolor y el entumecimiento en las piernas y los pies asociados con esta enfermedad desaparecieron por completo.

Su colesterol total bajó a 193 mg/dl (5 mmol/l) y su presión sanguínea a 115/72 (ambos valores se consideran ideales). ¡Ya no tenía que tomar más medicamentos para reducir el colesterol o bajar la presión arterial! Prácticamente había prescindido de todos sus medicamentos con un simple cambio dietético que incluía carnes grasas con todo su sabor, mantequilla de verdad, queso con toda su grasa, aceites saludables, frutos secos, semillas, hasta veinte huevos o más por semana y gran cantidad de verduras servidas con diferentes salsas con grasa y diversas hierbas aromáticas. Un año antes, cuando salió del hospital, tenía, por así decirlo, un pie en la tumba. Hoy se siente estupendamente, es más activo (nada treinta minutos al día, cinco veces a la semana), más alegre y tiene una perspectiva positiva sobre la vida y sobre su futuro.

El caso de Reyn no es un incidente aislado; muchos lograron el mismo éxito y recuperaron su salud con una dieta baja en carbohidratos y rica en grasas. Tú puedes ser uno de ellos.

Las dietas bajas en grasas nos están matando

Las autoridades sanitarias, en un esfuerzo por mejorar la salud de los ciudadanos y reducir el riesgo de enfermedades cardíacas, cáncer, diabetes y otras afecciones cada vez más preocupantes, han fijado unas directrices para que aprendamos a comer de forma más saludable. Estas directrices establecen que debemos consumir más cereales, verduras y frutas y menos carne y grasa; y que los cereales han de constituir el núcleo de nuestra alimentación, con entre seis y once raciones diarias. Esto incluye panes blancos o integrales, bollos, cereales para el desayuno, tortitas, magdalenas, galletas saladas y dulces, harina de avena, arroz, maíz, pan de maíz, tortillas/*chips* y otros productos similares. Asimismo, afirman que hay que comer de tres a cinco raciones de verduras y de dos a tres raciones de fruta al día. Según estas directrices tanto las patatas fritas como la salsa para la *pizza* y el kétchup entran dentro de la categoría de verduras; y el zumo de fruta azucarado, el relleno de tarta de cereza y las conservas de frutas en almíbar, dentro de la categoría de fruta. Se considera que la leche y el queso han de limitarse a no más de dos o tres raciones diarias y que debemos consumirlos sin grasa o con bajo contenido en ella. Del mismo modo, la carne, el pescado, los huevos y los frutos secos deben limitarse a dos o tres raciones, prefiriéndose los cortes magros de carne, así como las claras de huevo en lugar del huevo entero. El consumo de grasas y azúcar se restringe y se convierte en «ocasional»; por otro lado, la grasa saturada queda eliminada de esta dieta «sana» científicamente aprobada.

Nos hemos esforzado obedientemente en seguir estas pautas y en líneas generales hemos tenido éxito. Desde la pasada década de los setenta hemos aumentado por término medio en un 17 % nuestra ingesta de frutas y verduras y en un 29 % la de cereales, y reducido la cantidad de grasas del 40 al 33 %, principalmente al suprimir el consumo de grasas saturadas. Durante este período también hemos hecho más ejercicio, todo esto siguiendo las recomendaciones de los médicos y las autoridades sanitarias.

Consumimos más alimentos de todo tipo con una cantidad reducida de grasa, con bajo contenido en grasa y sin grasa, como los cortes magros de carne, y utilizamos mucho menos aceite para cocinar y preparar la comida. Esta reducción de la grasa ha causado un aumento del consumo de carbohidratos porque, normalmente, nos lleva a consumir más alimentos ricos en ellos para así compensar la pérdida de calorías de la grasa. Esto significa que comemos más trigo, arroz, maíz, pasta, patatas, fruta y zumos. El desayuno tradicional* de huevos con beicon ha sido reemplazado por cereales de desayuno azucarados y zumo de naranja o tortitas con sirope y leche semidesnatada. El carbohidrato que más se suele consumir es la harina blanca; lo comemos de diversas maneras, por ejemplo en pan o panecillos, pero más frecuentemente en forma de rosquillas, bollos de canela, magdalenas, masa de tarta y toda clase de dulces y postres. Por consiguiente, la recomendación de reducir el consumo de grasas y aumentar la ingesta de cereales ha provocado un incremento del consumo de azúcar. Aunque las directrices dietéticas sugieren limitar la ingesta de azúcar, en realidad no se hace mucho hincapié en esta recomendación y suele pasarse por alto. En lo que sí se pone énfasis es en reducir la ingesta total de grasa y en suprimir la grasa saturada y el colesterol en la medida de lo posible.

La reducción de la totalidad de las grasas se ha logrado principalmente a base de eliminar las grasas animales y los aceites tropicales, fuentes de grasas saturadas. Estas han sido sustituidas por aceites vegetales poliinsaturados. Por consiguiente, el consumo de aceite vegetal ha aumentado significativamente a expensas de las grasas saturadas. Entre los aceites vegetales se incluyen los aceites vegetales hidrogenados, la manteca vegetal y la margarina.

Como parte del esfuerzo por reducir la grasa saturada, se ha producido un ganado con menos grasa, del que se extraen cortes más magros de carne. La carne que compras en la tienda hoy día es

---

* N. del T.: en los países anglosajones.

mucho más magra que la que compraban tus abuelos en los años sesenta y anteriormente.

En 1961 la American Heart Association ('asociación estadounidense del corazón') recomendó por primera vez al público oficialmente la dieta baja en grasas y en colesterol. Esta dieta se desarrolló aún más en los años siguientes y culminó con la pirámide de la guía alimentaria del US Department of Agriculture ('ministerio de agricultura de los Estados Unidos'), establecida a principios de la pasada década de los noventa. A pesar de implementar todos los cambios dietéticos recomendados durante estos años, nuestra salud no ha mejorado. De hecho, hoy estamos menos sanos que nunca. En los años sesenta la enfermedad cardíaca era, con diferencia, la causa principal de muerte. Uno de los principales objetivos de la dieta baja en grasas era reducir el riesgo de enfermedad cardíaca; sin embargo, sesenta años más tarde, sigue siendo nuestro asesino número uno.

El accidente cerebrovascular es la segunda causa principal de muerte en todo el mundo, por detrás de las enfermedades cardíacas, y la quinta en los Estados Unidos. La presión arterial alta (hipertensión), una causa importante de accidente cerebrovascular, afecta a uno de cada tres adultos estadounidenses. La incidencia de presión arterial alta ha aumentado constantemente desde la década de los sesenta. En tan solo diez años, de 2000 a 2010, el número de muertes por hipertensión aumentó en un 41,5 %.

Una de las principales razones aducidas para la adopción de una dieta baja en grasa es evitar la obesidad y lograr un mejor control del peso. Sin embargo, no ha funcionado. En la década de los sesenta solo uno de cada siete adultos estadounidenses era obeso. Hoy en día, esa proporción ha aumentado a uno de cada tres. En la actualidad, más del 70 % de los adultos estadounidenses sufre de sobrepeso, el porcentaje más alto de la historia. Incluso nuestros hijos han engordado: un tercio sufre de sobrepeso y el 17 % es obeso. Nuestro creciente problema de obesidad se ha convertido en una crisis sanitaria nacional.

La diabetes es una de las plagas más extendidas de nuestros días. En 1960 menos del 1 % de los adultos estadounidenses era diabético; actualmente, ese número ha aumentado a más del 10 %. La tasa es aún más elevada entre los mayores de sesenta y cinco años, ya que afecta a uno de cada cuatro. Además, uno de cada tres adultos padece prediabetes, al igual que más del 50 % de quienes tienen sesenta y cinco o más años. Se estima que el 80 % de los adultos estadounidenses presenta cierto grado de resistencia a la insulina, el rasgo subyacente de la diabetes tipo 2. Si las tendencias actuales continúan, los investigadores estiman que uno de cada tres estadounidenses nacidos en el año 2000 desarrollará diabetes a lo largo de su vida. En nuestros días, esta enfermedad es la séptima causa principal de muerte en los Estados Unidos. Los índices de diabetes en este país eran bastante estables, con solo un ligero aumento entre 1958 y 1962. Luego, de repente, las tasas comenzaron a repuntar bruscamente, y a mediados de la década de los noventa se produjo otra subida repentina.

La diabetes tipo 1 es una enfermedad hereditaria que constituye menos del 10 % de todos los casos de diabetes. La diabetes tipo 2 es, con mucho, la forma más frecuente y representa, como mínimo, el 90 % de los casos. Este tipo de diabetes está causado principalmente por una dieta alta en azúcar y carbohidratos y un estilo de vida sedentario. En los últimos años se ha descubierto que el alzhéimer es otra forma de diabetes: la diabetes cerebral. Ahora se la conoce como diabetes tipo 3. También está causada principalmente por la dieta y el estilo de vida.

Actualmente, una de cada seis mujeres y uno de cada diez hombres que alcanzan la edad de cincuenta y cinco años desarrollarán alzhéimer. La incidencia de esta enfermedad aumentó en un 44,7 % en apenas cinco años, de 2000 a 2005. En 1991, el alzhéimer constaba como causa subyacente de 14.112 muertes. Para el año 2000 este número había aumentado a 49.558; en 2005 ascendía a 71.696, y en 2016 se estimaba que 700.000 personas

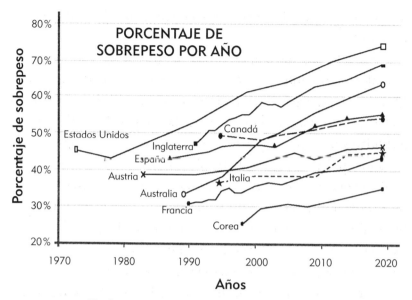

El sobrepeso se ha convertido en una epidemia global.

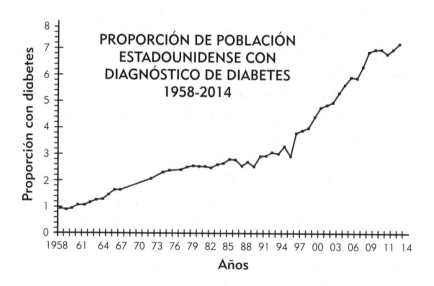

murieron a causa de esta enfermedad.[1] Hace veinte años había menos de un 1 % de fallecimientos por alzhéimer y esta enfermedad ni siquiera se encontraba entre las veinte causas principales de muerte. Hoy en día es la sexta causa principal de muerte en los Estados Unidos.

No solo hay un número cada vez mayor de enfermedades mortales, sino también de afecciones causantes de discapacidad. El glaucoma, la degeneración macular, la artritis, la fibromialgia, la esclerosis múltiple, la colitis ulcerosa, la enfermedad celíaca, la infertilidad y otras patologías están en ascenso. Estas afecciones han crecido rápidamente durante las últimas décadas y siguen aumentando, lo que descarta una causa genética. Las enfermedades genéticas no aparecen de repente y caen como una plaga sobre una población. Aunque la mayoría de estas enfermedades probablemente existieran en cierta medida durante toda la historia de la humanidad, eran relativamente raras hasta hace poco tiempo.

Hay quienes afirman que hoy en día, debido a los actuales medicamentos y la moderna tecnología médica, nuestra esperanza de vida es mayor, y por lo tanto, a medida que la población envejece, estamos desarrollando más enfermedades de la vejez que en el pasado. Por desgracia, las llamadas enfermedades de la vejez no se limitan a los ancianos. Hay quien muere de un ataque cardíaco a los cuarenta o a los cincuenta años, e incluso antes en algunos casos.

La diabetes tipo 2 se llamaba diabetes del adulto porque solo se observaba en adultos mayores. Sin embargo, con el transcurso de los años, se les ha diagnosticado a personas cada vez más jóvenes, razón por la cual ha pasado a llamarse diabetes tipo 2.

También el alzhéimer se consideró en su día una de esas enfermedades que afectan únicamente a los ancianos, pero actualmente hay personas de cuarenta y cincuenta años que lo están desarrollando. Es lo que llaman *alzhéimer de inicio temprano*. En algunos casos, afecta a individuos de treinta años o incluso menores. Parece ser que esta dolencia puede presentarse prácticamente a cualquier edad.

No solo están en aumento las enfermedades degenerativas, también se han incrementado los trastornos infantiles, como alergias, asma, discapacidades del desarrollo, autismo, obesidad infantil, estrechamiento del arco dental, etc. Evidentemente, esto no es consecuencia del envejecimiento de la población

¿Qué está sucediendo? Durante las últimas cinco décadas hemos seguido las pautas dietéticas gubernamentales y el resultado es que estamos cada vez más gordos y más enfermos. Las enfermedades que hace algunas décadas eran poco frecuentes o de las que apenas se oía hablar son habituales en la actualidad. Es obvio que algo falla.

La causa de esta epidemia no es que comamos en exceso o no nos preocupemos por nuestra salud. El problema es que nos han dado recomendaciones equivocadas sobre la alimentación y la salud. La dieta baja en grasas y con alto contenido en carbohidratos, promovida con tanto ahínco durante las últimas décadas, ha tenido efectos desastrosos y ha causado una crisis sanitaria. Si quieres perder el exceso de peso, y además reducir el riesgo de accidente cerebrovascular, las enfermedades del corazón, la aterosclerosis, el cáncer y muchas otras patologías degenerativas, tienes que comer más grasa y menos azúcar y carbohidratos refinados. De hecho, comer más grasa podría ser una de las decisiones más saludables que puedes tomar, siempre que sea el tipo de grasa apropiado. Quizá te parezca una exageración lo que estoy diciendo. No lo es.

Llevan tanto tiempo asegurándonos que la grasa y el colesterol son la causa de los problemas de salud que nos han lavado totalmente el cerebro. Tenemos que dejar de ver a la grasa como un enemigo y cambiar por completo de paradigma a la hora de pensar en la alimentación y la salud.

Hemos de plantearnos la posibilidad de que, en lugar de ser el malo de la película, la grasa sea benigna y el auténtico culpable sea el azúcar. ¿Puede ser posible? ¿Cómo podríamos saberlo? La historia nos ofrece una pista.

Históricamente la grasa ha sido un componente importante e incluso esencial de nuestra dieta ancestral. Cada bocado de grasa de la caza se aprovechaba, se saboreaba y se comía con gusto. El azúcar, por otro lado, estaba completamente ausente o apenas se comía. Con una alimentación rica en grasas la gente disfrutaba de una salud y un desarrollo físico excelentes. Sin embargo, durante el siglo XX, cuando disminuyó el consumo de grasa y aumentó el de azúcar, nuestra salud se resintió.

Cómo puede beneficiarte una dieta LCHF

Si te preocupa desarrollar alguna enfermedad crónica degenerativa cuando envejezcas o ya estás sufriendo síntomas de degeneración prematura, la solución que estás buscando podría ser una dieta LCHF. La mala alimentación causa o agrava la mayoría de las enfermedades degenerativas crónicas. Lamentablemente, las directrices dietéticas que nos han dado durante las últimas décadas están totalmente equivocadas y nos han desviado de la senda correcta.

Recientemente, las investigaciones de vanguardia están demostrando que una dieta baja en carbohidratos y alta en grasas puede revertir muchos de los efectos perjudiciales para la salud causados por la dieta baja en grasas. Algunas de las muchas afecciones que se pueden detener o revertir con una dieta LCHF son:

- Alzhéimer.
- Apnea del sueño.
- Asma.
- Ateroesclerosis.
- Cálculos renales.
- Cáncer.
- Cardiopatía coronaria.
- Cataratas.
- Colitis ulcerosa.
- Degeneración macular.
- Demencia vascular.
- Depresión.
- Diabetes.
- Disfunción tiroidea.
- Enfermedad de Crohn.
- Enfermedad de la vesícula.
- Enfermedad hepática del hígado graso no alcohólico.
- Enfermedad renal.
- Epilepsia.
- EPOC.
- Esteatosis hepática.
- Fatiga crónica.
- Fibromialgia.
- Glaucoma.
- Hiperandrogenismo.

- Hipertensión.
- Hiperuricemia.
- Hipogonadismo.
- Infertilidad.
- Insomnio.
- Lupus.
- Obesidad.
- Osteoartritis.
- Párkinson.
- Resistencia a la insulina.
- Rinitis alérgica.
- Síndrome del ovario poliquístico.
- Síndrome metabólico.
- Trastornos psicológicos.
- Úlcera péptica.

La cantidad y variedad de enfermedades que pueden aliviarse al seguir una dieta LCHF es impresionante; en esta lista no figuran todas, pero incluso así representa muchos de los incontables problemas de salud más frecuentes de la sociedad moderna. Si sufres de cualquiera de estas afecciones, una dieta LCHF puede mejorar considerablemente tu calidad de vida. Podrás prescindir de la mayoría de los medicamentos que tomas, si no de todos, tener más energía, sentirte mejor, ser más resistente a las infecciones, dormir mejor, tener la mente más despejada, mejorar la memoria, y disfrutar de una mayor sensación de bienestar general.

Seguir una dieta LCHF correctamente diseñada puede ser como apretar el botón de reinicio de tu salud. Se revertirán o reducirán en gran medida los efectos de años de una alimentación y un estilo de vida poco saludables, y esto te ofrecerá la oportunidad de empezar de nuevo.

Que la dieta LCHF esté «correctamente diseñada» es fundamental. No basta solo con añadir más grasa a tu alimentación. También debes reducir la ingesta de carbohidratos, especialmente el azúcar y los cereales refinados. Además, el tipo de grasa que comas es importante. No todas las grasas tienen el mismo valor y algunas pueden ser nocivas o perjudicarte si las comes en exceso. Las cantidades y porcentajes apropiados de grasa, carbohidratos y proteínas también tienen su importancia, lo mismo que la fuente de estos nutrientes. Este libro te orientará en todos estos aspectos.

Aunque podría dar la impresión de que una dieta LCHF puede solucionar cualquier problema, no es, ni mucho menos, una panacea, ni yo aseguro que lo sea. La dieta en sí no cura nada; tan solo le proporciona al cuerpo los nutrientes que necesita para corregir los desequilibrios causados por una alimentación y un estilo de vida poco saludables. Si has seguido la dieta baja en grasas tradicional, verás que esta nueva forma de comer puede mejorar significativamente tu salud. Podría ser la solución que estás buscando. Pruébala, no tienes nada que perder, salvo tus problemas de salud.

2

Las dietas modernas y las enfermedades degenerativas

Una gran patraña

La advertencia de reducir el consumo de grasa, específicamente la grasa saturada y el colesterol, está por todas partes. Los médicos abogan por dietas muy bajas en grasas para ayudar a combatir enfermedades cardíacas y otras afecciones degenerativas. En las últimas décadas, la grasa se ha erigido en la mayor amenaza para la salud a la que se ha enfrentado jamás la humanidad. Todo el mundo culpa de sus problemas de salud al exceso de grasa. Se ha convertido en el chivo expiatorio. Pero ¿de verdad es tan mala? Después de todo, los seres humanos hemos estado alimentándonos de grasas saturadas y colesterol durante miles de años. ¿Por qué, de repente, se considera ahora un problema de salud cuando antes no lo era? En gran parte lo que escuchamos no es más que una gran patraña. En realidad, la grasa es un elemento necesario de nuestra dieta y un componente vital de nuestro cuerpo.

Solemos pensar que cuanta menos grasa comamos y tengamos en el cuerpo, mejor. Si pesas sesenta y ocho kilos, pero no tienes sobrepeso, tu cuerpo tendrá catorce kilos de grasa. Esta grasa cumple una función importante. La necesitamos para estar sanos. De hecho, sin ella moriríamos. La grasa proporciona un colchón protector para los órganos delicados, ayuda a regular la temperatura corporal aislándonos de las condiciones ambientales extremas, participa en la producción de hormonas vitales y proporciona una fuente de energía fácilmente accesible cuando hay restricción de alimentos o se incrementa la actividad física. Las vitaminas A, D, E y K, así como el beta-caroteno, el licopeno, la luteína, la CoQ10 y otros nutrientes esenciales para la buena salud y el mantenimiento de la vida, solo se encuentran en el componente lipídico (grasa) de los alimentos vegetales y animales. Las grasas, o lípidos, forman una parte importante de la estructura de todas nuestras células, especialmente de la membrana celular.

Para poder mantenerse viva y en buen estado cada célula de nuestro cuerpo ha de tener una fuente de energía constante. Se trata de una necesidad tan importante para la vida de la célula que su interrupción, incluso durante unos minutos, le causaría la muerte. La necesidad de un suministro continuo de energía se satisface principalmente mediante la grasa almacenada en nuestros cuerpos. La grasa proporciona las calorías que necesitamos entre las comidas y durante los períodos de ayuno prolongado. Cuando estamos en reposo la grasa almacenada nos suministra alrededor del 60 % de nuestras necesidades energéticas constantes. Al hacer ejercicio o durante períodos prolongados sin tomar alimentos, los depósitos de grasa contribuyen aún más a nuestras necesidades energéticas.

Uno de los lípidos más importantes de nuestro cuerpo es el colesterol —sí, el colesterol, al que solemos considerar poco menos que un asesino que nos acecha en el plato—. El colesterol tiene tal importancia para las funciones vitales básicas que sin él todas nuestras células morirían. Este lípido se encuentra en todos los tejidos corporales y comprende una parte vital de la membrana celular. Nueve décimas partes de todo el colesterol del cuerpo se encuentran en las membranas externas e internas de las células. Es esencial para la producción de tejidos nerviosos. El organismo lo utiliza en la elaboración de los ácidos biliares, necesarios para la digestión de las grasas y de las vitaminas liposolubles. La mayor parte de nuestra vitamina D se obtiene del colesterol. Nuestros cuerpos lo transforman en diversas hormonas importantes, como el estrógeno, la progesterona, la testosterona, la DHEA, el cortisol y otras. Si no tuviéramos colesterol, no existiría el sexo. Es decir, no habría diferenciación masculina o femenina y la reproducción sería imposible.

Sin embargo, normalmente, la deficiencia de colesterol no es un problema. Su presencia es tan vital para la salud que si no lo obtenemos por medio de nuestra alimentación, el cuerpo lo sintetiza en el hígado a partir de otros nutrientes. Tu hígado está fabricando colesterol en este momento a razón de unos cincuenta mil billones de moléculas por segundo. Las materias primas que este órgano utiliza para elaborar el colesterol pueden derivarse de carbohidratos, proteínas o grasas (tanto saturadas como insaturadas).

El organismo trata de mantener un equilibrio entre la cantidad que obtenemos de los alimentos y la cantidad fabricada en el hígado. Si consumimos poco colesterol, el hígado producirá más. Si consumimos más, el hígado producirá menos. Por eso, incluso las disminuciones drásticas de ingesta de colesterol dietético suelen producir solo pequeñas caídas en los niveles de colesterol en la sangre.[1] Si consumimos demasiado, el hígado descompone el exceso de colesterol y lo convierte en triglicéridos (moléculas de grasa), que se almacenan como grasa corporal.

La grasa no es ese criminal que nos suelen pintar; sin embargo, no todas las grasas son iguales. Hay grasas dietéticas buenas, otras que no lo son tanto y algunas que son francamente peligrosas. El problema es que a muchas de las grasas buenas se las etiqueta como malas y en cambio se promocionan como buenas las que en realidad no lo son. Hay incluso un gran número de profesionales de la salud que están confusos y confunden a sus pacientes con recomendaciones dietéticas erróneas. En este momento mucha gente está consumiendo aceites que cree que son buenos o al menos no perjudiciales, pero están dañando su salud.

La revolución alimentaria

Nuestros antepasados subsistían a base de una dieta de alimentos naturales frescos que elaboraban, cazaban, recogían o sembraban. Mientras pudieran conseguir suficiente comida, como la grasa de buena calidad, disfrutaban de una salud nutricional relativamente buena. Hasta principios del siglo XX, vivían de alimentos frescos, enteros, que se cultivaban o criaban en las granjas locales. Conforme comenzaron a emigrar del campo a las ciudades, la necesidad de alimentar a una población en continuo crecimiento condujo al desarrollo de técnicas de producción en masa. Los alimentos se envasaron y enlataron para prolongar su vida útil, para que aguantaran durante todo el invierno y pudieran enviarse a largas distancias. A consecuencia de esto, se volvieron menos nutritivos y se les añadieron aditivos cuestionables.

Aunque de vez en cuando aparecían deficiencias nutricionales, las enfermedades más frecuentes eran las causadas por microorganismos infecciosos. En aquellos días la neumonía y la tuberculosis eran las afecciones más temidas. Las enfermedades degenerativas eran relativamente raras. La mayoría de las que son comunes hoy en día eran tan poco frecuentes en aquel momento que ni siquiera se las reconocía como tales. Louis Pasteur (1822-1895) dio comienzo a una nueva era en la ciencia y en la medicina preventiva con el descubrimiento de los gérmenes, organismos microscópicos que pueden causar enfermedades. Por fin se descubriría la causa de las afecciones infecciosas que habían azotado a la humanidad desde el principio de los tiempos. La atención al saneamiento y la higiene puso fin a muchas enfermedades que azotaban al mundo. El simple acto de lavarse las manos en los hospitales salvó la vida de miles de pacientes. Hasta entonces era habitual que cuando los médicos iban a tratar a un nuevo paciente se limpiaran simplemente las manos en una toalla después de asistir a un enfermo o incluso después de diseccionar un cadáver. Como cabría esperar, la gente iba al hospital por una enfermedad y a menudo moría de otra.

Al mismo tiempo, comenzó a producirse una revolución en la tecnología alimentaria. El procesamiento de alimentos mejoraba su sabor y prolongaba su vida útil. El arroz se pulía para eliminar la capa externa marrón y fibrosa. Se desarrollaron métodos de molienda de trigo que permitían una separación más completa de la fibra a fin de lograr una harina más refinada y más blanca. La producción de azúcar se volvió más rentable y las tasas de producción se dispararon.

Los hábitos dietéticos de la población comenzaron a pasar del modelo basado en alimentos enteros y naturales de nuestros antepasados al de los alimentos altamente procesados de hoy. En 1800 consumíamos alrededor de siete kilos de azúcar por persona al año; en 1900 esa cantidad se incrementó hasta los treinta y ocho kilos; para 1999 había aumentado a más de sesenta y ocho kilos; hoy en día se ha reducido a alrededor de sesenta kilos, pero solo debido al aumento del consumo de edulcorantes artificiales y a la creciente popularidad de las dietas bajas en carbohidratos.

Los cereales para el desayuno, uno de nuestros primeros alimentos procesados, hicieron su aparición en la última década del siglo XIX, junto con los refrescos, los helados y otras comidas basura. En la pasada década de los setenta, el desayuno tradicional de tocino, huevos, mantequilla y leche entera cedió su puesto al compuesto por cereales muy endulzados, tortitas y jarabe, pasteles, leche semidesnatada, leche chocolateada y zumos azucarados.

Las grasas y los aceites que consumían nuestros bisabuelos eran muy diferentes de los que comemos normalmente hoy en día. Nuestros antepasados tomaban mantequilla, manteca de cerdo o sebo de ternera además de algunos aceites importados de coco y de oliva. La mayoría de estas grasas eran muy saturadas. Los aceites vegetales, como el de maíz, soja, cártamo y semilla de algodón, raramente se consumían antes de 1900 debido al gasto que suponía su producción y su tendencia a volverse rancios rápidamente. Con el desarrollo de la prensa hidráulica de aceite, los aceites vegetales se volvieron más rentables y más baratos que las grasas animales. En 1911 la invención del proceso de hidrogenación condujo a la introducción de la manteca vegetal Crisco y más tarde de la margarina (ambos son aceites vegetales hidrogenados que contienen ácidos grasos *trans* nocivos). Se dio publicidad a la mantequilla vegetal y a la margarina como alternativas más baratas y «saludables» a las grasas animales. Durante la Gran Depresión de la pasada década de los treinta, estos aceites vegetales hidrogenados más baratos se popularizaron enormemente como sustitutos de las grasas animales, más costosas. La producción de aceite vegetal aumentó de forma constante después de la Segunda Guerra Mundial. En 1958 la producción mundial de aceite vegetal ya superaba los veintisiete mil millones de kilos.

Los alimentos se procesaron y se empaquetaron para que tuvieran una apariencia más apetitosa y tentaran a las papilas gustativas, además de para prolongar todo lo posible su período de conservación. En el proceso, se destruyeron los nutrientes y se añadieron productos químicos naturales y sintéticos. Ahora vas a la tienda y es casi imposible encontrar un alimento empaquetado que no contenga azúcar o edulcorantes, conservantes, colorantes, emulsionantes, agentes antiaglomerantes, potenciadores del sabor u otros aditivos.

Ya a finales del siglo XIX, cuando el pulido de arroz se había convertido en una práctica habitual, se sabía que el procesamiento de los alimentos puede causar enfermedades carenciales. Sin embargo, no por ello se interrumpió la práctica; simplemente se volvieron a añadir parte de las vitaminas que habían sido eliminadas. Aquello fue un parche para salir del paso, no una buena solución. Durante el procesamiento del trigo para convertirlo en harina blanca se eliminan alrededor de veintidós nutrientes. Solo se vuelven a añadir cuatro o cinco. En la actualidad, los científicos han identificado hasta noventa nutrientes importantes para la salud. Casi todos ellos se destruyen con los métodos modernos de procesamiento de alimentos. En su libro *Nutrigenetics* [Nutrigenética], el doctor R. O. Brennan enumera la cantidad de cada nutriente que se pierde al convertir el trigo entero en harina blanca; por ejemplo: magnesio (85 %), provitamina A (90 %), vitamina B_1 (77 %), vitamina B_2 (80 %), vitamina B_3 (81 %), vitamina B_6 (72 %), ácido fólico (67 %), calcio (60 %), vitamina E (86 %), zinc (78 %) y selenio (16 %).[2] La mayoría de la gente come pan o harina de un tipo u otro en todas las comidas. Podrían ser crepes, tortillas, cereales para el desayuno, *donuts*, *bagels*, fideos, etc. Quizá te sorprendería saber la cantidad de productos preparados con harina que comemos a diario. La mayor parte de nuestros alimentos está compuesta de trigo. Estos productos casi siempre se elaboran con harina blanca.

Los aceites vegetales procesados, el azúcar y los productos a base de harina blanca conforman el 73 % de la dieta media estadounidense y prácticamente no aportan vitaminas ni minerales. Cuando se alimenta a los animales con productos refinados y procesados, desarrollan una larga lista de afecciones degenerativas, que aumentan en número y gravedad en las generaciones sucesivas. Existe una relación tan fuerte entre la alimentación y las afecciones que a menudo puede verse cómo las deficiencias de determinados nutrientes causan problemas en partes específicas del cuerpo.[3]

Las enfermedades infecciosas que azotaron a la humanidad en el pasado han sido controladas en su mayor parte por los antibióticos y la mejora de la higiene. Pero una nueva clase de enfermedades ha ocupado su lugar. En la actualidad son las enfermedades degenerativas las que están arrasando. Aunque raramente se habían conocido a lo largo de la historia, se han convertido ahora en algo frecuente.

Dietas tradicionales

A principios del siglo XX, con el advenimiento de la revolución alimentaria industrial, las enfermedades degenerativas sustituyeron a las infecciosas como principal causa de muerte y discapacidad. Los índices de enfermedad degenerativa se aceleraron aún más a partir de la pasada década de los sesenta con la demonización de las grasas saturadas y el colesterol y la adopción de la dieta baja en grasas como estándar de salud.

Si visitas alguna zona del mundo en la que la gente siga alimentándose con comidas tradicionales producidas por ellos mismos, sin alimentos comerciales procesados, verás que en estas poblaciones hay una incidencia notablemente inferior de todos los tipos de enfermedades degenerativas. Las enfermedades cardíacas, el cáncer y la diabetes les son prácticamente desconocidos, o al menos lo eran hasta hace poco. Sin embargo, actualmente, a medida que los alimentos procesados modernos se van introduciendo en estas poblaciones, aparece la enfermedad degenerativa. Este patrón se ha repetido una y otra vez en todo el mundo. Tan pronto como una población comienza a adoptar los alimentos modernos, aparecen las enfermedades degenerativas.

Las enfermedades degenerativas, como las cardiopatías, el cáncer, el alzhéimer, el asma, la bronquitis, la diabetes, la artritis, las alergias, la obesidad y otras semejantes, se denominan «enfermedades de la civilización moderna». Estas afecciones son raras entre las sociedades primitivas que siguen dietas tradicionales a base de alimentos enteros y naturales. Cuando las poblaciones se introducen en la civilización moderna y adoptan los alimentos occidentales, las desarrollan rápidamente. Investigadores e historiadores han descubierto que en el transcurso de una sola generación estas culturas experimentaron todas estas enfermedades, lo cual indica claramente que su causa no son los defectos genéticos.

En los años treinta el doctor Weston A. Price (1870-1948) demostró claramente el vínculo entre la dieta y el aumento de la enfermedad degenerativa. Trabajó como director de la sección de investigación de la American Dental Association ('asociación dental estadounidense') de 1914 a 1923 y destaca por su extensa labor de investigación sobre nutrición y salud dental.

A finales de su larga carrera como dentista observó una incidencia de caries y deformidades dentales y otros problemas de salud que habían sido muy poco frecuentes en sus primeros años. Veía cada vez más niños con arcos dentales estrechos y dientes apiñados. Con frecuencia, cuando surgían las muelas del juicio no había lugar para ellas, por lo que era necesaria su extracción. Era un fenómeno curioso porque al principio de su carrera los pacientes rara vez tenían que sacarse las muelas del juicio. Restos de seres humanos antiguos muestran amplios arcos dentales y muelas del juicio sanas. No tenía sentido que en nuestro cuerpo, perfectamente diseñado, aparecieran de pronto dientes que no servían para nada y que había que extraer quirúrgicamente. Nunca, en la historia de la humanidad, había sido necesario extraer las muelas del juicio a tantas personas. No eran solo los dientes, también notó cómo disminuía la salud general de sus pacientes; desarrollaban enfermedades degenerativas a un ritmo acelerado. Estaba viendo las denominadas enfermedades de la «vejez» en pacientes cada vez más jóvenes.

El doctor Price fue testigo directo de la transformación y la revolución del procesamiento de alimentos modernos. Se preguntó si los cambios de alimentación tendrían relación con el deterioro de la salud y se propuso encontrar la respuesta. Con ese fin comenzó a realizar una serie de estudios que comparaban la salud de las personas que seguían dietas tradicionales con la de quienes comían alimentos modernos y procesados. Para evitar otras influencias que pudieran afectar a la salud, estableció que los individuos estudiados fueran del mismo origen genético y vivieran en la misma zona geográfica. La única diferencia sería su alimentación.

Hoy en día es casi imposible encontrar poblaciones que ingieran exclusivamente alimentos tradicionales. Los alimentos modernos están prácticamente en todo el mundo. Pero en los años treinta todavía había muchas poblaciones que subsistían principalmente a base de sus alimentos ancestrales, sin influencias modernas.

El doctor Price pasó casi una década viajando por todo el mundo, localizando y estudiando estas poblaciones. Viajó a los valles aislados de los Alpes suizos y a las islas Hébridas Exteriores e Interiores, frente a la costa de Escocia. Visitó aldeas inuit en Alaska, indios americanos en el centro y norte de Canadá, melanesios y polinesios en numerosas islas de todo el Pacífico Sur y tribus de África oriental y central. También pasó tiempo entre los aborígenes de Australia, las tribus malayas de las islas situadas al norte de Australia, los maoríes de Nueva Zelanda y los pueblos indígenas de Sudamérica en Perú y la cuenca amazónica.

Cuando visitaba un área, examinaba la salud de la población, particularmente sus dientes. Tomaba nota meticulosamente de los alimentos que comían y analizaba en profundidad el contenido nutricional de su dieta. Enviaba muestras de los alimentos a su laboratorio, donde se realizaban análisis detallados. No tardó mucho en notar los contrastes de salud entre quienes vivían enteramente a base de alimentos autóctonos y quienes habían incorporado alimentos occidentales en sus dietas.

Descubrió que cuanto más aislada estaba una población nativa, menos caries dental y otras enfermedades degenerativas encontraba. En las áreas que estaban casi totalmente aisladas, los nativos eran sanos y fuertes y muy rara vez tenían caries. Prácticamente desconocían las enfermedades degenerativas. En áreas que eran fácilmente accesibles y donde la influencia occidental era mayor, la caries dental y la enfermedad eran mucho más frecuentes.

Enseguida identificó una tendencia. La caries dental se extendía especialmente entre los niños en áreas en las que se disponía de alimentos procesados modernos. Descubrió que donde se vendía harina blanca, arroz blanco y alimentos azucarados, eran frecuentes las caries y las enfermedades degenerativas. Llegó al punto en el que podía calcular cuántos años llevaba funcionando el almacén de víveres local teniendo en cuenta la edad de los niños más afectados por las caries. Llegaba a una zona y, tras examinar los dientes de los niños y comparar sus edades, podía decir el año en que se abrió el almacén.

El doctor Price observó que en cualquier parte del mundo en que encontrara poblaciones que vivían a base de alimentos tradicionales, su salud en general, no solo dental, era excelente, pero en cuanto comenzaban a comer alimentos modernos y procesados, se iniciaba un rápido deterioro. Al carecer de atención médica moderna, la degeneración física era pronunciada. Las enfermedades dentales y las infecciosas y degenerativas, como la artritis y la tuberculosis, eran habituales entre quienes comían alimentos occidentales. La dieta occidental afectaba no solo a quienes la seguían, sino también a sus hijos. Las madres que añadieron alimentos modernos a su dieta daban a luz a bebés cuyos dientes y estructura ósea se desarrollaban incorrectamente. Los niños nacían con arcos dentales estrechos; cuando aparecía la dentición, los dientes salían apiñados y torcidos, lo que hacía que las muelas del juicio quedaran retenidas. En cambio, la salud y el desarrollo dental de aquellos cuyas madres comían alimentos tradicionales eran excelentes. Poseían arcos dentales anchos, tenían dientes rectos y sanos y las muelas del juicio salían sin problemas.

La degeneración de la salud que se producía en estas sociedades primitivas al adoptar los alimentos procesados comercialmente era la misma que el doctor Price había estado observando en su consultorio dental. La conexión era obvia. Los alimentos modernos y procesados eran deficientes a nivel nutricional y, en consecuencia, sus consumidores desarrollaban un mayor número de afecciones degenerativas y los niños nacían con deficiencias en el desarrollo.

Uno de sus descubrimientos más alarmantes fue que no era necesario modificar mucho la alimentación de una población para provocar cambios notables en su salud. Aunque siguieran alimentándose básicamente con la misma dieta de siempre, bastaba con la adición de una pequeña cantidad de azúcar y harina blanca para alterar su salud de manera radical.

Otro de sus hallazgos fue que el tipo de alimentos consumidos variaba mucho de una población a otra. Los indios inuit y canadienses seguían una dieta que consistía casi completamente en carne y grasa. Los isleños del Pacífico comían grandes cantidades de pescado, frutas, verduras de raíz y grasas (principalmente procedentes del coco). Los habitantes de las islas de la costa de Escocia subsistían esencialmente a base de avena y alimentos marinos. La población de los Alpes suizos consumía casi enteramente productos lácteos y, a diferencia de muchas otras poblaciones, no probaba nunca el pescado. A pesar de la amplia variedad de sus dietas, lo que todas tenían en común era que consistían en alimentos frescos o fermentados, relativamente enteros y mínimamente procesados. No tomaban nada de azúcar refinado ni harina blanca. Todas las grasas eran naturales y predominaban las grasas saturadas derivadas de la carne, los productos lácteos o el coco. No se consumían aceites vegetales poliinsaturados. La escasa cantidad de miel o caña de azúcar que algunas poblaciones podrían consumir era estacional y constituía solo una parte muy pequeña de su dieta general.

La cantidad de grasa de las dietas de las poblaciones que estudió el doctor Price variaba enormemente. Sin embargo, quienes consumían más grasas y menos carbohidratos tenían también la menor cantidad de caries y estaban entre los más sanos en general. Los inuit de Alaska y Canadá, que seguían una dieta muy alta en grasas con una cantidad insignificante de carbohidratos, tenían una estructura ósea facial perfecta y prácticamente no sufrían caries ni enfermedad periodontal. Su salud dental era superior a la de todas las poblaciones que estudió.

Sus hallazgos fueron publicados en 1939 en *Nutrition and Physical Degeneration* [Nutrición y degeneración física]. Este libro, que sigue publicándose y actualmente va por su octava edición (en inglés), se considera un clásico de la ciencia nutricional.[4]

¿Las dietas altas en grasas son dañinas?

Si la grasa dietética fuera tan peligrosa como nos han dicho, cualquier población que siguiera una dieta alta en grasas debería estar plagada de enfermedades crónicas y sufriría elevadas tasas de mortalidad. Podemos poner a prueba fácilmente la veracidad de esta hipótesis observando las numerosas poblaciones de todo el mundo que han subsistido durante cientos e incluso miles de años a base de una alimentación con alto contenido en grasas y examinar su salud.

Hoy en día, a nivel global, la mayoría de las poblaciones han adoptado alimentos modernos como el azúcar, la harina refinada y los aceites vegetales refinados; ahora se pueden adquirir alimentos procesados de cualquier tipo en todas partes. De hecho, son habituales incluso en aldeas remotas de Bolivia, Nepal, Etiopía y otros lugares. Sin embargo, en un pasado no muy lejano, había muchas poblaciones de todo el mundo que subsistían a base de dietas tradicionales con un alto contenido en grasa y sin ninguno de los alimentos procesados modernos. Estas poblaciones eran robustas y sanas, con una esperanza de vida tan larga como la nuestra. Echemos un vistazo a algunas de ellas.

El médico británico Hugh C. Trowell (1899-1984) trabajó entre los pueblos primitivos de África oriental de 1930 a 1960. Participó en un extenso proyecto de investigación patrocinado por el Gobierno británico para estudiar las enfermedades frecuentes en la zona. En los años treinta, cuando comenzó su investigación, las poblaciones seguían viviendo como lo hacían desde hacía miles de años. Solo comían lo que recolectaban o cazaban. La cultura occidental tenía poco impacto en ellas excepto en las ciudades más grandes.

En los primeros años, el doctor Trowell y sus compañeros de trabajo señalaron que entre esas poblaciones no había absolutamente ninguna evidencia de diabetes, presión arterial alta, accidente cerebrovascular o enfermedad de las arterias coronarias. Las autopsias no mostraban evidencia de aterosclerosis o enfermedad cardíaca. Todo eso cambió en el transcurso de los treinta años siguientes. Poco a poco aparecieron las enfermedades degenerativas y con el tiempo se volvieron más frecuentes. Los nativos todavía vivían en un entorno relativamente natural, lejos de la industrialización, pero se volvieron cada vez más dependientes de la harina blanca, el azúcar y otros alimentos procesados enviados desde los países occidentales.

Entre los nativos de África oriental hay una serie de grupos étnicos, en concreto, los masái de Tanzania y los samburu, rendille y turkana del norte de Kenia, que vivían una existencia nómada de pastores, cuidando ganado vacuno, ovejas y cabras. Su dieta consistía enteramente en carne, leche y, en ocasiones, sangre de sus rebaños. Tradicionalmente, no consumían ningún producto vegetal. Su dieta dependía en su mayor parte de la leche cruda de vaca. Los adultos tomaban hasta cinco litros al día. Estamos hablando de leche entera, no desnatada, rica en grasas saturadas y colesterol. Alrededor del 66 % de sus calorías diarias provenían de grasas saturadas.

Ten presente que la American Heart Association (AHA) nos advierte que no debemos tomar más del 30 % de nuestras calorías diarias de la grasa, en su mayoría de aceites vegetales, y que debemos limitar la ingesta de grasas saturadas a solo el 7 % de las calorías totales. Por lo visto, nadie se molestó en enseñarles a estas tribus en qué consiste una dieta adecuada. Más del 66 % de sus calorías diarias provenían de la grasa, en su mayor parte saturada.

Con esta gran cantidad de grasas saturadas y colesterol, uno se imagina que estas poblaciones tendrían niveles altos de colesterol en la sangre y sufrirían las diversas fases de la enfermedad cardíaca. Pero nada de esto sucedía, siempre y cuando mantuviesen su dieta tradicional alta en grasas. No sufrían de colesterol alto, presión arterial elevada, aterosclerosis o enfermedad cardíaca, como podría esperarse. Además, entre ellos no existían la diabetes, la obesidad, el cáncer, las caries dentales y otras enfermedades de la civilización moderna.

Históricamente, estas tribus dependían enteramente de su ganado, pero en los últimos años mantener un estilo de vida tradicional como pastores se ha vuelto cada vez más difícil a medida que se han reducido las tierras de pastoreo y los rebaños han menguado, lo cual los ha obligado a depender más de la agricultura. Aunque aún siguen cuidando ganado, ahora su dieta suele incluir cereales, alubias, patatas y azúcar, con mucha menos carne y leche. Su ingesta de grasas ha disminuido drásticamente. En consecuencia, las enfermedades que previamente no conocían, como las cardiopatías y la diabetes, han dejado de ser desconocidas para ellos.

El coco, que contiene un elevado porcentaje de grasas saturadas, se utiliza ampliamente en la alimentación en muchas partes del mundo. Antes de la introducción de los alimentos occidentales, la cardiopatía coronaria era muy poco frecuente entre estas poblaciones.

El doctor Ian Prior (1923-2009), cardiólogo y director de la unidad de epidemiología del hospital de Wellington, en Nueva Zelanda, dirigió un equipo de investigación durante los años sesenta y setenta que estudiaba la salud, la alimentación y el estilo de vida de los isleños del Pacífico, que tradicionalmente consumían grandes cantidades de coco.

En los años sesenta la mayoría de los isleños polinesios ya habían adoptado alimentos occidentales en mayor o menor grado. Solo unas pocas poblaciones seguían subsistiendo aún casi totalmente a base de su alimentación autóctona. Una de estas poblaciones vivía en un pequeño grupo de islas alejadas del continente, el archipiélago de Tokelau. Esto le dio al doctor Prior una oportunidad para estudiar la salud y la dieta de los isleños polinesios con poca influencia de los alimentos modernos. Estaba particularmente interesado en cómo afectaba a la salud de esta población una dieta alta en grasas, en buena parte procedente del coco.

Tokelau consta de tres pequeños atolones en el Pacífico Sur, a unos dos mil kilómetros al noreste de Nueva Zelanda. En los años sesenta los tokelauanos seguían estando relativamente aislados de las influencias occidentales y tenían poca interacción con los no polinesios. Su dieta nativa y su cultura permanecían en gran medida como siglos atrás.

Los estudios del doctor Prior se iniciaron a principios de los años sesenta e incluyeron a toda la población de las islas. Se trataba de un estudio multidisciplinar a largo plazo establecido para examinar las consecuencias físicas, sociales y sanitarias de la migración de los atolones a Nueva Zelanda, que tenía jurisdicción sobre las islas.

Los cocoteros y algunas frutas tropicales y tubérculos con almidón suministraban la mayor parte de la dieta de los isleños, complementada con pescado, cerdo y pollo. Los cocos eran su principal fuente de alimento. Cada comida contenía coco en alguna forma: el coco verde proporcionaba la bebida principal; el maduro, rallado o como crema de coco, se cocinaba con raíz de taro o fruta de pan, y los trozos pequeños de carne de coco eran un aperitivo sustancioso. La verdura y el pescado se cocinaban con aceite de coco.

Los tokelauanos obtenían el 57 % de sus calorías diarias totales de la grasa, con un 54 % de calorías como grasas saturadas, principalmente procedentes del coco. Consumían más de mil cien calorías de grasa saturada cada día, diecisiete veces más que el límite de sesenta y tres calorías establecido por la AHA.

Teniendo en cuenta la cantidad de grasa y grasas saturadas de su dieta, el doctor Prior y sus colegas esperaban que presentaran un nivel alto de colesterol en la sangre y signos definitivos de enfermedad cardíaca. Usando una fórmula para calcular los niveles de colesterol en la sangre basados en la dieta, el equipo dedujo que tendrían un nivel de colesterol total de casi 300 mg/dl (7,7 mmol/l), lo que indicaría una importante hipercolesterolemia (colesterol alto en la sangre). En realidad, sus niveles de colesterol eran por término medio de alrededor de 210 mg/dl (5,4 mmol/l); los niveles de colesterol en la sangre eran aproximadamente 90 mg/dl (2,3 mmol/l) más bajos que los previstos a pesar de la dieta alta en grasas.

El doctor Prior afirmó que la salud general de los isleños era excelente. No había signos de enfermedad renal o hipotiroidismo que pudieran influir en los niveles de grasa en la sangre. Tampoco había signos de hipercolesterolemia, los niveles de colesterol eran prácticamente normales. Todos los habitantes estaban delgados y sanos a pesar de su alimentación muy rica en grasas saturadas. De hecho, la población en su conjunto tenía proporciones ideales de peso con respecto a altura. Los problemas digestivos eran raros y el estreñimiento era poco frecuente. Por término medio los isleños evacuaban dos o más veces al día. Desconocían la ateroesclerosis, las enfermedades del corazón, la colitis, el cáncer de colon, las hemorroides, las úlceras, la diverticulosis y la apendicitis. «No hay evidencia de que la alta ingesta de grasas saturadas tenga un efecto perjudicial en estas poblaciones», escribió el doctor Prior.

Cuando los tokelauanos migran de sus atolones insulares a la cultura de Nueva Zelanda, muy distinta de la suya, adoptan los hábitos dietéticos de su nuevo país. Su ingesta total de grasa y grasas saturadas disminuye significativamente. Los alimentos procesados toman el lugar de gran parte de sus alimentos tradicionales. Este cambio aumenta su riesgo de aterosclerosis y cardiopatía. El colesterol total, el colesterol LDL (llamado colesterol malo) y los niveles de triglicéridos aumentan, mientras que el colesterol HDL (denominado colesterol bueno, ya que protege contra las enfermedades cardíacas) disminuye; todo son cambios desfavorables.

Este patrón se ha visto prácticamente en todas las poblaciones insulares al emigrar a Nueva Zelanda, Australia u otros países occidentales. «Cuanto más se adapte un isleño a las costumbres de Occidente, más probabilidades tiene de sucumbir a nuestras enfermedades degenerativas», afirmó el doctor Prior. Sus estudios han demostrado que cuanto más se alejan los nativos del Pacífico del estilo de vida y la dieta de sus antepasados, «más se acercan a la gota, la diabetes, la aterosclerosis, la obesidad y la hipertensión».[5]

El efecto de los alimentos procesados modernos nunca ha sido tan drástico como con los inuit de Norteamérica. Vilhjalmur Stefansson (1879-1962), antropóloga formada en la Universidad de Harvard, dedicó gran parte de su carrera a estudiar la cultura inuit nativa de Alaska y el norte de Canadá y a darla a conocer con sus conferencias. A partir de 1906, vivió entre los inuit durante once años. La mayor parte de ese tiempo vivió de la tierra como ellos, comiendo caribú, aves, buey almizcle, zorro, pescado, foca y otras carnes de caza. Anotó cuidadosamente los tipos de alimentos que comían los inuit, señalando que entre los no occidentalizados o primitivos, la alimentación consistía enteramente en carne y grasa; no consumían en absoluto alimentos vegetales. La grasa era especialmente apreciada y les suministraba alrededor del 80 % de

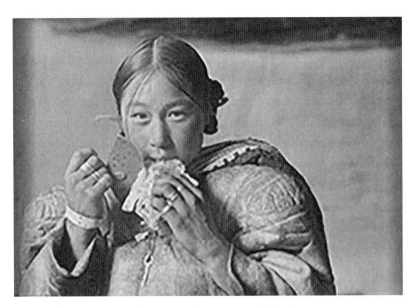

Mujer inuit tomando una comida consistente principalmente en grasa.

sus calorías diarias. Se prestaba especial atención a extraer toda la grasa de la carne, entre ella la que circundaba los órganos internos. Nada de eso se desperdiciaba. Toda la carne se sumergía en un tazón de grasa de foca derretida, como si fuera una salsa para mojar, antes de comerla.

¿Esta dieta alta en grasas perjudicaba a los inuit? Al parecer, no. Stefansson observó que parecían ser inmunes a la enfermedad degenerativa. Entre quienes seguían su dieta ancestral a base de grasa no había enfermedad cardíaca, diabetes, cáncer, artritis ni cualquiera de las patologías de la civilización moderna. La dieta alta en grasas tampoco acortaba sus vidas. La esperanza de vida de los inuit, señaló, era igual a la de cualquier estadounidense o europeo en aquel momento.

Antes de 1955, la mayoría de los inuit llevaban una existencia nómada, viviendo de la tierra. A menos que habitaran en asentamientos permanentes o cerca de puntos de comercio, solo ocasionalmente complementaban su dieta a base de grasa con alimentos comprados en la tienda.

A partir de mediados de los años cincuenta, fueron reclutados para trabajar en aeropuertos militares y civiles a lo largo del Ártico de Alaska y el canadiense. A finales de los años sesenta, casi todos habían renunciado a su estilo nómada de vida y vivían en comunidades permanentes. También renunciaron a sus alimentos tradicionales y empezaron a comer los mismos productos que la mayoría de los norteamericanos: harina procesada, azúcar, dulces, aceites vegetales y productos enlatados. Hasta entonces, rara vez habían visto el azúcar y nunca usaban aceite vegetal. Comían kilos de grasa de caribú y de foca, pero nunca habían probado la margarina o el aceite de maíz. Estos nuevos aceites sustituyeron a las grasas animales que tanto habían consumido anteriormente. Empezaron a comer menos carne y grasa y a reemplazarla por cereales, azúcar y otros alimentos procesados.

El doctor Otto Schaefer (1919-2009), director de la Northern Medical Research Unit ('unidad de investigación médica
norte') del hospital Charles Camsell, en Edmonton (Canadá), trabajó entre los inuit durante más de veinte años y fue testigo directo de la transición que tuvo lugar en los años cincuenta y sesenta.
Observó como la alimentación tradicional alta en grasas era reemplazada por una dieta rica en azúcar. En una comunidad inuit en
el Ártico occidental canadiense, pudo obtener registros detallados
de importaciones de alimentos que abarcaban un período de ocho
años, de 1959 a 1967. Descubrió que el consumo medio de azúcar
de los inuit en esa área se había cuadruplicado durante ese tiempo, pasando de casi doce kilos por persona al año a cuarenta y siete
(ver la tabla a continuación). En 1959 el azúcar representaba solo
el 18,1 % de los carbohidratos totales que consumían. Para 1967
habían ascendido al 44,2 %. En 1967, cada hombre, mujer y niño
inuit consumió por término medio más de cuarenta y siete kilos de
azúcar.[6] Puede parecer mucho, pero hoy en los Estados Unidos se
consumen sesenta kilos de azúcar por persona al año, además del
equivalente a aproximadamente nueve kilos de azúcar en forma de
edulcorantes artificiales.

CONSUMO ANUAL PER CÁPITA DE AZÚCAR EN LA ZONA COMERCIAL DE PANGNIRTUNG-CUMBERLAND DE 1959 A 1967		
Año	Per cápita (kg)	% del total de carbohidratos consumidos
1959	11,8	18,1
1960	17,0	22,4
1964	29,7	30,2
1967	47,3	44,2

Antes de vivir en comunidades permanentes, la salud de los
inuit era igual que la de la mayoría de los demás pueblos aislados.

Las enfermedades degenerativas, como la diabetes y las cardiopatías, apenas se conocían. En el plazo de una década, los inuit empezaron a sufrirlas a un ritmo alarmante. La diabetes se triplicó. El doctor Schaefer observó que en esta comunidad inuit había más casos nuevos de diabetes de los que se habían presentado en la totalidad de los inuit que vivían en todo Canadá apenas unos años antes.

La diabetes no era la única enfermedad de cuyo desarrollo entre los inuit fue testigo; los casos de afecciones arteriales se multiplicaron por cinco entre los hombres mayores de cuarenta años. Las afecciones de la vesícula aumentaron vertiginosamente. El cáncer, que había sido extremadamente inusual entre ellos, comenzó a aparecer a un ritmo cada vez mayor. Incluso el acné, que hasta mediados de los años cincuenta era desconocido para los inuit canadienses, comenzó a afectar a los jóvenes. Antes, todos los inuit eran esbeltos y estaban en forma incluso a mediana edad, pero al vivir en las comunidades, su abdomen se volvió abultado.

La dieta civilizada trajo consigo las enfermedades de la civilización. Los inuit apenas tenían problemas de salud mientras se ciñeron a su dieta alta en grasas saturadas y colesterol, pero en cuanto redujeron la ingesta de grasas y adoptaron los alimentos procesados, comenzaron a sufrir una plaga de enfermedades de todo tipo, entre ellas las cardiopatías. En unos pocos años la harina blanca provocó lo que la grasa saturada y el colesterol no habían provocado en el transcurso de generaciones.

Otras poblaciones que subsistían a base de dietas altas en grasas eran los yukaghir, los chukchi y los koryak de Siberia y el Ártico ruso; los watusi y los bambuti de África central, y la tribu san del desierto del Kalahari. Los pastores de camellos de Somalia subsisten únicamente con la leche de este animal, de la que beben casi cuatro litros al día (350 gramos de grasa animal). También los beduinos nómadas del desierto de Negev se alimentan casi por completo de leche fermentada de ovejas, cabras, camellas y burras; lo mismo puede decirse de los pastores toda, la casta dhangar y los pardhi, todas ellas tribus de pastores de la India. Los ainu del norte de Japón, los lapps finlandeses, los pueblos negrito del norte de las islas Filipinas, los aborígenes de Australia y los vedda de Sri Lanka seguían tradicionalmente una alimentación rica en grasas. De hecho, se cree que toda la raza humana descendió de las poblaciones de cazadores-recolectores de la Edad de Piedra que se mantenían a base de una alimentación con alto contenido en grasa. De hecho, de recién nacidos, todos comenzamos la vida con una dieta que tiene un alto contenido en grasa. La leche materna es rica en grasas y grasas saturadas. Es natural que estemos genéticamente bien adaptados para una dieta alta en grasas.

Como ves, muchas poblaciones de todo el mundo con diferentes orígenes étnicos no solo subsistieron sino que prosperaron con dietas que tenían un alto contenido en grasa. No se puede decir lo mismo del azúcar y de la harina refinada. No hay poblaciones tradicionales que subsistan principalmente a base de azúcar y harina blanca. Estos productos son invenciones modernas cuyo consumo únicamente se extendió durante el siglo pasado. La única población que come de esta manera es la nuestra, ¡y mira lo que nos está sucediendo! Consumimos cantidades abundantes de calorías y nutrientes y siempre tenemos comida disponible, pero estamos más enfermos de lo que lo ha estado cualquier otra generación en la historia humana.

La historia se repite una y otra vez. Cada vez que un pueblo ha adoptado alimentos modernos y procesados, han aparecido enseguida las enfermedades de la civilización moderna. La transición de dietas moderadas o altas en grasas a una dieta moderna, baja en grasas y alta en carbohidratos, siempre ha provocado un empeoramiento de la salud. Cuando la grasa se retira de la dieta, se reemplaza invariablemente por carbohidratos, por lo que una dieta baja en grasas también es una dieta alta en carbohidratos. En nuestra sociedad moderna, estos carbohidratos son principalmente la harina refinada y el azúcar.

La grasa es un nutriente necesario; lo necesitamos para una salud óptima. El azúcar, e incluso los carbohidratos en general, no son esenciales. Muchas poblaciones subsistieron a base de dietas totalmente desprovistas de carbohidratos, y sin embargo estaban sanas y no padecían enfermedades degenerativas. Eliminar la grasa de la dieta no es bueno para la salud ya que priva al organismo de nutrientes esenciales, no solo de la grasa en sí, sino también de las vitaminas liposolubles y los nutrientes que solo se encuentran en las grasas dietéticas.

Los efectos de la mala alimentación no se pueden anular

Cuando les explicamos a los partidarios de las dietas bajas en grasas que muchas poblaciones han subsistido saludablemente con dietas con un alto contenido en grasa, responden que su buena salud se debe a que son poblaciones físicamente activas. El alto nivel de actividad física contrarresta los efectos negativos de la dieta alta en grasas. Si una dieta rica en grasas con hasta un 80 % de calorías procedentes de la grasa no es perjudicial cuando se combina con la actividad física diaria, esto significaría que la dieta, en comparación con el ejercicio, tiene un efecto bastante menor en la salud. Esto equivaldría a decir que la actividad física es mucho más determinante que la alimentación para nuestra salud general. ¿Es eso cierto? Sabemos que el ejercicio es importante para la buena salud y el bienestar, pero ¿de verdad puede impedir o revertir las enfermedades del corazón, la diabetes, el cáncer y otras enfermedades degenerativas con independencia de la dieta? En la actualidad, si bien muchas personas son muy sedentarias, una gran parte de la población está haciendo más ejercicio que nunca. Los centros de *fitness* y los gimnasios han alcanzado una popularidad sin precedentes. Los equipos de ejercicios y los videos de entrenamiento se encuentran entre los productos más vendidos. Los deportes de resistencia, como las maratones, el ciclismo y los triatlones son mucho más comunes que antes. Sin embargo, la tendencia del *fitness* no ha logrado impedir las crecientes tasas de diabetes y obesidad. Si el ejercicio fuera el ingrediente clave para la buena salud, los atletas, en particular los corredores de maratones y otros deportistas de resistencia serían totalmente inmunes a las enfermedades del corazón y otras dolencias crónicas. Pero no lo son. Los atletas, como el resto de los seres humanos, sufren de ataques cardíacos, accidentes cerebrovasculares, diabetes y otras patologías crónicas.

Un excelente ejemplo de esto es el experto en *fitness* James Fixx, autor del *bestseller* de 1977 *The Complete Book of Running* [El libro completo del *running*]. Fixx fue un ardiente defensor de los beneficios del ejercicio para la salud que afirmaba que las personas activas viven más, y fue uno de los principales impulsores de la popularización del *jogging*. Esbelto y musculoso, pesaba setenta y dos kilos y corría varios kilómetros diarios. Compitió en numerosas maratones de Boston y ganó el campeonato de diez mil metros de Connecticut en su categoría de edad. Pese a que los médicos afirmaban que estaba más en forma que la mayoría de los deportistas universitarios, murió de un ataque cardíaco masivo mientras corría a la edad relativamente joven de cincuenta y dos años. Su autopsia reveló que sufría de una aterosclerosis muy extendida, con arterias coronarias obstruidas hasta en un 95 %. Sus arterias eran como las de un anciano de ochenta y cinco años.

Fixx no es un caso raro de persona físicamente apta que sucumbe a una enfermedad degenerativa. Muchos deportistas relativamente jóvenes mueren cada año de ataques cardíacos, accidentes cerebrovasculares, cáncer y otras enfermedades. Aunque físicamente están más preparados que la media, eso no los hace inmunes a la enfermedad degenerativa. Ha habido numerosos casos de corredores de maratón altamente cualificados que murieron de enfermedades del corazón. En un estudio se analizaron treinta y seis casos. La edad media de los atletas era de 43,8 años; el menor tenía solo dieciocho cuando murió. La media de años que habían estado entrenando y compitiendo en maratones era 6,8.[7] Hacer ejercicio regularmente y estar físicamente en forma no los protegió de las enfermedades del corazón. Por lo tanto, la afirmación de que la actividad física es lo que protege a las culturas primitivas de las enfermedades cardíacas y otros problemas de salud crónicos, independientemente de su dieta, carece de fundamento.

Ninguno de los treinta y seis atletas del estudio que murieron por enfermedad cardíaca seguía una dieta alta en grasas. Su alimentación era baja en grasas y alta en carbohidratos con proteína magra, la dieta que se ha recomendado generalmente para una salud óptima y un buen rendimiento físico. El carbohidrato es la principal fuente de combustible de nuestros cuerpos para producir energía y la proteína es necesaria para construir músculos fuertes. La grasa se considera un nutriente prácticamente inútil que desplaza a nutrientes más deseables como los carbohidratos y las proteínas, por lo que cuanta menos grasa se coma, mejor. La mayoría de los deportistas de resistencia de primera categoría practican la carga de carbohidratos, que consiste en atiborrarse de alimentos ricos en carbohidratos como pan, pasta, pasteles, galletas y tortitas durante varios días antes de una competición o un entrenamiento pesado. Esto se hace para almacenar la mayor cantidad de glucosa que el cuerpo pueda aguantar con objeto de disponer de la energía necesaria para tener una máxima resistencia. A pesar de alimentarse con una dieta baja en grasas y estar en excelente forma física, estos atletas siguen muriendo de cardiopatía degenerativa. Es probable que sea la dieta baja en grasas, con alto contenido en carbohidratos, la que los mate.

El doctor Peter Attia, especializado en medicina preventiva, sabe por experiencia que el ejercicio por sí solo no evita ni revierte la enfermedad crónica. Él mismo es un concienzudo atleta de resistencia que entrena de tres a cuatro horas al día. Además, es una de las doce únicas personas que atraviesan a nado el canal Catalina, en la costa del sur de California, en ambas direcciones (en diferentes ocasiones), una distancia de treinta y cuatro kilómetros a la ida y a la vuelta, la misma distancia que el canal de la Mancha. También ha cruzado el canal de Maui, nadando de Maui a Lanai y de vuelta, unos treinta y dos kilómetros.

A pesar de sus horas de ejercicio diario y su extraordinaria condición física, descubrió que su salud iba empeorando gradualmente. Estaba engordando. En el instituto pesaba setenta y dos kilos y medio. A los treinta y cinco años, en pleno apogeo físico, pesaba ochenta y ocho kilos y tenía alrededor de dieciocho de grasa corporal. Estaba en forma, pero rechoncho. También estaba desarrollando resistencia a la insulina, la característica distintiva de la diabetes tipo 2. Tenía tres de los cinco marcadores para el síndrome metabólico, un grupo de síntomas que indican un mayor riesgo de padecer enfermedades cardíacas, diabetes y otras afecciones crónicas. Seguía lo que en aquel momento creía que era una dieta saludable de alto contenido en carbohidratos y baja en grasas, y evitaba los restaurantes de comida rápida y la comida basura. Sin embargo, el ejercicio intenso que realizaba no lograba contrarrestar los efectos perjudiciales de su dieta baja en grasas supuestamente saludable.

El doctor Attia prestaba mucha atención a su salud y vigilaba cuidadosamente lo que comía. En 2009 consumía un total de tres mil ciento setenta calorías al día, que consistían en 600 gramos de carbohidratos, 200 de proteína y 50 de grasa. Solo el 14 % de sus calorías diarias provenían de la grasa, mientras que el 64 % provenían de los carbohidratos. En la opinión de la mayoría de la gente esto se consideraría una dieta ideal para una persona físicamente activa.

Sin embargo, a pesar de seguir esta dieta «sana» baja en grasas, había emprendido el camino hacia la enfermedad crónica. El ejercicio no solucionaba sus problemas. Decidió centrarse más en la alimentación. Comenzó por eliminar la mayoría de las fuentes de azúcar y reemplazar las harinas y los cereales refinados por cereales enteros. Estos cambios ocasionaron una mejoría notable, lo que lo animó a restringir aún más su dieta eliminando todo el azúcar y reduciendo la ingesta total de carbohidratos a menos de 50 gramos al día. Asimismo, redujo la proteína a unos 120 gramos por día y aumentó el consumo de grasa a 425 gramos diarios.

Durante un período de dos años, adoptó gradualmente una dieta muy baja en carbohidratos y alta en grasas, una dieta cetogénica. Consumía mil doscientas calorías más que antes al día, el 88 % de las cuales provenían de las grasas, en su mayoría saturadas. A pesar de estar consumiendo más calorías totales y una enorme cantidad de grasa, perdió peso y bajó de un 20 % de grasa corporal a un 7,5 %, su circunferencia de la cintura pasó de noventa y seis a ochenta y un centímetros, su colesterol LDL disminuyó de 113 a 59 mg/dl, los triglicéridos descendieron de 154 a 81 mg/dl y el colesterol HDL aumentó de 31 a 85 mg/dl. La cantidad de tiempo que pasaba haciendo ejercicio disminuyó aproximadamente una hora al día, pero su rendimiento mejoró de forma significativa. Todos los aspectos de su salud mejoraron extraordinariamente con esta nueva dieta baja en carbohidratos y alta en grasas.

Desde 2011 el doctor Attia ha seguido una dieta baja en carbohidratos y alta en grasas. Ya no tiene sobrepeso ni padece resistencia a la insulina y goza de una salud excepcional. Actualmente imparte conferencias en todo el mundo sobre los beneficios de la dieta cetogénica para la salud. Puedes visitar su sitio web en www. eatingacademy.com.

Las dietas bajas en grasas y altas en carbohidratos normalmente están sobrecargadas de harina refinada y azúcar y no son saludables. Si la dieta es deficiente, hacer mucho ejercicio no evita las enfermedades cardíacas, la diabetes, el sobrepeso u otros problemas de salud crónicos. Por más que corras o hagas ejercicio nada de eso te protegerá de los efectos de una mala dieta. Del mismo modo, la actividad física frecuente no es el santo remedio que protege a las sociedades primitivas de las enfermedades degenerativas. Lo que las protege es una dieta sin azúcar.

3

La guerra contra la grasa

La epidemia de enfermedades cardíacas

Nuestros antiguos antepasados cazadores-recolectores eran en gran parte carnívoros hambrientos de grasa. Comían toda la grasa de su presa, incluida la que rodeaba los órganos internos, e incluso partían los huesos para llegar a la médula ósea que hay en su interior. En climas más fríos, las sociedades cazadoras-recolectoras subsistían casi enteramente de carne y grasa. En las regiones más cálidas, los pueblos primitivos tenían mayor acceso a los alimentos vegetales y, por lo tanto, comían menos carne y grasa. Sin embargo, en ambos casos, la fuente más común de grasa era la de origen animal. A lo largo de la historia el cuerpo humano ha estado siempre bien adaptado para alimentarse y subsistir a base de dietas ricas en grasas saturadas y colesterol. Es muy poco probable que los seres humanos hubiéramos existido durante todo este tiempo de haber seguido una dieta que causa enfermedades cardíacas, diabetes y otras afecciones que provocan problemas de salud y muerte prematura.

La grasa saturada y el colesterol han formado parte de la alimentación humana desde el principio de los tiempos. La idea de que son perjudiciales no tiene ningún sentido históricamente. En tal caso, ¿cómo ha llegado la grasa saturada a adquirir la mala fama que tiene hoy en día?

La enfermedad cardíaca es una afección de la sociedad moderna. En las culturas primitivas, tanto antiguas como modernas, es extremadamente rara. Hasta la segunda mitad del siglo XIX no aparecen casos registrados de esta enfermedad en la literatura médica. El primer caso documentado de un ataque cardíaco se produjo en Gran Bretaña en 1878. El doctor Adam Hammer notificó el extraño caso de un paciente que sufrió un dolor aplastante en el pecho, luego se desmayó y murió. Al hacerle la autopsia se descubrió que su tejido muscular cardíaco había muerto, lo que provocó insuficiencia cardíaca y muerte. Hoy en día, los síntomas de un infarto al corazón son bien conocidos y comunes. Miles de personas mueren de esta enfermedad a diario. Pero hace un siglo era algo de lo que apenas se había oído hablar.

El avance de la medicina se incrementó enormemente durante el siglo XIX. De 1830 a 1880 fueron identificadas y nombradas la mayoría de las enfermedades que azotaban a la humanidad por aquel entonces. En Europa las autopsias se volvieron una práctica habitual se realizaron decenas de miles de ellas para acelerar el avance de la ciencia de la medicina. Gran parte de nuestro conocimiento actual de anatomía, fisiología y patología se desarrolló durante esa época. En todo ese período y hasta 1878 no se registró ni un solo infarto cardíaco. Hoy en día, es la causa más común de mortalidad.

Habrá quienes digan que la enfermedad cardíaca no se registró hasta entonces porque los médicos de aquella época no sabían reconocerla. En otras palabras, eran demasiado ignorantes para entender lo que veían. Este argumento no es válido porque estos médicos «antiguos» fueron los que identificaron los signos de la enfermedad en los que nos basamos hoy en día. Además, muchos de ellos vivieron durante la era de la transición a la medicina moderna y fueron testigos directos de los cambios que se producían en el cuerpo humano con el tiempo. Al doctor Paul Dudley White se le conoce como el fundador de la cardiología, el estudio del corazón y sus enfermedades, en los Estados Unidos. En 1910 se graduó en la facultad de medicina y ocupó el cargo de médico personal del presidente Dwight D. Eisenhower a lo largo de su mandato. Durante su juventud, White escribió sobre su interés en una nueva enfermedad sobre la que había leído en publicaciones médicas europeas. Fue en 1921, a los once años de comenzar a ejercer, cuando vio a su primer paciente de ataque cardíaco. Por aquel entonces los ataques cardíacos eran extremadamente raros.[1]

De 1910 a 1920 la mortalidad por enfermedades cardíacas en los Estados Unidos fue muy baja: afectaba solo a diez de cada cien mil personas por año. En 1930 la tasa de mortalidad saltó a cuarenta y seis de cada cien mil, y para 1970 la tasa alcanzaba a trescientas treinta y una de cada cien mil.

A comienzos de la década de los cincuenta, la enfermedad cardíaca era la principal causa de muerte en los Estados Unidos, Canadá, Australia y gran parte de Europa. Los investigadores médicos buscaban frenéticamente la causa de esta nueva epidemia sin encontrarla.

Una de las mayores novedades que ocurrieron entre 1910 y 1950 fueron los cambios radicales en la alimentación. Aparentemente, la dieta podría tener algo que ver con esta nueva epidemia. Los investigadores se preguntaron qué tenía la dieta occidental que pudiera causar una degeneración tan rápida de la salud.

Parecía existir una conexión entre la enfermedad y la prosperidad. Las preguntas que se hacían los investigadores eran: «¿Cuáles son los rasgos característicos de las dietas de las poblaciones ricas? ¿Hay algunas particularidades dietéticas que hayan cambiado a la par que el gran aumento de la riqueza en los países de Europa occidental y América del Norte? ¿Cómo difieren las dietas de las poblaciones pobres de las de las poblaciones ricas?».

Para responder a estas preguntas, se analizaron las dietas de los ricos y los pobres y las compararon con las estadísticas de cardiopatía coronaria.

Cuando los alimentos consumidos por la población de los países más pobres se compararon con los de los más ricos, los investigadores descubrieron que en estos se consumía un 50 % más de calorías, derivadas de un 70 % más de proteínas y cuatro o cinco veces más grasas. La cantidad total de carbohidratos consumidos no era muy diferente. No se analizaron los micronutrientes, como los tipos de grasas o carbohidratos ingeridos.

De acuerdo con estos datos el cambio más radical fue el aumento del consumo de proteínas y particularmente grasa. Por consiguiente, en los años cincuenta los investigadores empezaron a centrar su atención en la grasa dietética como la posible causa de la cardiopatía coronaria.

La hipótesis del colesterol

En 1953 el doctor Ancel Keys, director en aquella época del Laboratory of Physiological Hygiene ('laboratorio de higiene fisiológica') de la Universidad de Minnesota, escribió un artículo que parecía darle credibilidad a la idea de que la grasa era el principal culpable de la epidemia de enfermedades cardíacas.[2] Sus pruebas se basaban en un gráfico que mostraba una estrecha relación entre la ingesta total de grasas y las tasas de mortalidad por cardiopatía coronaria (CHD) en seis países aparentemente aleatorios (Japón, Italia, Inglaterra/Gales, Australia, Canadá y los Estados Unidos). Los puntos en el gráfico forman una curva parabólica casi perfecta, algo que se parece más a lo que se obtiene con un experimento de física que con uno de biología. Si la curva se extendiera más hacia la derecha, terminaría dirigiéndose casi en vertical hacia arriba, indicando que una dieta de un 50 % o más de calorías procedentes de la grasa era una sentencia de muerte segura por enfermedad cardíaca. Extender la curva a la izquierda indicaba que una dieta desprovista de toda grasa ofrecería inmunidad total contra los ataques cardíacos. Los datos parecían, cuando menos, convincentes.

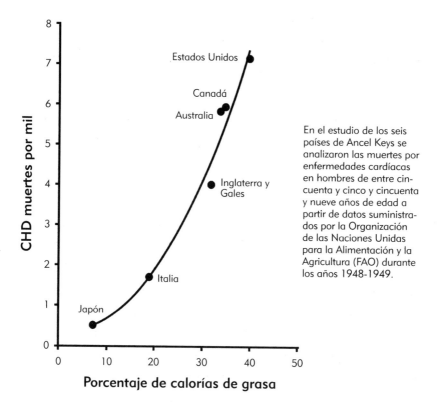

En el estudio de los seis países de Ancel Keys se analizaron las muertes por enfermedades cardíacas en hombres de entre cincuenta y cinco y cincuenta y nueve años de edad a partir de datos suministrados por la Organización de las Naciones Unidas para la Alimentación y la Agricultura (FAO) durante los años 1948-1949.

Más tarde Keys matizó su tesis, afirmando que el verdadero culpable no son todas las grasas sino solo las saturadas, y propuso lo que ahora se conoce como la *hipótesis de la relación entre la dieta y el corazón*, también denominada hipótesis de los lípidos o el colesterol. Según él, el consumo de grasas saturadas y colesterol eleva los niveles de colesterol en la sangre. Cuanto mayor sea el colesterol en la sangre, más probable es que parte de él se adhiera a las paredes arteriales en forma de placa arterial, causando aterosclerosis.

Cuando la placa se acumula, podría bloquear el flujo de sangre y oxígeno en la arteria coronaria, que alimenta el corazón, y causar un ataque cardíaco o en la arteria carótida, que alimenta el cerebro, y provocar un derrame cerebral.

Keys basó en parte su nueva teoría en un estudio publicado cuarenta años antes por el científico ruso Nikolai Anichkov, quien alimentó con colesterol a unos conejos y descubrió que desarrollaban placas ateroscleróticas similares, pero no idénticas, a las que se encuentran en los seres humanos.

Como el colesterol era la principal grasa detectada en la placa arterial humana, se supuso que esta grasa era la culpable de que se creara la placa. Aunque los científicos no entendían cómo, sugerían la hipótesis de que el colesterol acumulado en las paredes arteriales daba lugar a los depósitos de placa característicos de la aterosclerosis y, por consiguiente, provocaban las enfermedades del corazón. El razonamiento era que cuanto más colesterol hubiera en la sangre, más probabilidades había de que parte de ese colesterol quedara depositado en las arterias. Esto condujo a la suposición de que una dieta alta en colesterol y grasas saturadas (que el cuerpo puede convertir en colesterol) causaba ataques cardíacos y accidentes cerebrovasculares. Esta teoría proporcionaba una respuesta simple a un problema desconcertante. La hipótesis del colesterol fue inmediatamente aclamada como la causa de las enfermedades cardíacas que se buscaba desde hacía tanto tiempo. Muchos médicos aceptaron enseguida la nueva hipótesis, ya que proporcionaba una respuesta aparentemente lógica y práctica al misterio de tales enfermedades. Representantes de la American Heart Association hicieron apariciones televisivas para advertir a la población sobre los peligros de comer mucha mantequilla, manteca de cerdo, huevos y carnes rojas. Keys escribió un libro titulado *Eat Well and Stay Well* [Comer bien y mantenerse bien] en 1959 para acabar de convencer a la comunidad médica y al público en general de su hipótesis de la relación entre la dieta y el corazón. Tuvo un gran éxito y apareció en el número del 13 de enero de 1961 de la revista *Time*, en el que figuraba un artículo sobre su «descubrimiento» y su fotografía en portada.

Los fallos de la hipótesis de Keys

A pesar de la rápida aceptación de la hipótesis de Keys, no todos los científicos estaban convencidos. El doctor Paul Dudley White, la principal autoridad en los Estados Unidos en cardiología y, por consiguiente, en cardiopatía, declaró en ese momento que no podía apoyar la hipótesis de la dieta-corazón porque sabía que no encajaba con la historia de la enfermedad. Durante generaciones la gente había comido grasas saturadas sin que estas causaran ningún daño; ¿por qué de repente iban a causar daño ahora? Además, el consumo de grasas saturadas había disminuido en los últimos treinta años, al mismo tiempo que las enfermedades cardíacas estaban aumentando. No tenía ningún sentido. Si había algún alimento que causaba enfermedades cardíacas, tenía que ser algo que no se comiera, o al menos no se comiera tan a menudo en las generaciones anteriores como se comía en la actualidad.

Los investigadores Jacob Yerushalmy y Herman Hilleboe volvieron a examinar los datos de Keys y descubrieron que fallaba algo. Keys tenía a su disposición datos de la dieta y las enfermedades cardíacas de veintidós países, pero utilizó solo seis. ¿Por qué ignoraría la inmensa mayoría de sus datos para probar su teoría? Lo lógico sería pensar que si su hipótesis era correcta, los datos completos proporcionarían un argumento mucho más preciso y convincente. Cuando Yerushalmy y Hilleboe utilizaron los datos de los veintidós países y reescribieron el gráfico de Keys, ocurrió algo curioso: la perfecta correlación entre las enfermedades del corazón y la grasa dejó de ser tan perfecta. De hecho, desapareció casi por completo. Algunos países con un alto consumo de grasas tenían tasas de enfermedades cardíacas mucho más bajas que aquellas con un consumo bajo de grasas. Por ejemplo, el consumo de grasas en Finlandia era siete veces el de México, pero los dos países tenían tasas de mortalidad por enfermedades cardíacas similares.[3]

La aparente correlación entre la ingesta de grasas y las cardiopatías no desapareció por completo con la adición de los datos faltantes; sin embargo, se redujo significativamente, lo que hace que el argumento de Keys sea menos convincente. Hay que señalar que correlación no equivale a causalidad, lo que significa que simplemente porque exista una correlación entre dos variables, eso no quiere decir que una cause la otra. Si las correlaciones demostraran causalidad, podríamos llegar a algunas conclusiones ridículas. Por ejemplo, desde los años cincuenta, tanto los niveles atmosféricos de CO_2 como los niveles de obesidad han aumentado bruscamente. Por lo tanto, podríamos concluir que el CO_2 atmosférico causa obesidad. Pero es necesario llevar a cabo más investigaciones para vincular positivamente las dos variables. En este caso, la verdadera razón de la correlación es que las poblaciones más ricas tienden a comer más alimentos y a producir más CO_2. No había una relación directa de causa-efecto entre las dos variables, pero ambas se vieron afectadas por una tercera: la prosperidad. Siempre hay que tener cuidado con las correlaciones.

Aunque Keys centró su atención en la correlación entre las muertes por enfermedades cardíacas y las grasas, sus datos también contenían información sobre otros factores, como el tabaquismo y el consumo de proteínas y azúcar. Yerushalmy y Hilleboe calcularon los coeficientes de correlación de cada uno. El coeficiente de correlación indica en qué medida dos variables están relacionadas entre sí. Un coeficiente de uno indica la correlación más fuerte posible. Un coeficiente de cero indica la correlación más débil o la ausencia de correlación. Utilizando datos de veintidós países, el coeficiente de correlación de las muertes por enfermedades cardíacas y el consumo de grasas resultó ser de 0,56, lo que muestra solo una leve relación. Sin embargo, el coeficiente de correlación con el azúcar era 0,68, lo que indica una relación mucho más fuerte. El tabaquismo, que ahora se considera un factor de riesgo importante para las enfermedades cardíacas, tenía un coeficiente de 0,64, lo que revela una relación más estrecha con las enfermedades cardíacas que la grasa, pero no tan cercana como la del azúcar. ¿Por qué ignoró Keys esta relación más estrecha con el azúcar y le dio preferencia a la grasa?

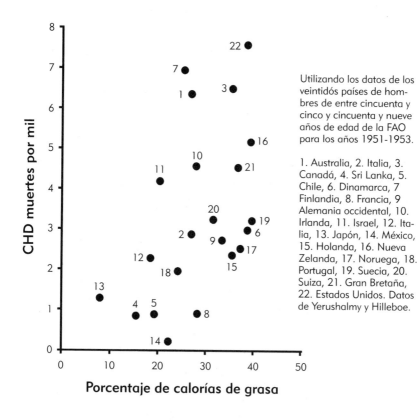

Utilizando los datos de los veintidós países de hombres de entre cincuenta y cinco y cincuenta y nueve años de edad de la FAO para los años 1951-1953.

1. Australia, 2. Italia, 3. Canadá, 4. Sri Lanka, 5. Chile, 6. Dinamarca, 7 Finlandia, 8. Francia, 9 Alemania occidental, 10. Irlanda, 11. Israel, 12. Italia, 13. Japón, 14. México, 15. Holanda, 16. Nueva Zelanda, 17. Noruega, 18. Portugal, 19. Suecia, 20. Suiza, 21. Gran Bretaña, 22. Estados Unidos. Datos de Yerushalmy y Hilleboe.

Resulta que Keys seleccionó cuidadosamente y a propósito los datos que luego utilizó para diseñar un gráfico que diera la impresión de que la grasa dietética estaba estrechamente relacionada con las muertes por enfermedades del corazón. El estudio era gravemente defectuoso; sin embargo, fue crucial para convencer a la mayoría de la comunidad científica de que la grasa era la causa principal de las enfermedades cardíacas.

El debate de la grasa frente al azúcar
El juicio contra el azúcar

Varios investigadores sospecharon que era más probable que el azúcar fuera el responsable de la epidemia de enfermedades cardíacas. El más destacado fue el doctor John Yudkin, médico, bioquímico y distinguido profesor de Nutrición en el Queen Elizabeth College, de la Universidad de Londres. El aumento del consumo de azúcar en los países ricos a principios del siglo XX reflejaba fielmente el incremento de las enfermedades cardíacas. Esto, aunque solo era una correlación y no demostraba que el azúcar fuera la causa, llevó a Yudkin y a otros a investigar más a fondo la relación.

Lo primero que se estudió como posible factor contribuyente a la creciente tasa de afecciones cardíacas fue la grasa dietética, ya que su consumo era mucho mayor en los países ricos, mientras que la ingesta total de carbohidratos seguía siendo aproximadamente la misma. En aquella época aún se desconocían, en líneas generales, los efectos de los diferentes tipos de carbohidratos, por lo que no se consideró seriamente el azúcar. Sin embargo, el tipo de carbohidrato consumido en los países ricos había cambiado por completo. La harina y el azúcar habían reemplazado a los carbohidratos complejos de los cereales integrales y las verduras. Aunque la gran mayoría de las calorías totales de la alimentación seguía procediendo de los carbohidratos, se había pasado de los tradicionales a los altamente procesados. Hoy en día los hidratos de carbono representan del 50 al 60 % de la ingesta total de calorías de una persona. Con cambiar solo la mitad de estas por calorías procedentes del azúcar y la harina refinada en lugar de carbohidratos complejos añadimos una gran cantidad de calorías vacías a la dieta y disminuimos significativamente la nutrición.

En los Estados Unidos, por ejemplo, el consumo de azúcar casi se duplicó de 1909 a 1999, mientras que la ingesta total de grasas aumentó apenas una octava parte durante el mismo período. El tipo de grasa cambió también: la ingesta de aceite vegetal *aumentó* mientras que el consumo de grasa animal *disminuyó*; esto se consideró un cambio saludable pese a que las tasas de enfermedad cardíaca siguieron aumentando conforme descendía el consumo de grasa animal.

La historia de las enfermedades cardíacas sugiere un vínculo más fuerte con el consumo de azúcar que con el de grasa saturada. Yudkin señaló que había varios grupos étnicos, como los pueblos samburu y masái de África oriental, así como las tribus de Mongolia, que consumían una enorme cantidad de grasa animal, pero sin azúcar, y eran completamente inmunes a estas enfermedades. Cuando añadieron harina procesada y azúcar a sus dietas e incluso redujeron la cantidad de grasa, se volvieron propensos a ellas. Del mismo modo el incremento del consumo de azúcar en el Reino Unido y otros países ricos corrió en paralelo al aumento de las enfermedades cardíacas. En el Reino Unido, hacia finales del siglo XIX, se consumía una media de once kilos de azúcar al año y las enfermedades cardíacas eran prácticamente desconocidas. En los años setenta del pasado siglo la cantidad de azúcar se había elevado a cincuenta y cuatro kilos y las enfermedades cardíacas habían aumentado hasta ser la principal causa de muerte. Sin embargo, el consumo total de carbohidratos apenas había cambiado. En cada caso y a lo largo de todo el mundo, a medida que aumentaba el consumo de azúcar, también lo hacían las enfermedades cardíacas y otras afecciones de la civilización moderna.

Este patrón se había visto una y otra vez sin una sola excepción. Yudkin descubrió que la asociación con el azúcar era más fuerte que con el colesterol o la grasa saturada.[4] Por ejemplo, en un estudio, él y su equipo utilizaron a sujetos que habían sufrido un ataque cardíaco sin consecuencias fatales pero que nunca habían tenido problemas cardíacos antes de su incidente inicial. Recopilaron información sobre el consumo de alimentos de cada uno de estos sujetos antes del ataque. Lo que descubrieron fue que en comparación con los hombres sin antecedentes de enfermedad cardíaca, quienes sufrieron infartos habían estado consumiendo considerablemente más azúcar.[5]

A finales de los años sesenta se realizaron varios estudios en un intento de verificar la hipótesis del colesterol. Se pidió a los sujetos que modificaran su dieta con el objetivo de reducir sus probabilidades de sufrir un ataque cardíaco. Esto se hizo de dos maneras: con un grupo de sujetos aparentemente sanos, con el objetivo de prevenir un infarto cardíaco, y con un grupo de sujetos que habían sufrido uno o más infartos, con el objetivo de evitar otro. Los resultados fueron desiguales. En los estudios que mostraban la mayor correlación con la reducción de grasas saturadas, Yudkin señaló que también se había reducido simultáneamente el consumo de azúcar, por lo que los resultados podrían deberse asimismo a la ingesta inferior de azúcar.

Muchos estudios que parecían señalar críticamente a la grasa podrían haber implicado igualmente el azúcar. Por ejemplo, en 1967 un estudio realizado en Oslo (Noruega), empleó a sujetos que ya habían sufrido uno o más ataques cardíacos. En él, las instrucciones dietéticas no consistieron simplemente en restringir la grasa saturada, sino también los alimentos azucarados, como caramelos, pasteles, galletas y helados. Por consiguiente, se limitó considerablemente la ingesta de azúcar, así como la de grasa saturada.[6] Sin embargo, se prestó mucha mayor atención a la reducción de la grasa.

En otro estudio de 1958 realizado en Finlandia participaron pacientes de dos hospitales mentales. Un hospital reemplazó la mantequilla y la grasa láctea que habitualmente usaban por grasas vegetales muy insaturadas. El otro hospital, que sirvió como control, mantuvo sus raciones normales de mantequilla y leche entera. Sin embargo, a lo largo de todo el estudio, en la alimentación del hospital experimental se utilizó solo la mitad de la cantidad de azúcar que contenía la dieta del hospital de control. Por supuesto, la disminución de los episodios cardíacos se atribuyó al contenido reducido de grasa, y no a la reducción del azúcar. ¿Fueron deliberadas estas omisiones acerca de la contribución del azúcar a los resultados del estudio o simplemente se debieron a una investigación descuidada?

Desafortunadamente, no todos los estudios informan sobre el consumo de azúcar, tal vez porque los investigadores de la época no se molestaron en distinguir entre los tipos de carbohidratos que consumían los sujetos. Pasar por alto el contenido de azúcar de las dietas experimentales podría restar todo su valor a estos estudios, lo que pondría en tela de juicio los resultados de algunas de las investigaciones más antiguas que ayudaron a cimentar la hipótesis del colesterol.

En los años cincuenta, la mayoría de los investigadores médicos creían que el cuerpo metaboliza todos los carbohidratos dietéticos de la misma manera. Como la ingesta total de carbohidratos no era mayor en los países donde las enfermedades cardíacas eran frecuentes que en aquellos donde eran menos frecuentes, no se consideró que los carbohidratos dietéticos o sus componentes pudieran ser causa de las enfermedades coronarias.

Los estudios epidemiológicos de Yudkin y otros en los años cincuenta y sesenta mostraron que existe una mayor correlación entre el azúcar y la incidencia de enfermedad arterial coronaria que entre cualquier otro componente de la dieta, como la grasa saturada y el colesterol.[7-9]

Entre 1963 y 1965 B. K. Armstrong y sus colegas estudiaron la correlación entre la mortalidad por cardiopatía isquémica y el consumo de productos en treinta países. Descubrieron que el azúcar tenía la correlación más fuerte, incluso superior a la de la grasa saturada, la grasa total o el tabaco.[10] Al parecer, la comunidad científica hizo caso omiso de estos estudios.

Gran parte de la investigación de Yudkin durante los años sesenta se dedicó a conocer lo que sucede cuando reemplazamos los carbohidratos complejos de nuestra dieta por azúcar. Llegó a la conclusión de que la sustitución de hidratos de carbono complejos por sacarosa, en proporciones no mayores de lo que se consume normalmente, produce un gran número de cambios metabólicos muy profundos.

Se denigraba a la grasa saturada por su tendencia a elevar los niveles de colesterol en sangre. Yudkin descubrió que el azúcar de la dieta podría tener el mismo efecto en el aumento de colesterol en la sangre y un mayor efecto que la grasa saturada en los niveles de triglicéridos. Más tarde se descubrió que algunas grasas saturadas, como el ácido esteárico que se encuentra en la carne de vacuno y los ácidos cátodos y caprílicos de los aceites tropicales, tenían poco o ningún efecto sobre el colesterol sanguíneo.

El crecimiento de varias especies animales se atrofió al suministrarles azúcar. Según Yudkin, esto no se debía principalmente a la disminución de la nutrición, sino a la utilización menos eficiente de los nutrientes de la dieta de esos animales. Las actividades de muchas enzimas también se alteran, lo que podría dar lugar a la enfermedad del hígado graso y a daños renales. Las bacterias orales que viven en la placa dental fermentan fácilmente el azúcar y contribuyen así a la caries. La ingestión de azúcar provoca cambios rápidos en los niveles de glucosa en la sangre, con efectos metabólicos nefastos, entre ellos el daño a las paredes de las arterias, que favorece el desarrollo de la aterosclerosis. No hacen falta grandes cantidades de azúcar para provocar estos cambios. Muchos de ellos se observaron en dietas cuyas proporciones de azúcar no superaban a las de la dieta actual y que se habían considerado normales. Una de las mayores preocupaciones de Yudkin era el efecto del azúcar en los niveles de insulina.

En los años sesenta, había evidencias considerables que vinculaban la diabetes tipo 2 y la cardiopatía coronaria. Los diabéticos son propensos a desarrollar enfermedades cardíacas y se ha demostrado que quienes sufren de cardiopatía suelen ser diabéticos o prediabéticos, o al menos tienen una alteración de la tolerancia a la glucosa (resistencia a la insulina).

Hay otras observaciones que vinculan la diabetes y las enfermedades cardíacas con niveles elevados de insulina. En primer lugar, el hiperinsulinismo (niveles altos de insulina) se encuentra en ambas, incluso en el caso de que no haya evidencia de la otra enfermedad. En segundo lugar, el hiperinsulinismo también aparece en la enfermedad vascular periférica, en la hipertensión y en la obesidad, trastornos que sabemos que están asociados con la cardiopatía coronaria. Asimismo, sabemos que el tabaquismo causa hiperinsulinismo, mientras que el ejercicio físico, que protege contra las enfermedades coronarias, reduce el nivel de insulina sanguínea. En tercer lugar, se demostró que la inyección de insulina en ratas aumentaba los depósitos de placa en las arterias de la aorta. En pollos jóvenes, la carbutamida (una sustancia que estimula la insulina) aumentó la aterosclerosis espontánea.

En un estudio clínico, Yudkin descubrió que tras catorce días siguiendo una dieta rica en sacarosa, seis de diecinueve hombres aparentemente sanos desarrollaron hiperinsulinismo. Por lo tanto, el consumo de sacarosa entraría en la misma categoría que la diabetes, la enfermedad vascular periférica, el tabaquismo, la hipertensión y la actividad física. Generalmente se cree que estas variables afectan a la propensión a la aterosclerosis y se sabe con certeza que todas ellas afectan a los niveles de insulina.

Yudkin dijo: «Si se revelara solo una pequeña fracción de lo que sabemos sobre los efectos del azúcar en relación con otro aditivo alimentario, bastaría para que se prohibiera inmediatamente esa sustancia». Sin embargo, la advertencia más dura que se ha hecho al público sobre el azúcar ha sido «no consumirlo en exceso», sobre todo porque puede contribuir a la caries.

La guerra contra la grasa se recrudece

Ancel Keys y John Yudkin se enfrentaron con sus teorías rivales. Lo único que impidió la aceptación general de la hipótesis de la grasa fue la insistencia decidida de Yudkin, que defendía que la causa de todas esas enfermedades era el azúcar en lugar de la grasa. Keys era carismático, combativo y crítico hasta el extremo de ridiculizar a sus oponentes. Fue extremadamente crítico con su rival y la hipótesis del azúcar. Cuando Yudkin publicaba un artículo, Keys lo criticaba y lo atacaba personalmente calificándolo de ingenuo e inepto y afirmando que las «pruebas» que había presentado «no pasarían el examen crítico más elemental». Llamó a la teoría de Yudkin «un montón de estupideces». Y lo acusó de hacerle «propaganda» a la industria cárnica y láctea. «A Yudkin y a sus patrocinadores comerciales no los disuaden los datos científicos —dijo—. Siguen contando la misma historia aunque haya perdido toda la credibilidad». Keys intentó desprestigiar a Yudkin representándolo como un pelele de las industrias cárnica y láctea, lo cual no deja de ser irónico ya que la principal financiación de Keys procedía de la industria azucarera.

En cambio Yudkin nunca respondió de la misma manera. Era un académico de modales delicados y prefería evitar conflictos, por lo que eligió combatir a Keys con la ciencia en lugar de con la retórica y las insinuaciones. Desafortunadamente, eso le hizo vulnerable a los ataques de Keys y otros nutricionistas de su bando, así como a los de la industria azucarera, que llamaban «ciencia ficción» al trabajo de Yudkin.

Keys estaba decidido a hundir la reputación de su rival en un esfuerzo supremo por promover su propia teoría. El resultado fue que la carrera de Yudkin nunca se recuperó. Se frustraron todos sus intentos de informar a los colegas y al público de sus hallazgos. Pocos lo escucharon en la comunidad médica aunque tuviera pruebas científicas fehacientes que lo respaldaban. Las revistas de investigación dejaron de aceptar y publicar los artículos que les enviaba. No era bien recibido en las conferencias de nutrición. Se volvió habitual que se cancelaran conferencias enteras si su nombre aparecía entre los de los oradores.

En 1971, a los sesenta y un años, Yudkin renunció a su puesto en la Universidad de Londres para dedicarse en cuerpo y alma a escribir un libro para el público general en el que expondría en detalle sus argumentos contra el azúcar. *Pure, White and Deadly* [*Puro, blanco y mortal*] se publicó en 1972. El libro sintetizaba las pruebas que demostraban que el consumo excesivo de azúcar aumentó en gran medida la incidencia de cardiopatías coronarias y que guardaba relación con la caries, la obesidad, la diabetes, la enfermedad hepática y posiblemente la gota, la dispepsia y algunos cánceres. Sin embargo, para cuando se escribió, la opinión pública se había rendido por completo a Keys y su hipótesis del colesterol ya se recogía en las recomendaciones dietéticas de los organismos profesionales de la salud y las asociaciones médicas. El libro de Yudkin pasó prácticamente inadvertido.

A mediados de los años cincuenta Keys comenzó a reclutar investigadores colaboradores fuera de los Estados Unidos para reunir datos sobre hombres de mediana edad con el fin de examinar las relaciones entre el estilo de vida, la dieta, las cardiopatías coronarias y el derrame cerebral en diferentes poblaciones y regiones del mundo. Este fue el primer estudio epidemiológico multinacional y plurianual del mundo. Conocido como Seven Countries Study ('el estudio de los siete países'), incluía a dieciséis grupos de población que comprendían más de doce mil hombres sanos de cuarenta a cincuenta y nueve años en siete países, que fueron sometidos a un seguimiento durante más de quince años. Se publicó por primera vez en 1978, con estudios de seguimiento que aparecieron periódicamente en años posteriores. Como era de esperar, el estudio mostraba una correlación entre la ingesta de grasas saturadas y las muertes por enfermedades cardíacas, tal como había defendido Keys. Este estudio terminó de destrozar la carrera de Yudkin y acabó con cualquier duda que aún quedara acerca de que las grasas saturadas tenían relación con las enfermedades del corazón. También eliminó el azúcar de la lista de sospechosos. La hipótesis del colesterol ya estaba firmemente establecida en la comunidad científica. El debate había concluido.

El Seven Countries Study incluía datos de poblaciones cuidadosamente elegidas que vivían en los Estados Unidos, Holanda, Finlandia, Italia, Yugoslavia, Grecia y Japón. Una pregunta que uno podría hacerse es por qué Keys eligió estas poblaciones en particular y precisamente en estos países. Era llamativa la desaparición de datos de países como Francia y Alemania, que tenían un alto consumo de grasa animal pero bajas tasas de enfermedad cardíaca. Daba la impresión de que Keys había vuelto a hacer de las suyas, seleccionando cuidadosamente los datos de las poblaciones que darían el resultado que quería.

Otros investigadores influyentes se unieron a él en la batalla contra la grasa saturada; los más notables fueron Fredrick Stare y Mark Hegsted. Stare fundó el Department of Nutrition at the Harvard School of Public Health ('departamento de nutrición en la escuela de salud pública de Harvard') en 1942 y fue su director durante treinta y cuatro años antes de retirarse en 1976. Fue el editor fundador de *Nutrition Reviews*, durante muchos años escribió una columna de difusión nacional titulada «Food and Your Health» [La alimentación y tu salud] y publicó varios libros populares sobre nutrición. Además fue miembro del comité consultivo científico de la Sugar Research Foundation ('fundación para la investigación del azúcar'), la sección de investigación de la industria azucarera, y coautor junto a Keys de un informe que recomendaba reemplazar las grasas saturadas por grasas poliinsaturadas como medio para reducir el colesterol y disminuir el riesgo de ataques cardíacos y accidentes cerebrovasculares.[11] A la larga esta recomendación dio lugar al consumo desproporcionado de aceites poliinsaturados (ricos en grasas omega-6) en relación con las grasas omega-3 y a un desequilibrio generalizado a nivel global en la relación omega-6/omega-3 (ver el capítulo siete).

Por su parte, Hegsted, también miembro de la Harvard School of Public Health, trabajó en el consejo editorial de las revistas de nutrición más influyentes (*Journal of Lipid Research*, *Nutrition Reviews*,

American Journal of Clinical Nutrition y *Journal of Nutrition*) y ayudó a redactar la primera edición de *Dietary Guidelines for Americans* [Pautas dietéticas para los estadounidenses]. Una parte significativa de la política nutricional estadounidense fue concebida por Stare y Hegsted.

Tras esto, la reputación científica de Yudkin quedó por los suelos. Para la Universidad de Londres se había convertido en una vergüenza, un excéntrico incapaz de aceptar la dirección que había tomado la ciencia nutricional moderna. Tras su jubilación, la universidad incumplió la promesa de permitirle seguir utilizando sus instalaciones de investigación. Se contrató a un nuevo investigador, que apoyaba totalmente la hipótesis de la grasa, para reemplazarlo. Estaban ansiosos por desprenderse de Yudkin y cortar todos los lazos con su estúpida teoría. El hombre que había fundado y levantado el departamento de nutrición para la universidad no era bien recibido en ella. Se vio obligado a conseguir ayuda legal para resolver el desacuerdo. Finalmente, le permitieron utilizar una pequeña habitación en un edificio separado del departamento de nutrición. Para cuando murió, en 1995, su legado había quedado empañado y su trabajo sobre el azúcar olvidado en gran parte.

Yudkin se distinguió como uno de los principales nutricionistas del mundo. Sin embargo, su enfrentamiento con Keys y la industria azucarera destruyeron su carrera y su reputación. Otros investigadores de la época que fueron testigos de lo que le sucedió no quisieron que les ocurriera lo mismo, de manera que evitaron investigar sobre el azúcar y centraron sus esfuerzos en la hipótesis políticamente aceptable de la relación entre la dieta y el corazón.

Ancel Keys escribió tres libros en coautoría con su esposa, dos de los cuales llegaron a ser *bestsellers*: *Eat Well and Stay Well* [Comer bien y permanecer bien] (1959), *The Benevolent Bean* [La alubia benevolente] (1967) y *How to Eat Well and Stay Well the Mediterranean Way* [Cómo comer bien y permanecer bien con la dieta mediterránea] (1975).

Los pagos del sector azucarero y los derechos de autor de sus libros le proporcionaron suficiente riqueza para construirse una suntuosa villa en la costa mediterránea del sur de Italia, conocida como Minnelea, donde pasó la mayor parte del resto de su vida disfrutando de la comodidad y el lujo.

Los resultados desfavorables no se tuvieron en cuenta

La hipótesis del colesterol de Keys se basaba en el concepto de que el colesterol alto en sangre era la causa subyacente de la aterosclerosis y las enfermedades cardíacas. Irónicamente, sus propios estudios refutaban esta hipótesis.

En un estudio realizado en 1952, antes de proponer la hipótesis del colesterol, Keys había mostrado que el colesterol sérico no es un indicador válido de riesgo de enfermedad cardíaca. Con este trabajo demostró que existía una tendencia natural en los hombres sanos a ver aumentados los niveles de colesterol con la edad. Sus datos señalaban que a los veinte años, los varones sanos tienen un nivel de colesterol sérico de alrededor de 190 mg/dl (4,9 mmol/l), que se eleva a más de 260 mg/dl (6,7 mmol/l) para cuando alcanzan los setenta años.[12] Sus propios estudios mostraron que los niveles de colesterol se veían más afectados por la edad que por la dieta. Después de proponer la hipótesis del colesterol, no volvió a mencionar este estudio, lo ignoró por completo como si jamás hubiera existido.

Keys era consciente de que su estudio de los siete países era meramente observacional y que para demostrar su hipótesis necesitaba pruebas de causalidad. Por esta razón, se propuso publicar lo que sería un importante estudio de referencia en el que la dieta de los sujetos estudiados podría ser cuidadosamente controlada y proporcionar la prueba sólida que buscaba. Entre 1968 y 1973 se llevó a cabo el estudio conocido como el Minnesota Coronary Experiment ('experimento coronario de Minnesota'). Fue un ensayo clínico aleatorio, doble ciego, estrechamente controlado, que analizó las dietas y los resultados médicos de más de nueve mil cuatrocientas personas en seis hospitales mentales estatales y una residencia de ancianos. El estudio fue patrocinado por el National Heart, Lung and Blood Institute ('instituto nacional del corazón, los pulmones y la sangre') y dirigido por el doctor Ivan Frantz, un estrecho colaborador de Keys, de la Universidad de Minnesota.

Muchos estudios sobre dietas dependen de que los participantes recuerden lo que han comido en los días o semanas anteriores. Estos estudios están limitados por la precisión de la memoria de los sujetos y por lo tanto no son enteramente fiables. En cambio, este fue significativo porque los investigadores sabían exactamente lo que comían los participantes ya que las comidas se preparaban en las cocinas de las instituciones y se controlaban cuidadosamente. La mitad de los sujetos consumieron alimentos ricos en grasas saturadas procedentes de la leche, el queso y la carne de ternera. El otro grupo siguió una dieta de la que se eliminó la mayor parte de la grasa saturada y se reemplazó por aceite de maíz, una grasa poliinsaturada. El estudio también se benefició de contar con las autopsias detalladas de los ciento cuarenta y nueve pacientes que fallecieron durante su curso. La investigación pretendía mostrar que eliminar la grasa saturada de la alimentación de los participantes y sustituirla por aceite vegetal poliinsaturado disminuiría el colesterol en sangre y, por lo tanto, los protegería contra las enfermedades cardíacas, reduciendo así el riesgo de mortalidad.

La conexión de las grasas saturadas con la enfermedad cardíaca nunca se había demostrado en un ensayo controlado aleatorio y el objetivo de este estudio era probar la hipótesis de Keys. Se llevó a cabo al mismo tiempo que él coordinaba el Seven Countries Study y habría aportado una poderosa validación de la hipótesis del colesterol y los peligros de las grasas saturadas.

Desafortunadamente, tras gastar cientos de miles de dólares y pasar varios años dirigiendo la investigación, Keys no llegó a publicar los resultados completos de este estudio. En 1989, al cabo de más de una década y media de su realización, su colega, Ivan Frantz, publicó un análisis parcial de los datos. Este documento terminaba con una declaración que sugería que básicamente los resultados eran poco concluyentes: «En toda la población del estudio, no se observaron diferencias entre el tratamiento (grupo de ácido linoleico alto) y el control (grupo de alto contenido en grasas saturadas) en cuanto a eventos cardiovasculares, muertes cardiovasculares o mortalidad total».[13] El estudio no tuvo un impacto apreciable y pronto cayó en el olvido. Curiosamente, no se mencionó la participación de Keys en él. Se había distanciado completamente del trabajo que pretendía probar su hipótesis. A pesar de ser uno de los ensayos dietéticos clínicos más amplios y mejor controlados de su clase, nunca se analizaron los datos completos y, en consecuencia, nunca se publicaron. ¿Por qué poner tanto esfuerzo y tantos recursos económicos en un estudio y al final no publicarlo?

Christopher E. Ramsden, investigador médico de los National Institutes of Health ('institutos nacionales de la salud'), supo del estudio que llevaba tanto tiempo postergado. Intrigado, entró en contacto con la Universidad de Minnesota con la esperanza de revisar los datos inéditos. El doctor Frantz había fallecido en 2009, pero Ramsden logró hablar con su hijo, que encontró los datos entre los informes que su padre había guardado en el sótano y se los entregó a Ramsden para que los examinara.

Los resultados fueron sorprendentes. Los participantes en el ensayo clínico que habían seguido una dieta baja en grasas saturadas y enriquecida con aceite de maíz redujeron su colesterol en un promedio de un 14 %. Sin embargo, la dieta baja en grasas saturadas no redujo la mortalidad. De hecho, el estudio mostraba que cuanto más bajaba el colesterol durante el ensayo, mayor era el riesgo de muerte.

Que los niveles de colesterol en sangre disminuyeran cuando el aceite de maíz reemplazó la grasa saturada era de esperar, ya que esto se había observado antes. Lo que no se esperaba era la correlación entre la bajada del colesterol y el aumento del número de fallecimientos. Estos datos contradecían las ideas de Keys. El estudio revelaba que lo que ocurría era justo lo contrario y proporcionaba una sólida evidencia para desacreditar su hipótesis del colesterol. No era de extrañar que el científico hubiera rechazado cualquier implicación con este estudio y que nunca se publicase el análisis completo.

El nuevo análisis de los datos del Minnesota Coronary Experiment fue finalmente publicado en la edición de abril 2016 del *British Medical Journal*, unas cuatro décadas después de haberse realizado el estudio.[14] Basándose en su análisis, los autores llegaron a la conclusión de que, si bien la sustitución de los aceites vegetales poliinsaturados por grasas saturadas en la dieta puede reducir el colesterol total en la sangre, no disminuye el riesgo de muerte por cardiopatía coronaria o cualquier otra causa. Los niveles de colesterol no predicen con precisión el riesgo de cardiopatía coronaria. El estudio ignorado de Keys de 1952 era correcto: el colesterol total se ve más afectado por la edad que por la dieta.

La conspiración del azúcar

El ataque a Yudkin dirigido por Keys no fue simplemente un acto de rivalidad profesional, sino una acción cuidadosamente premeditada para hundirlo y desacreditar su teoría. El sector azucarero había estado financiando el trabajo de Keys desde principios de los años cuarenta. Este era un investigador respetado al que conocían bien y a quien confiaron la defensa de sus intereses. Gracias a él, la industria azucarera logró desviar la sospecha de que el azúcar fuera una posible causa de las enfermedades cardíacas y culpar en su lugar a la grasa saturada.

Con el fin de ganarse a la comunidad médica y al público en general la industria azucarera desarrolló una campaña de *marketing* en numerosos frentes que incluía la compra de la lealtad de investigadores de prestigio y la producción de estudios favorables a su sector.

Durante los años cuarenta, a la industria azucarera le preocupaba la creencia general de que el azúcar podría contribuir a una serie de problemas de salud, como la caries y la diabetes. En 1943 se fundó la Sugar Research Foundation ('fundación para la investigación del azúcar') —más tarde renombrada Sugar Association ('asociación del azúcar')— con el fin de construir una coalición de los principales grupos y productores azucareros de los Estados Unidos. Se creó una filial llamada Sugar Information Inc., para dirigir su campaña de relaciones públicas.

En 1968, la Sugar Association, en un esfuerzo por reclutar a las empresas extranjeras de la industria azucarera y fortalecer su posición e influencia financieras, creó una división de investigación llamada International Sugar Research Foundation ('fundación internacional de investigación del azúcar'), con objeto de financiar la investigación para contrarrestar lo que ellos denominaban los «conceptos erróneos sobre las causas de la caries dental, la diabetes y los problemas cardíacos». Con el tiempo, la Sugar Association abrió sus puertas a empresas de aperitivos y bebidas como Coca-Cola, Hershey's, General Mills y Nabisco, para ayudar a financiar su campaña de *marketing*.

Es posible que de no haber sido por los denodados esfuerzos de la doctora Cristin Kearns, nunca hubiese salido a la luz gran parte de la información sobre la participación clandestina de la industria azucarera en el debate sobre las grasas saturadas. Kearns trabajó como administradora de salud dental para el programa de cuidado dental de Kaiser Permanente. Como parte de su trabajo, asistió a la Conferencia Anual 2007 del Institute for Oral Health ('instituto de salud bucal'). La conferencia de ese año giraba en torno a los vínculos entre la diabetes y la enfermedad de las encías.

Los conferenciantes aconsejaron a los asistentes opciones alimentarias saludables para los pacientes diabéticos. Sin embargo, estas recomendaciones no le parecieron adecuadas. Como directora dental de clínicas con escasos recursos en Denver, Kearns conocía de primera mano el daño que las bebidas y los alimentos azucarados causaban a los dientes; a pesar de ello, en la conferencia no se dijo nada sobre el azúcar.

Una de las ponentes, la doctora Jane Kelly, directora del National Diabetes Education Program for the Centers for Disease Control and Prevention ('programa nacional de educación sobre la diabetes para los centros de control y prevención de enfermedades'), distribuyó los folletos que los dentistas entregaban a sus pacientes diabéticos. Si bien estos folletos no alentaban claramente el consumo de azúcar, tampoco había ninguna mención sobre su restricción. En cambio recomendaban que bajaran de peso y comieran menos grasas saturadas y sal. En otras palabras, consumir azúcar estaba bien siempre y cuando se mantuviera un peso saludable. Sin embargo, no todos los diabéticos tienen sobrepeso. A Kearns, estas recomendaciones le parecieron ridículas. Era como decirles a los pacientes propensos a la caries dental que podían comer todo el azúcar que quisieran siempre y cuando mantuvieran su peso bajo control. En el folleto de otro de los conferenciantes principales, se incluía como alimento recomendado para los diabéticos el té Lipton Brisk, una bebida que contenía el equivalente a once cucharaditas de azúcar por ración. Cuando el orador abandonaba la conferencia, Kearns lo abordó y le preguntó: «¿Cómo puede decir que el té dulce es sano?». Él le respondió: «No hay ninguna investigación que demuestre que el azúcar causa enfermedades crónicas». Luego se dio media vuelta y se marchó sin decir nada. Kearns se quedó estupefacta. ¿Cómo era posible que los principales expertos en salud ignoraran el papel del azúcar en la diabetes?

La falta de asesoramiento sobre el azúcar a los diabéticos en la conferencia parecía demasiado sospechosa. ¿Realmente apoyaba la ciencia aquella omisión, o había otras fuerzas en juego? Quería respuestas y comenzó a seguir la pista de asociaciones comerciales que promovían el consumo de azúcar, buscando señales de que pudieran estar influyendo en el asesoramiento nutricional que los profesionales sanitarios ofrecen a los diabéticos. Investigó por Internet y buscó en las bibliotecas universitarias. Tras varios meses de búsqueda, encontró una biblioteca que tenía en su posesión los ficheros de archivo de una empresa azucarera en quiebra. Al examinar los archivos, descubrió documentos confidenciales, notas internas, actas de reuniones y pistas de otros archivos con más documentos para investigar. Los documentos indicaban con toda claridad la trama de la industria azucarera para influir en la investigación médica, las agencias gubernamentales y la opinión pública. La participación de la industria azucarera era mucho mayor de lo que se había imaginado. Resultó que la «campaña propagandística», como a veces se mencionaba en los documentos, consiguió responsabilizar a las grasas saturadas de las enfermedades cardíacas y otras patologías crónicas, alterando así el curso de la ciencia nutricional durante las seis décadas siguientes.[15]

Los memorandos internos revelaban que desde el principio la Sugar Association fue consciente de los vínculos entre el azúcar y las enfermedades crónicas. En 1954 realizaron una encuesta y descubrieron que las principales razones por las que los clientes limitaban el consumo de azúcar en ese momento eran:

1. Que engordaba.
2. Que causaba caries.
3. Que causaba diabetes.

Una nota interna acerca de esta encuesta dice lo siguiente: «Por lo tanto, en vista de lo anterior, la *campaña publicitaria* que estamos a punto de iniciar y que durará varios años deberá desmontar estas falacias y al mismo tiempo *convencer a la población de los beneficios del azúcar para la salud*» (la cursiva es nuestra).

La Sugar Association comenzó a financiar estudios para sembrar dudas sobre la investigación que vinculaba el consumo de azúcar con diversos problemas de salud. Reclutó a investigadores como Keys, Stare y Hegsted con el fin de promover la hipótesis de la grasa y restarle importancia a cualquier implicación del azúcar en la incidencia creciente de enfermedades cardíacas y diabetes. Había que humillar y hundir a los opositores declarados, como Yudkin, para desalentarlos y desacreditar su trabajo.

La industria azucarera movió los hilos para conseguir introducir a profesionales médicos e investigadores que simpatizaran con sus intereses en puestos de autoridad en organismos médicos y gubernamentales. A lo largo de los años sesenta, Keys se aseguró puestos, para él y sus aliados, en las juntas directivas de las organizaciones sanitarias más influyentes de los Estados Unidos, entre ellas la American Heart Association y los National Institutes of Health. La Sugar Association consiguió que otros representantes obtuvieran puestos de liderazgo y en comités consultivos en el US Department of Agriculture, los Centers for Disease Control and Prevention ('centros para el control y la prevención de enfermedades') y otras organizaciones influyentes. Desde estos puestos de autoridad, aprobaron la financiación de estudios a los investigadores de ideas afines, se la negaron a quienes no simpatizaban con la industria azucarera, influyeron en las políticas federales y publicaron consejos nutricionales para la nación.

La Sugar Association estableció un supuesto organismo científico independiente compuesto por dentistas y otros médicos para defender el papel del azúcar en una dieta saludable. Se llamaba Food and Nutrition Advisory Council ('consejo consultivo de alimentos y nutrición'), un nombre muy científico e imparcial que le daría a la organización la apariencia de la legitimidad y la autoridad científica. El recién creado Food and Nutrition Advisory Council se apresuró a confeccionar un folleto de ochenta y ocho páginas titulado *Sugar in the Diet of Man* [El azúcar en la dieta humana]. El objetivo declarado del folleto era exponer los datos científicos existentes sobre el azúcar para disipar los temores acerca de esta sustancia. La Sugar Association distribuyó veinticinco mil copias a los medios de comunicación y a los líderes de opinión. El folleto venía acompañado de un comunicado de prensa con el titular «Los científicos disipan los temores sobre el azúcar». Con frecuencia los periódicos reproducen los comunicados de prensa palabra por palabra o los editan ligeramente para publicarlos como noticias.

Desde el principio, la Sugar Association sabía que el azúcar se vendería si conseguían darle una imagen saludable. Por lo tanto, trató de transformarlo en un alimento sano utilizando el poder de la publicidad persuasiva. Aunque es una sustancia sin ningún valor para la salud, se le atribuyeron beneficios ficticios a los que se dio una enorme difusión. Es bien sabido que, a menudo, una mentira repetida termina aceptándose como verdad. El mensaje se repitió constantemente. Los anuncios que promovían la imagen saludable del azúcar aparecieron por todas partes en revistas, periódicos y boletines y se difundieron por radio y televisión.

El título de un anuncio de 1954 dice: «¿Qué es lo que nos engorda?». A continuación, viene el siguiente texto: «Engordamos sencillamente porque comemos en exceso. ¿Por qué comemos en

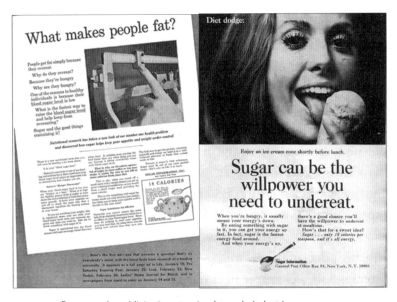

Propaganda publicitaria patrocinada por la industria azucarera.

exceso? Porque tenemos hambre. ¿Por qué tenemos hambre? Una de las razones por las que las personas sanas tenemos hambre es que nuestro nivel de azúcar en la sangre está bajo. ¿Cuál es la forma más rápida de elevar el nivel de azúcar en sangre y ayudar a evitar comer en exceso? ¡Tomar azúcar y todos esos alimentos deliciosos que lo contienen!».

El anuncio continúa: «Las investigaciones nutricionales han reconsiderado nuestro principal problema de salud y han descubierto cómo el azúcar nos ayuda a controlar el apetito y el peso».

El mensaje principal que se nos quiere transmitir con esto es que engordamos por no tomar suficiente azúcar. Toma más azúcar y así dejarás de tener hambre y no comerás otros alimentos. El texto alude a algunas «investigaciones nutricionales» no especificadas que supuestamente dan legitimidad científica a estas afirmaciones, por lo que deben de ser ciertas.

El título de otro anuncio de 1959 dice: «¿Estás tomando suficiente azúcar para controlar el peso?». El texto sigue:

Esto puede sonar raro hasta que te planteas la necesidad de controlar el apetito al seguir una dieta. ¿Cómo controlar un apetito desmesurado? La forma más sencilla es tomar azúcar. Ningún otro alimento satisface tu apetito tan rápido y con tan pocas calorías. Por eso encontrarás azúcar en tantas dietas actuales para adelgazar. ¿Por qué las mujeres activas de hoy necesitan más azúcar? No encontrarás a la mujer moderna sentada en una mecedora en el porche. Sale a jugar a los bolos o al golf los fines de semana y entre una cosa y otra participa en las actividades de sus hijos. Esta vida extenuante requiere energía, la clase de energía que proporciona el azúcar. Por eso, las personas activas que son conscientes de sus necesidades energéticas incluyen el azúcar en su alimentación.

Este anuncio está escrito para atraer a la mujer «moderna», más sofisticada e inteligente que sus padres, que están demasiado anticuados para apreciar los beneficios del azúcar. La generación anterior se pasa la vida sentada en una mecedora porque carece de energía, no toma suficiente azúcar. En cambio, las mujeres de hoy en día son activas y necesitan la energía que proporciona el azúcar para lograr todo lo que quieren hacer.

El anuncio continúa:

¡El azúcar hace que un melocotón sepa aún más a melocotón! Todos hablamos de degustar los alimentos, pero ahora la ciencia nos dice que el sentido del olfato también es muy importante para el reconocimiento de sabores. Experimentos recientes indican que el azúcar libera vapores ocultos de los alimentos, intensifica su sabor y nos ayuda a distinguir matices sutiles.

Ahí lo tienes. La ciencia lo demuestra: es mejor tomar azúcar. Basta con añadir azúcar a los alimentos para destapar vapores ocultos que activan los receptores olfativos y mejoran el sabor de lo que comemos. Suena bastante convincente, pero ¿dónde se hicieron estos estudios y quién los llevó a cabo? ¿Cómo sabemos si estas afirmaciones son verdaderas o se trata solo de las fantasías de algún redactor publicitario? Ten en cuenta que por aquellos días no existían todas las leyes que tenemos ahora que prohíben la publicidad falsa y engañosa, por lo que un anunciante podía decir lo que quisiera por muy absurdo que fuera sin ningún problema.

Lo creas o no, el titular de un anuncio de 1971 recomienda:

Un helado al día [...] Puede que el azúcar sea la fuerza de voluntad que necesitas para comer menos.

El anuncio continúa:

Cuando tienes hambre, normalmente eso significa que tu nivel de energía está bajo. Comer algo con azúcar puede proporcionarte energía rápidamente. De hecho, el azúcar es el alimento energético más rápido que existe. Y cuando recuperes la energía, es muy posible que tengas la fuerza de voluntad para comer menos en la mesa. ¿A que es una idea muy dulce? El azúcar [...] con tan solo dieciocho calorías por cucharadita, es todo energía.

Si tienes más energía, serás capaz de resistir la tentación de comer en exceso, así que adelante, disfruta de ese helado y así luego comerás menos en la cena. Yo no sé tú, pero a mí comer helado nunca me redujo el apetito. El azúcar se digiere tan rápido que una hora más tarde vuelves a tener hambre.

El título de otro anuncio de los años setenta dice: «Si el azúcar engorda tanto, ¿cómo es que muchos niños están tan delgados?». Ese anuncio no se publicaría hoy en día. Las tasas de obesidad en adultos y niños se han disparado. En 2010, en los Estados Unidos, el 17 % de los niños y los jóvenes en edades comprendidas entre los dos y los diecinueve años eran obesos.

En 1976 en el escenario de un salón de baile de Chicago, John Tatem Jr., director de la Sugar Association, y Jack O'Connell Jr., director de relaciones públicas de la asociación, fueron galardonados con el codiciado premio Silver Anvil. El sector de las relaciones públicas otorga este prestigioso honor a la excelencia en «la forja de la opinión pública». Bajo la dirección de estos hombres, la Sugar Association obtuvo uno de los mayores éxitos en la historia de las relaciones públicas. Durante casi una década, la industria azucarera había resistido repetidas críticas de los científicos y del público, que acusaban al azúcar de causar obesidad, diabetes y enfermedades cardíacas, entre otros problemas de salud. La Federal Trade Commission ('comisión federal de comercio') y la Food and Drug Administration ('administración de alimentos y medicamentos') cuestionaron los anuncios que afirmaban que el azúcar era una ayuda eficaz para perder peso e impulsaron una revisión de las evidencias para comprobar incluso si el azúcar era una sustancia que se pudiera tomar sin peligro para la salud. La campaña de propaganda cuidadosamente elaborada de la Sugar Association desvió con éxito la investigación y se metió en el bolsillo a la opinión pública. Los estudios patrocinados por la asociación crearon dudas sobre la reputación negativa del azúcar y derivaron la culpa hacia la grasa saturada. Al final, la grasa saturada se convirtió en el culpable oficial y el azúcar se libró. En 1980, después de mucha deliberación por parte de un grupo selecto formado por algunos de los científicos de nutrición más distinguidos de los Estados Unidos, el Gobierno emitió sus primeras pautas dietéticas para los estadounidenses. La característica más destacada de las pautas era la recomendación de reducir el consumo de grasa, grasas saturadas y colesterol. Evitar el consumo excesivo de azúcar, principalmente en forma de caramelo, se consideraba solo un medio para reducir el riesgo de caries y nada más. La limitación del azúcar en otros alimentos ni siquiera se mencionaba. Se nos decía que comiéramos pescado, aves de corral y carne magra y elimináramos todo el exceso de grasa de las carnes. También se nos recomendaba que limitáramos la ingesta de todas las fuentes de grasas saturadas y colesterol, como huevos, mantequilla, nata, leche entera, aceite de coco y vísceras.

El Gobierno había publicado sus recomendaciones oficiales sobre una dieta sana basadas en las últimas evidencias científicas, por lo que tenía que estar en lo cierto. Los médicos fundamentaron sus consejos en estas nuevas pautas y las empresas alimentarias desarrollaron productos para cumplirlas. Las dietas bajas en grasas se pusieron de moda. Estas pautas moldearon las dietas de cientos de millones de personas no solo en los Estados Unidos, sino en todo el mundo. En 1983, el Gobierno del Reino Unido publicó unas recomendaciones prácticamente idénticas a las pautas estadounidenses. Al poco tiempo muchos otros países siguieron el ejemplo. Adoptamos obedientemente las recomendaciones dietéticas. Reemplazamos los bistecs y las salchichas por pasta y arroz, la mantequilla por margarina y aceites vegetales, los huevos por cereales para el desayuno y tortitas, y la leche entera por leche semidesnatada o zumo de naranja. Pero en lugar de volvernos más esbeltos y sanos, engordamos y enfermamos más. Al eliminar las grasas saturadas y el colesterol, comenzamos a consumir más carbohidratos, principalmente en forma de cereales y azúcares refinados.

En el año 1999 el consumo de los estadounidenses de edulcorantes añadidos, principalmente en forma de sacarosa y jarabe de maíz de alta fructosa, alcanzó la cifra récord de sesenta y nueve kilos al año. Esto significa diecinueve kilos y medio más de lo que se consumía durante los años cincuenta. Huelga decir que las directrices oficiales no consiguieron el objetivo previsto sino que, por el contrario, nos llevaron a un desastre sanitario que se ha prolongado durante décadas.

La guerra continúa

En la actualidad, el comercio mundial del azúcar mueve cincuenta mil millones de dólares al año. La industria azucarera invierte millones en *marketing* e investigaciones para ocultar la verdad y crear confusión. Saben que nunca podrán ganar el debate sobre el papel del azúcar en una dieta saludable. Su principal argumento es que no existen pruebas concluyentes que vinculen el azúcar con las enfermedades crónicas. Puede que antes esto fuera cierto, pero ya no lo es. Cada año que pasa las pruebas contra el azúcar son más convincentes. Aun así la industria sigue defendiéndose a base de financiar estudios que siembran dudas e impiden o retrasan cualquier consenso científico contra ella.

En los últimos años, da la impresión de que se agarran a cualquier argumento para influir en la opinión pública a su favor. Por ejemplo, un estudio determinó que el consumo de caramelos no afecta negativamente a los marcadores de riesgo para la salud y algunos niños que participaron en él y que comían barritas de caramelo eran un 22 % menos propensos a tener sobrepeso.[16] En 2015 la empresa Coca-Cola, uno de los miembros del círculo de allegados del sector azucarero, lanzó una nueva campaña para promover el concepto de que lo que causa la obesidad no es el azúcar, sino la falta de ejercicio. Para ello se creó una organización de fachada llamada Global Energy Balance Network ('red global de equilibrio de la energía'), encabezada por profesores universitarios, que actuaría como un comité científico imparcial para promover y llevar a cabo investigaciones que apoyaran el nuevo concepto y lo difundieran entre los medios de comunicación y la comunidad científica. Todo el proyecto se puso en marcha únicamente con la finalidad de confundir al público sobre la verdadera causa de la obesidad y alejar la responsabilidad del azúcar. Sin embargo, para 2015 ya se había publicado suficiente investigación como para refutar la idea de que la causa principal de la obesidad es la falta de ejercicio. La empresa de bebidas quedó en evidencia. Su intento de manipulación recibió tanta publicidad negativa que Coca-Cola abandonó la idea.

La controversia continúa y probablemente lo hará mientras la industria azucarera siga con su campaña de desinformación, financiando estudios engañosos y apoyando económicamente a los científicos que defienden sus intereses.

4

El azúcar no es tan dulce

Los carbohidratos son azúcar

Obtenemos energía de los tres macronutrientes que están presentes en nuestros alimentos: los carbohidratos, las proteínas y las grasas. Pese a que las proteínas y las grasas pueden utilizarse para producir energía, su función principal es proporcionarnos los elementos básicos que componen los tejidos, las hormonas, las enzimas y otras estructuras que forman el cuerpo humano. En cambio, la finalidad principal de los carbohidratos es producir energía. Son la fuente de combustible energético del organismo por excelencia.

Los carbohidratos están presentes en todos los alimentos vegetales, mientras que el único alimento de origen animal que contiene una cantidad apreciable de carbohidratos es la leche. Los vegetales están formados predominantemente por carbohidratos, que a su vez se componen de azúcar. Las moléculas de azúcar proporcionan los elementos básicos que conforman todos los vegetales. El césped del jardín, las flores del patio, las manzanas y naranjas de la encimera de la cocina y las verduras del frigorífico están compuestos en su mayor parte por azúcar y agua.

En nuestra dieta hay tres tipos básicos de moléculas de azúcar importantes: la glucosa, la fructosa y la galactosa. Todos los carbohidratos que consumimos consisten esencialmente en alguna combinación de estos tres. Los carbohidratos simples están compuestos por solo una o dos unidades de azúcar. Por ejemplo, el azúcar de mesa, o sacarosa, tiene una molécula de glucosa y una de fructosa. El azúcar de la leche, o lactosa, una molécula de glucosa y una de galactosa. Los carbohidratos complejos, por su parte, se componen de muchas moléculas de azúcar unidas entre sí por enlaces químicos. El almidón, por ejemplo, consiste en cadenas largas de glucosa. La glucosa es, con diferencia, la molécula de azúcar más abundante en los alimentos vegetales.

Cuando comes una rebanada de pan, estás comiendo sobre todo glucosa en forma de almidón. Además del almidón, obtienes un poco de agua, fibra (que también es un tipo de carbohidrato), vitaminas y minerales. Lo mismo sucede cuando comes una manzana, una zanahoria, maíz, patatas o cualquier otro alimento de origen vegetal.

Una vez que se consumen alimentos que contienen carbohidratos, las enzimas digestivas rompen los lazos que unen las moléculas de azúcar, liberando así las moléculas individuales de glucosa, fructosa y galactosa. Estos azúcares son transportados al torrente sanguíneo. Aquí la glucosa, también conocida como azúcar en la sangre, se distribuye por todo el cuerpo para suministrarles a las células el combustible que necesitan. En cambio, la fructosa y la galactosa van al hígado, donde son convertidas en glucosa y luego devueltas al torrente sanguíneo. Los alimentos ricos en glucosa producen un rápido aumento de la concentración de azúcar en la sangre. La fructosa y la galactosa también aumentan el azúcar en la sangre, pero no lo hacen tan rápidamente, porque primero deben pasar por el hígado.

La fibra dietética también es un carbohidrato, pero el cuerpo humano no produce las enzimas necesarias para romper los enlaces químicos que mantienen cohesionados estos azúcares. Por eso pasa a través del cuerpo prácticamente intacta hasta que alcanza el último segmento del tracto digestivo, el colon, donde las bacterias residentes la digieren parcialmente y la emplean para su propia nutrición. Durante este proceso, las bacterias producen algunas vitaminas y otros nutrientes que absorbemos y utilizamos. De esta manera, formamos una relación simbiótica con las bacterias con las que convivimos, una relación en la que nos beneficiamos mutuamente: les proporcionamos comida y alojamiento, y ellas nos proporcionan nutrientes importantes. Como la fibra libera poco o ningún azúcar, no eleva los niveles de glucosa en la sangre ni tampoco tiene ninguno de los efectos perjudiciales asociados con esta sustancia.

Los vegetales con la mayor cantidad de carbohidratos son los cereales, las legumbres y los tubérculos (verduras de raíz, como las patatas). Estos alimentos contienen un alto porcentaje de almidón. Hay que prestar especial atención a los cereales porque de una forma u otra constituyen la mayor parte de nuestra dieta. Los cereales que comemos más frecuentemente han sido refinados: es decir, despojados de la mayor parte de su fibra, grasa, proteínas, vitaminas y minerales, lo que deja casi únicamente el almidón. Estos son los denominados hidratos de carbono refinados. Durante la digestión, el almidón se descompone en glucosa. La mayoría de las calorías que se obtienen de las verduras con almidón provienen de la glucosa.

Por el contrario, las verduras sin almidón no proporcionan muchas calorías de azúcar. Consisten básicamente en agua, por lo general del 80 al 90 %. Su contenido de carbohidratos es principalmente en forma de fibra, que aporta volumen para llenar el estómago y proporciona una sensación de saciedad, pero pocas calorías. Los alimentos ricos en fibra normalmente también son ricos en vitaminas, minerales y otros nutrientes importantes buenos para la salud. La naturaleza y los beneficios de las frutas son muy parecidos a los de las verduras, excepto que generalmente su contenido de azúcar es significativamente más elevado.

Al final, con la excepción de la fibra, los carbohidratos de nuestros alimentos se convierten en una sola forma de azúcar: glucosa. Este es el azúcar que fluye a través de nuestro torrente sanguíneo. A menudo oímos a los médicos hablar de azúcar en la sangre o glucosa en sangre. La glucosa es importante porque es la fuente principal de combustible que alimenta nuestras células y nos mantiene vivos. En este sentido, nuestros cuerpos necesitan azúcar (glucosa).

Si el azúcar es tan importante para nuestra salud, ¿por qué se considera perjudicial? El problema no es tanto el azúcar como su consumo excesivo. Es una sustancia que, al igual que el alcohol, no hace daño cuando se consume moderadamente, pero si consumes azúcar en exceso, te ocasionará diversos problemas de salud. Además, el alcohol es muy adictivo y puede llevarte fácilmente a un consumo excesivo. Del mismo modo, el azúcar por lo general es inocuo cuando se consume con moderación, pero es altamente adictivo, lo que puede llevarnos a un consumo excesivo, con todos los problemas de salud que esto conlleva.

Los azúcares simples, como la sacarosa, la fructosa y la glucosa, son más perjudiciales que el almidón y los carbohidratos complejos, ricos en fibra. Al consumirlos, estos azúcares pasan inmediatamente al torrente sanguíneo, lo cual puede someter al cuerpo a un gran estrés. El almidón y otros carbohidratos más complejos, que se componen de grandes cadenas de azúcar, necesitan más tiempo para descomponerse durante el proceso digestivo, por lo que liberan poco a poco los azúcares en el torrente sanguíneo. A menos que sean muy refinados, como la harina blanca, no causan el mismo estrés que los azúcares simples.

Los azúcares simples son:

- Fructosa.
- Galactosa.
- Glucosa.
- Lactosa (glucosa + galactosa).
- Sacarosa (glucosa + fructosa).

Sobrecarga de azúcar

Las empresas se esfuerzan enormemente en realzar el atractivo de sus productos. Uno de los ingredientes que más influyen en el sabor es el azúcar. Esta sustancia se encuentra, de una forma u otra, en la inmensa mayoría de los alimentos comerciales procesados y envasados, ya sean dulces o salados.

La razón por la que el azúcar está tan presente en los alimentos procesados se debe al trabajo del doctor Howard Moskowitz, investigador de *marketing* estadounidense y psicofísico. En los años setenta se le asignó la tarea de incrementar el atractivo de la bebida Dr. Pepper. Probó sesenta y un niveles de dulzor hasta encontrar el nivel óptimo que garantizara que el nuevo refresco sería un éxito. Este nivel se llama *punto de felicidad*. Es el punto en el que el dulzor es más deseable, lo suficientemente dulce pero no demasiado. El punto de felicidad se usó por primera vez en la formulación de refrescos, pero ahora se utiliza en todo tipo de productos: salsas para pasta, cereales, sopa de tomate, pan, etc. Una consecuencia desafortunada de poner azúcar en todo es que la gente tiende a esperar que todos los alimentos sepan ligeramente dulces. Una generación de niños ha crecido comiendo alimentos endulzados hasta el punto de felicidad. Al compararlos con este sabor, los alimentos reales, como las verduras, resultan poco atractivos.

El azúcar de los alimentos, los dulces y los aperitivos ha creado una sociedad de adictos al azúcar. Es una sustancia tan adictiva que algunos admiten que no pueden vivir sin ella. Ven una dieta (baja en carbohidratos, cetogénica) que elimina todo el azúcar y los dulces y aseguran que una alimentación así es poco realista e imposible de seguir. ¿Cómo podría ser esto cierto? Desde el principio de los tiempos la inmensa mayoría de la humanidad se ha alimentado siguiendo una dieta baja en azúcar durante toda su vida.

Ten en cuenta que la cultura del azúcar es un fenómeno moderno. Nuestros antepasados no consumían la misma cantidad de azúcar que nosotros ni muchísimo menos. Tampoco se quejaban por ello ni les suponía ningún problema. El hecho de no tomar azúcar a diario (o en cada comida) no era un motivo de sufrimiento y no sentían que les faltara nada. El azúcar lleva mucho tiempo existiendo. Hace casi mil años que se introdujo en Europa.

Antes de los años sesenta únicamente se consumía en algunas ocasiones y por lo general solo en postres y dulces. Hoy en día se ha convertido en un alimento básico. Alrededor del 80 % de los alimentos preparados comercialmente que ingerimos contienen azúcar añadido.

El consumo de azúcar se ha triplicado a nivel mundial durante los últimos cincuenta años. La mayor parte de este aumento corresponde al azúcar oculto: el que consumimos sin darnos cuenta. Podríamos pensar que tomamos poco, pero en realidad consumimos cantidades enormes de azúcar, aunque no lo añadamos conscientemente a nuestra dieta. La alimentación occidental moderna está cargada de fuentes ocultas de azúcar. Que no lo añadas a tus alimentos o no comas caramelos no significa que no estés consumiendo cantidades enormes de esta sustancia. Obviamente el azúcar está presente en todos los alimentos endulzados, pero también es un ingrediente de miles de productos no dulces. Lo encontrarás en carnes procesadas, pan y otros productos horneados, cereales, kétchup, salsa barbacoa, mantequilla de cacahuete, salsa de espaguetis, productos enlatados y alimentos congelados; incluso se añade a las frutas enlatadas y congeladas y a la mayoría de las bebidas.

Es difícil encontrar un alimento envasado y precocinado que no contenga azúcar o algún otro edulcorante.

Hoy en día hay diversos tipos de azúcares que aparecen con nombres desconocidos para la mayoría. Estos son solo algunos de los muchos nombres e infinitas variedades de azúcar:

- Agave.
- Azúcar de arce.
- Azúcar de coco.
- Azúcar de dátil.
- Azúcar de palma.
- Azúcar moreno.
- Dextrina.
- Dextrosa.
- Fructosa.
- Glucosa.
- Jarabe de arroz integral.
- Jarabe de maíz.
- Lactosa.
- Leche desnatada en polvo.
- Levulosa.
- Malta de cebada.
- Maltodextrina.
- Maltosa.
- Melaza.
- Miel.
- Sacarosa
- Sirope de maíz alto en fructosa.
- Sorgo.
- Turbinada.
- Zumo de fruta.

Los primeros nombres que aparecen en la etiqueta de ingredientes de un alimento corresponden a los que tienen una mayor presencia en ese producto y siguen en orden descendente hasta los que están menos presentes en él. El azúcar suele aparecer varias veces en la etiqueta bajo diversas denominaciones. En muchos productos envasados, aunque no ocupe la cabeza de la lista, si agrupáramos bajo el nombre genérico de «azúcar» los diversos términos con los que aparece, a menudo se convertiría en uno de los primeros ingredientes.

El US Department of Agriculture recomienda que limitemos nuestra ingesta de azúcar añadido a no más del 6 % del total de calorías diarias o a unas ocho cucharaditas (32 gramos) para un adulto de tamaño medio. Eso estaría muy por debajo del nivel actual y sería un límite razonable para la mayoría de las personas.

El límite de ocho cucharaditas se refiere a los azúcares añadidos, es decir, el azúcar que le agregas al café y a los cereales y que usas en la preparación de la comida, así como el que los fabricantes añaden a los alimentos y bebidas. Esto incluye el azúcar de mesa, el jarabe de maíz, el jarabe de maíz de alta fructosa, la miel, etc. No incluye los azúcares que aparecen de forma natural en la leche, las frutas y las verduras. El azúcar añadido siempre aparece en la etiqueta de datos nutricionales para que puedas saber la cantidad de esta sustancia que contiene un producto.

La mayoría de la gente no tiene ni idea de cuánto azúcar consume realmente. Una lata normal de refresco de 350 mililitros contiene de ocho a nueve cucharaditas de azúcar añadido. Basta con beber un solo refresco para superar el límite diario, sin ni siquiera haber comido una sola galleta, un yogur de frutas o un tazón de sopa de tomate ni añadir aderezo a la ensalada. Consumimos el azúcar adicional que está presente de forma natural en algunos alimentos. Las frutas y, sobre todo, los zumos de frutas pueden estar repletos de esta sustancia; todo esto contribuye a tu sobrecarga de azúcar.

Los llamados azúcares naturales, como el concentrado de zumo de fruta o el néctar de agave, no son mejores que la sacarosa refinada. El resultado final es el mismo. No hay ninguna diferencia entre tomar azúcar de mesa, miel o melaza.

Sacarosa

El edulcorante con el que estamos más familiarizados y con el que comparamos los demás es la sacarosa o azúcar de mesa, que se usa normalmente en el hogar y en los restaurantes. Es el azúcar más utilizado en el ámbito doméstico. Sea cual sea la fuente de la que procedan, la mayoría de los edulcorantes naturales y refinados son, en esencia, sacarosa. Eso es lo que son principalmente el azúcar moreno, el jarabe de maíz, la miel y el jarabe de arce: sacarosa.

A menudo oirás que los edulcorantes «naturales» son mejores que los refinados. La única ventaja que tienen es que están menos procesados y, por lo tanto, conservan parte de su valor nutricional, pero eso no es mucho. Los edulcorantes naturales más utilizados son la miel cruda, el jarabe de arce sin refinar, el jugo de caña de azúcar deshidratado, los dátiles secos picados, el concentrado de zumo de frutas, el azúcar de coco y la melaza. Al igual que la mayoría de los edulcorantes, están compuestos principalmente de sacarosa. El néctar o jarabe de agave, otro producto comercializado como edulcorante natural, contiene también sacarosa, pero principalmente fructosa. Da igual cómo lo llamemos, al final el resultado es el mismo. El azúcar sigue siendo azúcar.

La sacarosa se compone de otros dos azúcares más simples —la glucosa y la fructosa— que están presentes en las mismas cantidades. Ambos azúcares afectan a nuestra salud de una manera diferente. Echemos un vistazo a cada uno de ellos.

Glucosa
El azúcar en la sangre y la resistencia a la insulina

Todo carbohidrato digerible finalmente se descompone y se convierte en glucosa. A medida que esta sustancia circula por el cuerpo, las células la recogen y la transforman en energía. Sin embargo, las células no pueden absorber la glucosa por sí mismas. Necesitan la ayuda de la hormona insulina. La insulina desbloquea el canal de la membrana celular, lo que hace posible que entre la glucosa. Sin insulina, la glucosa no puede penetrar en las células. Tu sangre podría estar saturada de glucosa, pero si la insulina no está presente, no logrará atravesar la membrana celular.

La glucosa es la principal fuente de combustible que utilizan nuestras células para producir energía. Si las células no obtienen constantemente suficiente glucosa, empiezan a degenerar y morir. Sin embargo, una sobreabundancia de esta sustancia tampoco es buena. Un exceso de glucosa es tóxico y puede provocar confusión mental, coma y muerte. Para evitar las terribles consecuencias de la falta o el exceso de glucosa, el cuerpo ha desarrollado mecanismos internos de retroalimentación que mantienen sus niveles en la sangre dentro de unos márgenes restringidos.

Cada vez que comemos, los niveles de azúcar en la sangre se elevan. En el momento en que esto sucede, se activan células especiales en el páncreas para liberar insulina en el torrente sanguíneo. Cuando la insulina transporta la glucosa a las células, los niveles de azúcar descienden. Llega un momento en que otra señal avisa al páncreas para que deje de segregar insulina. Si los niveles de azúcar en la sangre descienden excesivamente, el páncreas recibe una señal para segregar otra hormona, llamada *glucagón*. El glucagón induce la liberación de glucosa almacenada en el hígado, lo que aumenta los niveles de azúcar en la sangre. De esta manera, el azúcar en la sangre se mantiene continuamente dentro de unos márgenes estrechos.

Los niveles de azúcar en la sangre fluctúan ligeramente de manera natural durante el día. Aumentan cada vez que comemos y disminuyen entre las comidas o durante los momentos de actividad física intensa, conforme se incrementa la demanda de energía. Mientras el cuerpo sea capaz de compensar los picos ascendentes y descendentes del azúcar en la sangre, el equilibrio se restablecerá inmediatamente y permanecerá así.

Lo que comemos afecta profundamente al funcionamiento de este sistema. Las comidas con alto contenido en carbohidratos, especialmente si incluyen una cantidad significativa de carbohidratos simples y les falta fibra, grasa y proteínas, pueden elevar rápidamente los niveles de glucosa en sangre. Los almidones refinados, como la harina blanca, han sido despojados de la mayor parte de su fibra y salvado y tienden a actuar como el azúcar, por lo que también elevan bruscamente los niveles de glucosa en sangre.

La fibra, la proteína y, especialmente la grasa, ralentizan la digestión y la absorción de hidratos de carbono para que la glucosa vaya entrando poco a poco en el torrente sanguíneo, proporcionando un suministro constante y continuo. Cuanto mayor sea la cantidad de carbohidratos simples y refinados en los alimentos, mayor será el aumento del azúcar en sangre y la presión a la que se someterá al cuerpo, especialmente al páncreas, que produce ambas hormonas opuestas: la insulina y el glucagón.

Si se consume una comida con alto nivel de carbohidratos cada cuatro o cinco horas, junto con uno o dos aperitivos ricos en carbohidratos, como una chocolatina, un refresco, un dulce o un café con azúcar entre las comidas, los niveles de insulina se elevarán continuamente durante una parte sustancial del día. Cuando las células se exponen continuamente a altos niveles de insulina, empiezan a perder su sensibilidad a la hormona. Es como entrar en una habitación que huele mal. Al principio de entrar en la habitación, el olor puede ser muy molesto, pero si tienes que permanecer ahí durante cierto tiempo, los receptores de olor de la nariz se insensibilizan y dejas de notar el olor. Este sigue ahí, pero tu capacidad para detectarlo ha disminuido. Si sales de la habitación durante un tiempo y vuelves a recuperar el sentido del olfato, en cuanto entres otra vez en ella volverás a notar el olor. Nuestros cuerpos reaccionan de un modo similar con la insulina. La exposición crónica a altos niveles de insulina insensibiliza a las células, volviéndolas insensibles o resistentes a la acción de esta hormona. Esto se conoce como *resistencia a la insulina*. Con el fin de llevar la glucosa a las células, es necesaria una concentración de insulina superior a la normal, lo cual somete al páncreas a una gran tensión para producir una mayor cantidad de esta hormona. La resistencia a la insulina es la característica distintiva de la diabetes y el primer paso para desarrollar esta enfermedad. También nos acerca más a la obesidad, las enfermedades del corazón, el alzhéimer y muchas otras enfermedades degenerativas. La dieta tiene un efecto directo sobre el desarrollo de la resistencia a la insulina. Las dos formas principales de diabetes son las denominadas tipo 1 y tipo 2.

La diabetes tipo 1 se desarrolla cuando el páncreas no puede producir una cantidad normal de insulina. Este tipo de diabetes generalmente aparece en la niñez o en la adolescencia temprana y requiere de inyecciones regulares de insulina durante toda la vida para mantener en equilibrio el azúcar en la sangre.

En la diabetes tipo 2 el páncreas es capaz de producir una cantidad normal de insulina, pero las células del cuerpo se han vuelto insensibles a la hormona. Es decir, son resistentes a la insulina. Más del 90 % de los diabéticos pertenecen a esta categoría. Al principio del curso de la enfermedad, el páncreas suele ser capaz de producir las grandes cantidades de insulina necesarias para superar la resistencia a la insulina de las células. Pero con el tiempo la alta demanda de insulina afecta al páncreas y la producción de insulina comienza a disminuir. Llega un momento en que el páncreas puede colapsar y dejar de producir la insulina necesaria. En este caso, el paciente necesita insulina suplementaria lo mismo que un diabético tipo 1. Más de la mitad de todas las personas con diabetes tipo 2 terminan necesitando insulina para controlar sus niveles de azúcar en la sangre a medida que envejecen. La diabetes tipo 2 generalmente se controla con dieta, control de peso, ejercicio y medicación.

Si eres un individuo sano, no diabético, por la mañana al despertar tu sangre contendrá entre 65 y 100 mg/dl (3,6-5,5 mmol/l) de glucosa. Esto es lo que se denomina concentración de glucosa en sangre en ayunas. Las mediciones de azúcar en la sangre en ayunas se toman después de estar sin comer durante al menos ocho horas. El rango ideal de azúcar en esta prueba se sitúa entre 65 y 90 mg/dl (3,6-5,0 mmol/l).

La diabetes se diagnostica cuando el nivel de azúcar en la sangre en ayunas es de 126 mg/dl (7,0 mmol/l) o superior. Las personas con niveles de azúcar en la sangre en ayunas de entre 101 y 125 mg/dl (5,6-6,9 mmol/l) se consideran en las primeras etapas de esta enfermedad, lo que a menudo se denomina prediabetes.

Los niveles entre 91 y 100 mg/dl (5,1-5,5 mmol/l) indican las etapas iniciales de la resistencia a la insulina. Conforme aumenta la resistencia a la insulina, aumentan también los niveles de azúcar. A mayor cantidad de azúcar en la sangre, mayor resistencia a la insulina.

El nivel en el que se considera que una persona tiene claramente diabetes es el de los 126 mg/dl (7,0 mmol/l) o más. ¿Significa esto que si tienes un nivel de azúcar en la sangre en ayunas de 125 mg/dl (6,9 mmol/l) no eres diabético y no tienes nada que temer? En absoluto. El nivel de 125 mg/dl (6,9 mmol/l) indica la presencia de una resistencia a la insulina avanzada que puede causar muchos problemas graves de salud. La resistencia a la insulina comienza cuando los niveles de azúcar en sangre en ayunas suben por encima de 90 mg/dl (5,0 mmol/l). Aunque generalmente los niveles de hasta 100 mg/dl (5,5 mmol/l) se consideran normales, esta normalidad se refiere únicamente a que muchas personas encajan en esta categoría. No son realmente normales para un individuo sano. Tener resistencia a la insulina significa que no estamos sanos, aunque la afección sea relativamente leve.

Antiguamente la diabetes era una enfermedad muy poco habitual. A medida que fue aumentando el consumo de azúcar en el siglo pasado, aumentó también la incidencia de la diabetes. Al principio, parecía afectar solo a las poblaciones que consumían alimentos procesados modernos cargados de azúcar y harina refinada. En las últimas décadas, la incidencia de la diabetes tipo 2 en todo el mundo se ha multiplicado por diez. Esto está documentado en el caso de los japoneses, los israelíes, los africanos, los indígenas americanos, los esquimales, los polinesios, los micronesios, etc.[1] Se cree que la causa es el aumento global del consumo y la disponibilidad de los hidratos de carbono refinados. Los estudios de población humana se corresponden con los estudios con animales que han demostrado claramente que las dietas muy altas en azúcar son la causa subyacente de la resistencia a la insulina y la diabetes.

Algunas personas son más proclives a desarrollar diabetes o resistencia a la insulina que otras. Esta predisposición es hereditaria. Los niños de padres diabéticos tienen un mayor riesgo de desarrollar resistencia a la insulina y convertirse en diabéticos.[2]

Si solo uno de los padres es resistente a la insulina, incluso aunque su estado no sea lo suficientemente grave como para que le diagnostiquen diabetes, los hijos pueden tener un mayor riesgo de desarrollar resistencia a la insulina. Las madres que desarrollan diabetes gestacional predisponen a sus hijos a sufrir resistencia a la insulina cuando sean mayores. Esta es la razón por la que a veces la diabetes parece ser hereditaria. La predisposición no proviene de unos genes deficientes, sino de una mala alimentación. Para empeorar las cosas, los malos hábitos alimentarios se enseñan a los hijos, que a su vez los transmitirán a los suyos. Ese es el motivo de que la diabetes aparezca en edades cada vez más tempranas.

En 1997, el Gobierno de los Estados Unidos recomendó que todos los adultos fueran sometidos a pruebas de diabetes al llegar a los cuarenta y cinco años, antes de que las complicaciones pudieran progresar y volverse difíciles de tratar. La tasa de diabetes está aumentando tan rápidamente que esta recomendación ha quedado obsoleta. Hoy en día, la edad a la que, por término medio, se diagnostica la diabetes tipo 2 es treinta y siete años. En la actualidad, los investigadores de los Centers for Disease Control and Prevention recomiendan que se debe hacer una prueba para detectar la enfermedad a los veinticinco años.

Tanto si tienes una predisposición inherente a la resistencia a la insulina o la diabetes como si no, consumir altas cantidades de azúcar y harina blanca refinada aumenta enormemente tu riesgo. En cambio, consumir una dieta baja en azúcar o en carbohidratos lo reduce de forma significativa.

Existe una sólida evidencia científica que vincula el consumo excesivo de azúcar con el riesgo de diabetes.[3] Un análisis extensivo de la disponibilidad mundial de azúcar reveló que por cada ciento cincuenta calorías adicionales de azúcar (la cantidad que contiene una lata de refresco), se multiplicaba por once la prevalencia de la diabetes tipo 2. Ningún otro tipo de alimento, incluida la grasa, producía ninguna asociación significativa con la diabetes. La duración y el grado de exposición al azúcar están claramente relacionados con la diabetes, mientras que la disminución de la exposición al azúcar se relaciona con descensos significativos de esta enfermedad.[4]

Índice glucémico

La glucosa, tanto en el azúcar como en los alimentos, es la sustancia que tiene un efecto más radical en la sangre. Por eso, reducir la cantidad de esta sustancia en nuestra dieta puede tener un impacto significativo en los niveles de azúcar en la sangre. No siempre es fácil saber qué alimentos contienen grandes cantidades de glucosa. Además, algunos componentes alimenticios, como la fibra y la grasa, ralentizan la absorción de este tipo de azúcar en el torrente sanguíneo. Por esta razón, se creó el índice glucémico (IG). El índice glucémico es una medida de la rapidez con la que ciertos alimentos elevan los niveles de azúcar en sangre.

El IG es una escala de cero a cien. La glucosa tiene un IG de cien y todos los demás alimentos se clasifican comparándolos con ella. Cuanto mayor sea la cifra, mayor será el efecto que tiene un alimento en los niveles de azúcar en sangre. La fibra, la grasa y la proteína no elevan el IG, por lo que los alimentos ricos en estos nutrientes están en la parte inferior de esta escala. Por el contrario, los alimentos ricos en azúcar o carbohidratos refinados tienen una puntuación alta en la escala. Por ejemplo, la sacarosa tiene un IG de 65, un plátano tiene de 51 y una rebanada de pan blanco de 75. Ten en cuenta que el pan blanco, aunque puede que no tenga un sabor tan dulce como el del plátano, presenta un IG más alto. La razón es que el plátano también contiene fibra, que ralentiza la absorción de azúcar. El pan blanco, por otro lado, es sobre todo almidón refinado (glucosa) del que se ha eliminado casi toda la fibra.

Inflamación crónica

Los alimentos con un índice glucémico elevado tienden a aumentar la inflamación sistémica. Cuando suben los niveles de glucosa en la sangre, el azúcar tiende a adherirse a ciertas proteínas de la pared de los vasos sanguíneos y causar lesiones e inflamación. Si sueles tomar alimentos con un índice glucémico alto, los niveles de glucosa en la sangre estarán continuamente elevados, lo que causará lesión e inflamación crónicas. Esta inflamación hace que el colesterol se quede adherido a las paredes arteriales. Si la inflamación no estuviera presente en el cuerpo, no habría manera de que el colesterol se acumulara en las paredes de los vasos sanguíneos, sino que se movería libremente por todo el cuerpo, tal y como la naturaleza ha dispuesto. Esta inflamación crónica de las arterias es una de las características distintivas de la aterosclerosis y la cardiopatía coronaria. De hecho, la inflamación crónica se asocia con la diabetes, la obesidad, el alzhéimer, el cáncer y cualquier otra enfermedad degenerativa crónica.

La inflamación se puede determinar midiendo un marcador sanguíneo llamado proteína C reactiva (PCR); cuanto más elevada sea la PCR, más inflamación habrá. Tus probabilidades de desarrollar cualquier enfermedad crónica se incrementan progresivamente al aumentar la PCR o la inflamación. Cuando no hay infección, una de las causas principales de la inflamación es consumir cantidades excesivas de azúcar.[5-6] El azúcar causa inflamación, su consumo diario provoca inflamación crónica y esta aumenta exponencialmente las probabilidades de desarrollar una enfermedad crónica.

La inflamación en sí es otro mecanismo que daña las arterias y eleva el riesgo de enfermedad cardiovascular. La inflamación crónica lesiona los tejidos, causando el desarrollo de la placa arterial y la aterosclerosis. Aunque la mayoría de los factores de riesgo indican solo una asociación con enfermedades del corazón, la inflamación arterial podría estar implicada directamente en su causa. La relación entre la inflamación arterial crónica y la cardiopatía es un indicador mucho más fiable del riesgo de enfermedad cardíaca que los niveles de colesterol en la sangre.

El doctor Paul Ridker, del Brigham and Women's Hospital, de Boston, examinó muestras de sangre de más de veintiocho mil enfermeras sanas. En aquellas con los niveles más altos de PCR el riesgo de sufrir problemas cardíacos era más de cuatro veces mayor. Ridker declaró lo siguiente: «Hemos descubierto que la proteína C reactiva es un indicador más contundente de riesgo que los niveles regulares de colesterol y eso es muy importante porque casi la mitad de los ataques cardíacos tienen lugar entre personas que tienen niveles normales de colesterol».[7]

La inflamación de las arterias puede explicar enfermedades cardíacas en sujetos sin otros factores de riesgo conocidos: pacientes con colesterol normal y presión arterial baja que no son diabéticos y están en buena forma física. Estos sujetos constituyen la tercera parte de todos los casos de ataques cardíacos.

Productos finales de glicación avanzada

El azúcar acelera el proceso de envejecimiento haciéndote parecer y sentir mucho mayor de lo que en realidad eres. Los niveles elevados de glucosa en sangre aumentan la tasa de formación de entidades moleculares altamente destructivas conocidas como productos finales de glicación avanzada (AGE, por sus siglas en inglés). La glucosa es una sustancia muy pegajosa y se combina fácilmente con otras moléculas. En el torrente sanguíneo, si no es absorbida rápidamente por las células y utilizada para producir energía, tiende a pegarse o «glicar» con su entorno. Puede adherirse a las grasas, pero le atraen especialmente las proteínas.

Los efectos de los productos finales de glicación avanzada se expresan acertadamente en el acrónimo «AGE»[*] porque eso es lo que hacen, envejecen el cuerpo. El envejecimiento es la acumulación de células dañadas. Cuantos más AGE haya en tu organismo,

---

[*] N. del T.: en inglés *age* (*advanced glycation end products*) significa «envejecer».

más «envejeces» a nivel funcional, independientemente de tu edad. Los AGE afectan negativamente a otras moléculas, porque generan radicales libres, oxidan el colesterol LDL (creando así el tipo de colesterol que se acumula en las arterias y promueve la aterosclerosis, los ataques cardíacos y los accidentes cerebrovasculares), degradan el colágeno (la mayor estructura de apoyo para nuestros órganos y para la piel), dañan el tejido nervioso (incluido el cerebro), y causan estragos en todos los órganos del cuerpo. Se sabe que los AGE juegan un papel importante en las complicaciones crónicas de la diabetes y en el desarrollo del alzhéimer, el párkinson y otras enfermedades neurodegenerativas.[8-10]

La hipótesis de que los AGE fomentan el envejecimiento surgió de múltiples observaciones de que los tejidos envejecidos se caracterizan por la acumulación de diversos productos de glicación avanzada. Estos forman parte de un círculo vicioso de inflamación, generación de radicales libres, aumento de la producción de AGE, más inflamación y así sucesivamente.

Todos experimentamos los efectos de los AGE en cierta medida. Es parte de la vida. Al ir envejeciendo, acumulamos más AGE y nuestros cuerpos responden con la pérdida de elasticidad y tonificación de la piel y otros tejidos, la disminución de la eficiencia funcional de los órganos, las deficiencias en la memoria y las habilidades motoras, la reducción de la capacidad para combatir las infecciones y todos los demás síntomas asociados con el envejecimiento.

La resistencia a la insulina eleva los niveles de glucosa. En los diabéticos la glucosa puede permanecer anormalmente alta de forma indefinida, a pesar incluso de estar usando medicamentos. Los niveles de glucosa en sangre crónicamente elevados exponen nuestras células y tejidos a altas concentraciones de esta sustancia durante largos periodos de tiempo. Cuanto más tiempo esté la glucosa en contacto con las proteínas, mayor será la posibilidad de que se formen productos finales de glicación avanzada. Los niveles altos de azúcar en sangre aceleran el envejecimiento.

No estamos totalmente indefensos contra los AGE. Son tan perjudiciales que el cuerpo cuenta con un medio para combatirlos. Nuestros glóbulos blancos disponen de receptores diseñados específicamente para ellos que se adhieren a las proteínas dañadas y las eliminan.

Sin embargo, algunas proteínas glicosiladas, como las de colágeno o los tejidos nerviosos, no se eliminan fácilmente. Tienden a adherirse unas a otras, así como a otras proteínas, acumulándose y causando daño a los tejidos circundantes. Este material parecido a la placa se convierte en un elemento más o menos permanente y en una fuente continua de irritación. Cuando un glóbulo blanco se encuentra con una proteína glicosilada, se crea una reacción inflamatoria. Los receptores para los AGE son conocidos por el acrónimo RAGE,* que es apropiado ya que la reacción de los glóbulos blancos con los AGE puede conducir a la inflamación crónica.

La diabetes es un factor de riesgo importante para las enfermedades cardíacas. De hecho, estas son la principal causa de muerte en los diabéticos. Las enfermedades cardíacas son causadas por arterias enfermas. Los estudios han revelado que el efecto destructivo de los AGE en los vasos sanguíneos es el responsable de la aterosclerosis rápidamente progresiva que sufren los diabéticos. Estos niveles crónicamente elevados de azúcar en la sangre característicos de la diabetes conducen al deterioro de las arterias, lo cual causa la enfermedad vascular periférica, la retinopatía diabética, la enfermedad renal y otras complicaciones diabéticas.[11] Por esta razón, los niveles de azúcar se consideran en sí un factor de riesgo para las enfermedades cardíacas, independientemente de que se haya diagnosticado o no la diabetes.[12-14] A estos niveles elevados de azúcar en la sangre se los denomina hiperglucemia.

Los AGE han sido identificados como el mecanismo principal que inicia el proceso que lleva al desarrollo de la aterosclerosis. Son

---

* N. del T.: en inglés *rage* (acrónimo de *receptor for advanced glycation end products*) significa «rabia».

extremadamente perjudiciales para la integridad y la función de las paredes de los vasos sanguíneos. Se adhieren fácilmente a las paredes de las arterias y generan radicales libres e inflamación crónica. A medida que los tejidos se descomponen, se generan citoquinas proinflamatorias, factores de crecimiento y moléculas de adherencia. Las proteínas sanguíneas, las células inmunitarias, el colesterol LDL y las grasas se infiltran en el tejido arterial dañado en el que están atrapados. El colesterol y las grasas se oxidan y se produce más inflamación. La inflamación causa hinchazón de la arteria, lo cual contrae el conducto arterial, restringiendo el flujo sanguíneo y elevando la presión arterial. Esto ocasiona más lesiones en la pared arterial, seguidas de más inflamación, cicatrices, etc. El proceso desencadena el ciclo continuo de lesión celular y disfunción vascular que caracteriza la aterosclerosis.[15] Los niveles sanguíneos de AGE guardan relación con el grado de aterosclerosis en diabéticos y no diabéticos con cardiopatía coronaria.[16-17] Estos niveles han demostrado ser un indicador útil de la cardiopatía coronaria.[18]

Según la hipótesis, actualmente obsoleta, del colesterol y la enfermedad cardíaca, que muchos se niegan obstinadamente a abandonar, la causa de todo el daño que conduce a la aterosclerosis y la cardiopatía es el colesterol LDL en la sangre que por alguna razón desconocida se adhiere a la pared arterial. Sin embargo, el colesterol es un producto normal y natural de nuestro cuerpo; de hecho, se encuentra en cada célula y es esencial para el buen funcionamiento celular, por no hablar de sus muchos otros propósitos importantes. Si no tenemos suficiente colesterol en nuestra alimentación, el hígado lo fabrica para satisfacer la necesidad de esta sustancia. En cambio, los AGE no sirven para ningún propósito útil. Son subproductos tóxicos de las reacciones no enzimáticas entre el azúcar y los tejidos corporales y son altamente destructivos.

Los AGE tienden a acumularse con la edad. Sin embargo, los niveles más altos parecen presentarse en ciertos estados patológicos. Además de la diabetes y las enfermedades cardíacas, los niveles elevados de AGE se asocian a menudo con la enfermedad renal, el alzhéimer, la artritis reumatoide y otras afecciones.[19] Según las investigaciones, las dietas que elevan el azúcar en la sangre (por ejemplo, dietas altas en azúcar e hidratos de carbono refinados) aceleran las consecuencias del envejecimiento natural y las enfermedades degenerativas asociadas.[20] Un estudio mostró que en una comparativa realizada con ciento setenta y dos sujetos jóvenes (menores de cuarenta y cinco años de edad) y sujetos de edad avanzada (mayores de sesenta años), el número de AGE circulantes se incrementaba con la edad. Esto era de esperar, pero los investigadores también descubrieron que los indicadores de la inflamación, el estrés oxidativo y la resistencia a la insulina aumentaba con los AGE independientemente de la edad cronológica del sujeto.[21] Los niveles de AGE resultaron ser más importantes para determinar la edad física o funcional que la propia edad cronológica. Lo que realmente determina tu nivel de salud no es la edad que tengas, sino la cantidad de daño que tu organismo ha sufrido.

La formación de AGE en el cuerpo es un proceso continuo. Si bien no puede evitarse por completo, podemos mantenerla al mínimo reduciendo el consumo de azúcar y carbohidratos refinados.

Fructosa

Si lees las etiquetas de los ingredientes, con frecuencia te encontrarás con las palabras *fructosa* o *jarabe de maíz de alta fructosa*. La fructosa se encuentra en todos los tipos de alimentos, desde los llamados alimentos saludables y suplementos dietéticos hasta la comida basura y los caramelos. Durante un tiempo gozó de la reputación de ser un «buen» azúcar, principalmente porque no eleva la glucosa en la sangre y los niveles de insulina de la manera en que lo hace la sacarosa. Por este motivo, era el azúcar que elegían muchos diabéticos. Otra razón de la popularidad de la fructosa es que se tiene la imagen de que es más natural y saludable que la sacarosa. A menudo se la llama azúcar de «fruta», lo que implica que procede de la fruta en lugar de la caña de azúcar o la remolacha azucarera y, por lo tanto, es un edulcorante menos procesado o más natural.

Desafortunadamente, esto no es así. La fructosa no es, ni muchísimo menos, un azúcar natural, no se extrae de la fruta y quizá sea el edulcorante más dañino que podría consumir un diabético. Toda esta desinformación y la popularidad de la fructosa se deben en gran parte a las astutas tácticas de *marketing* de la industria azucarera.

El jarabe de maíz de alta fructosa fue inventado en 1957 por Richard Marshall y Earl Kooi, bioquímicos que trabajaban para la Corn Products Company, una empresa alimentaria. Hasta ese momento el jarabe de maíz se elaboraba enteramente con glucosa y no contenía fructosa. En su laboratorio, los investigadores desarrollaron una enzima llamada *isomerasa de glucosa*, que podía reorganizar la estructura molecular de la glucosa del jarabe de maíz y convertirla en fructosa. Dado que la fructosa es más dulce que la glucosa, cuanta más glucosa se convertía en fructosa, más dulce se volvía el jarabe de maíz. Esto fue una suerte para las industrias del maíz y el azúcar. Utilizando jarabe de maíz de alta fructosa en lugar de azúcar corriente, los productos alimenticios podrían endulzarse con el mismo grado de dulzura a un coste menor. El jarabe de maíz de alta fructosa comenzó a fabricarse a escala industrial a principios de los años setenta del pasado siglo. Debido a su bajo coste, se convirtió rápidamente en el edulcorante favorito para la fabricación de alimentos. Antes de los años setenta la mayor parte del azúcar que consumíamos era sacarosa derivada de la caña de azúcar y la remolacha azucarera. En 1970, la sacarosa representaba alrededor del 83 % de los edulcorantes consumidos en los Estados Unidos. Para 1997 el consumo de sacarosa había bajado a alrededor del 43 % y el jarabe de maíz de alta fructosa suponía alrededor del 56 %. Mira las etiquetas de ingredientes de helados, caramelos, galletas, panes y otros alimentos preparados. Si se añade azúcar, lo más probable es que sea en forma de jarabe de maíz de alta fructosa.

El mayor mito sobre la fructosa es que es un azúcar que proviene de la fruta. La similitud entre las palabras *fructosa* y *fruta* ayuda a perpetuar este mito. He oído a muchos vendedores de alimentos y suplementos de salud afirmar que su producto era superior a los demás porque estaba elaborado con azúcar de fruta, refiriéndose a la fructosa.

El azúcar de mesa, o sacarosa, se compone de cantidades iguales de glucosa y fructosa. El jarabe de maíz de alta fructosa de los alimentos procesados contiene normalmente un 55 % de fructosa y un 42 % de glucosa; el 3 % restante consiste en moléculas de azúcar más grandes llamadas *oligosacáridos*. Aunque se puede obtener fructosa tanto de la sacarosa como del jarabe de maíz de alta fructosa, hay una gran diferencia. Las moléculas de fructosa y glucosa de este último son libres en lugar de enlazadas, es decir, están listas para ser absorbidas rápidamente. Por el contrario, cada molécula de fructosa de la sacarosa está unida a la correspondiente molécula de glucosa y debe pasar una fase metabólica adicional antes de poder ser utilizada. Esta rápida absorción de fructosa y glucosa a partir de jarabe de maíz de alta fructosa intensifica los efectos perjudiciales de ambas.

La fructosa tiene un efecto nocivo general en el organismo mucho mayor que la glucosa. Por lo general, cuando hablamos de glicación pensamos en glucosa, pero la fructosa pasa por el proceso de glicación a un ritmo diez veces superior al de la glucosa e intensifica la generación de AGE y la degeneración de los tejidos.

En Europa se llevó a cabo un interesante estudio sobre los AGE. Los investigadores tomaron dos grupos de sujetos no diabéticos; un grupo era vegetariano y el otro seguía una dieta mixta. Se registraron los historiales dietéticos y con análisis de sangre se midieron los niveles de AGE. Los resultados fueron sorprendentes. Uno esperaría que los vegetarianos, que por lo general evitan la comida rápida, comen más frutas y verduras, y normalmente tratan de comer de manera saludable, tendrían menores niveles de AGE.

Pero no fue así. Los sujetos de la dieta mixta, que comían lo que querían, tenían un número de AGE significativamente menor en comparación con los vegetarianos. ¿Qué estaba sucediendo? Los vegetarianos comían de dos a tres veces más fruta fresca que los sujetos de la dieta mixta, tres veces más fruta desecada, cuatro veces más miel y aproximadamente la misma cantidad de azúcar comercial. El consumo total de azúcar de los vegetarianos era significativamente mayor, particularmente en fructosa. Los investigadores atribuyeron los niveles más altos de AGE en los vegetarianos a su alto consumo de fructosa.[22] A pesar de que su dieta podría parecer saludable, su elevada ingesta de azúcar estaba abriendo la puerta al envejecimiento prematuro y los futuros problemas de salud.

Ya hace algún tiempo que los nutricionistas detectaron los problemas de salud asociados con la sacarosa. Cuando empezaron a surgir dudas sobre su seguridad, se propusieron descubrir si lo que causaba la mayoría de los trastornos era la fructosa o la glucosa de la sacarosa. Un equipo de investigadores del USDA liderados por la doctora Meira Field, reveló la verdadera índole de la fructosa. Se realizaron estudios con dos grupos de ratas sanas; uno recibió una dieta con altas cantidades de glucosa y el otro con altas cantidades de fructosa. La doctora Field no descubrió cambios sustanciales entre los animales del grupo de glucosa. Sin embargo, en las ratas alimentadas con fructosa los resultados fueron desastrosos. Los machos jóvenes no lograban sobrevivir hasta la edad adulta. Sufrían anemia, colesterol alto e hipertrofia cardíaca (sus corazones se agrandaban hasta estallar). También experimentaban retraso en el desarrollo testicular. La doctora Field explicó que la fructosa en combinación con la deficiencia de cobre en los animales en crecimiento interfería en la producción de colágeno. El colágeno proporciona la matriz proteica que mantiene unidos nuestros órganos y tejidos. En los seres humanos, la deficiencia de cobre es habitual entre quienes consumen una gran cantidad de alimentos precocinados procesados, que es lo que suele hacer la mayoría. En cierto modo los cuerpos de las ratas se colapsaron. Las hembras no se vieron tan gravemente afectadas, pero no pudieron concebir crías vivas.

«La comunidad médica cree que la fructosa es mejor que el azúcar para los diabéticos —aseguró la doctora Field—, pero cualquier célula del cuerpo puede metabolizar la glucosa. Sin embargo, toda la fructosa debe ser metabolizada en el hígado. Los hígados de las ratas con una dieta alta en fructosa eran como los hígados de los alcohólicos, estaban cubiertos de grasa y cirróticos».[23]

Cuando se consume sacarosa, las moléculas de glucosa y fructosa se separan. La glucosa va directamente al torrente sanguíneo, donde las células la utilizan como combustible. Todas las células del organismo pueden metabolizar la glucosa, pero no la fructosa. Este tipo de azúcar solo lo puede metabolizar el hígado. La fructosa va directamente a este órgano, donde se transforma en glucosa y grasa. De hecho, es más probable que se transforme en grasa que en glucosa. Esta es la razón por la que la fructosa no eleva los niveles de azúcar en la sangre tanto como la sacarosa o la glucosa. Sin embargo, aumenta los niveles de triglicéridos (grasa) en la sangre más que si consumiéramos grasa. La alta cantidad de grasa producida a partir del metabolismo de la fructosa obstruye el hígado, lo que conduce a la enfermedad hepática grasa, que se asemeja al daño causado por el abuso de alcohol. Los médicos la llaman enfermedad del hígado graso no alcohólico para distinguirla de la enfermedad causada por el consumo excesivo de alcohol. Además del exceso de grasa, la fructosa causa cirrosis hepática y fibrosis.[24-25]

La cirrosis hepática se desarrolla cuando el tejido cicatricial reemplaza al tejido sano que ha sido dañado durante un período de tiempo, generalmente muchos años. El tejido cicatricial hace que el hígado se vuelva duro y abultado y puede conducir a la insuficiencia hepática.

Los efectos perjudiciales de la fructosa en el hígado son muy similares a los del alcohol. Fíjate en las similitudes en la tabla de más adelante.

La fructosa engorda mucho más que otros azúcares o grasas. Consumir alimentos que contienen jarabe de maíz de alta fructosa no solo no sacia el hambre, sino que nos empuja a comer en exceso, que es otra de las razones por las que los fabricantes de alimentos prefieren utilizarlo en lugar de otros edulcorantes. La fructosa desactiva el sistema de control del apetito, engaña al cuerpo y te hace aumentar de peso. Esto se debe a que no estimula apropiadamente la insulina, lo que tiene como consecuencia que no se suprima la grelina, la hormona que estimula el hambre, ni se active la leptina, la hormona que inhibe el hambre. Esto nos lleva a comer en exceso y aumentar de peso.

TOXICIDAD HEPÁTICA	
El consumo excesivo de fructosa puede causar muchos síntomas similares al abuso de alcohol.	
Consumo crónico de etanol	**Consumo crónico de fructosa**
Trastornos hematológicos.	–
Anomalías electrolíticas.	–
Hipertensión.	Hipertensión (ácido úrico).
Dilatación cardíaca.	–
Cardiomiopatía.	Infarto de miocardio (dislipidemia, resistencia a la insulina).
Dislipidemia (elevación anormal de concentración de grasas en la sangre –colesterol, triglicéridos, colesterol HDL y LDL–).	Dislipidemia (de nueva lipogénesis).
Pancreatitis.	Pancreatitis (hipertrigliceridemia).
Obesidad (resistencia a la insulina).	Obesidad (resistencia a la insulina).
Desnutrición.	Desnutrición (obesidad).
Disfunción hepática (esteatohepatitis alcohólica).	Disfunción hepática (esteatohepatitis no alcohólica).
Síndrome de alcoholismo fetal	–
Adicción.	Habituación, si no adicción.
Fuente: Lustig, R. H. y otros. «The toxic truth about sugar» [La tóxica verdad acerca del azúcar], *Nature*, 2012; 482: 27-29.	

La fructosa, además de empujarnos a comer en exceso, se convierte preferentemente en grasa si la comparamos con la glucosa. Investigadores de la Universidad de Princeton descubrieron que cuando a las ratas se les dio acceso a jarabe de maíz de alta fructosa, engordaron mucho más (almacenaron más grasa) que aquellas con acceso a sacarosa, aunque su ingesta calórica general fuera la misma.[26] A largo plazo, el consumo de jarabe de maíz de alta fructosa, además de causar un aumento significativo de peso, conduce a una distribución anormal de la grasa corporal, preferentemente en la zona abdominal, dando lugar a un vientre o una cintura protuberante. A esta grasa abdominal se la conoce como grasa visceral. No es igual que la que se forma bajo la piel, ya que esta se acumula alrededor de los órganos: el hígado, el corazón y los intestinos. La grasa visceral no es solo un exceso de tejido graso, sino también un tejido metabólicamente activo que libera hormonas, promueve la inflamación y aumenta el riesgo de una serie de problemas de salud, como la obesidad, las enfermedades del corazón, la diabetes, el cáncer, la depresión, la artritis, la disfunción sexual, los trastornos del sueño y la demencia.

El doctor Bart Hoebel, especializado en neurociencia del apetito, el peso y la adicción al azúcar en la Universidad de Princeton, afirma:

> Algunos aseguran que el jarabe de maíz de alta fructosa no difiere de otros edulcorantes en lo referente al aumento de peso y la obesidad, pero nuestros resultados prueban que esto sencillamente no es cierto. Cuando las ratas beben jarabe de maíz con alto contenido en fructosa a niveles muy inferiores a los que contienen los refrescos, se vuelven obesas en general, todas y cada una de ellas. Esto no se ve ni siquiera cuando alimentamos a las ratas con una dieta alta en grasas, ya que en ese caso no todas aumentan de peso.[27]

En el estudio de Princeton, la concentración de azúcar en la *solución de sacarosa* era la misma que la que contienen la mayoría de los refrescos. Sin embargo, la *solución de fructosa* era solo la mitad de concentrada que la de la mayoría de los refrescos, pero aun así, en comparación, producía un aumento de peso y una acumulación de grasa corporal mucho mayores.

En estudios a largo plazo con una duración de más de seis meses, los animales alimentados con una dieta con fructosa añadida mostraron signos de un trastorno grave de salud que en los seres humanos se conoce como *síndrome metabólico*. Este síndrome aumenta en gran medida el riesgo de obesidad, las enfermedades del corazón, la diabetes y muchas otras enfermedades degenerativas. Un estudio mostró que el tamaño de las ratas, especialmente los machos, se incrementó exageradamente; los animales con acceso a la fructosa ganaron un 48 % de peso más que los que seguían una dieta normal. Para poner esto en términos humanos, ¡una persona de noventa kilos engordaría otros cuarenta y tres kilos! Las ratas no solo engordaban, sino que se volvían obesas.

El jarabe de maíz de alta fructosa se encuentra en una amplia gama de alimentos y bebidas, como zumos de fruta, refrescos, cereales, pan, yogur, kétchup, mayonesa y aderezos para ensaladas. Por término medio, los estadounidenses consumen veintisiete kilos del edulcorante por persona al año. Según los Centers for Disease Control and Prevention, en los cuarenta años transcurridos desde la introducción en los Estados Unidos del jarabe de maíz de alta fructosa como edulcorante barato en la dieta, se han disparado las tasas de obesidad. En 1970, alrededor del 15 % de la población estadounidense encajaba en la definición de obesidad; hoy en día, más del 30 % de los adultos estadounidenses se consideran obesos y tres de cada cuatro tienen sobrepeso.

Otro problema de la fructosa es que si bien no afecta inmediatamente a los niveles de azúcar e insulina en la sangre tanto como la glucosa, tiene un efecto más perjudicial que esta en la resistencia a la insulina, por lo que aumenta el riesgo de una serie de problemas de salud como las enfermedades del corazón, la presión arterial alta y la diabetes. Estudios sobre animales y seres humanos han demostrado que el consumo de grandes cantidades de fructosa deteriora la capacidad del cuerpo de manejar adecuadamente la glucosa en sangre, lo que en última instancia conduce a niveles elevados de glucosa y al desarrollo de la resistencia a la insulina. En la actualidad este hecho está tan demostrado que los investigadores utilizan fructosa para inducir intencionalmente resistencia a la insulina, crear presión arterial alta y desarrollar diabetes en animales de laboratorio. Algunos médicos afirman ahora que el aumento del uso de la fructosa en todos nuestros alimentos es en gran parte responsable de la incidencia de la diabetes que estamos experimentando en la actualidad.

Asimismo, se ha demostrado que la fructosa incrementa el ritmo al que las grasas de nuestro organismo experimentan la peroxidación, que produce radicales libres destructivos. Esto afecta negativamente a los lípidos sanguíneos y la presión arterial, aumenta el riesgo de enfermedad cardiovascular e interfiere en la absorción de nutrientes.[28]

La fructosa está en todas partes. Se encuentra en los productos alimenticios comerciales y en el azúcar que consumes en casa. Recuerda que el azúcar de mesa es 50 % fructosa. Todas las fuentes de fructosa tienen el mismo efecto en el organismo. No importa si procede de jarabe de maíz de alta fructosa, sacarosa o una fuente natural, como el jarabe de agave (un edulcorante popular utilizado en la industria de los alimentos saludables). El efecto es siempre el mismo.

El jarabe de agave se suele comercializar como una alternativa sana al azúcar de mesa o el jarabe de maíz de alta fructosa debido a que, al contrario que la sacarosa, no eleva bruscamente los niveles de azúcar en la sangre. Sin embargo, la razón por la que no lo hace es porque está compuesto predominantemente por fructosa.

Las empresas comercializadoras de agave definen su producto como un edulcorante natural extraído directamente de la savia de la planta de agave y lo anuncian como «apto para diabéticos», «crudo» y «100 % natural». Nada más lejos de la realidad. Generalmente, el néctar de agave, como a veces se denomina, no proviene de la savia, sino del almidón derivado de la raíz. El proceso enzimático es similar al de convertir la maicena en jarabe de maíz de alta fructosa. No es más que una forma de jarabe de fructosa producida comercialmente y supercondensada. El jarabe de maíz de alta fructosa tiene un contenido en fructosa del 55 %, mientras que el del jarabe de agave llega a oscilar entre el 70 y el 97 %, dependiendo de la marca. A pesar de la desinformación de los vendedores, el jarabe o néctar de agave es mucho peor para la salud que cualquier otra forma de azúcar.

Galactosa

El azúcar de la leche, o lactosa, consiste en cantidades iguales de glucosa y galactosa. En algunos aspectos la galactosa es similar a la fructosa. Como esta, debe ser convertida en glucosa por el hígado antes de su liberación en el torrente sanguíneo, lo que somete al hígado a un exceso de estrés y promueve la síntesis de grasa y el aumento de los niveles de triglicéridos en la sangre. Y al igual que la fructosa, es diez veces más proclive a formar AGE que la glucosa. A diferencia de la fructosa, la galactosa no es muy dulce; es solo el 35 % de dulce que la sacarosa y menos de la mitad de dulce que la glucosa.

El consumo de cantidades normales de leche entera, nata, queso y otros productos lácteos naturales no nos expone a ninguna cantidad apreciable de galactosa que pueda resultar preocupante. Sin embargo, cuando a la leche entera se le extrae la nata para elaborar leche, yogur y otros productos lácteos desnatados o semidesnatados, el porcentaje de azúcar en la leche restante aumenta significativamente. Este tipo de azúcar se produce de forma natural, por lo que no aparece en las etiquetas de los alimentos.

La leche deshidratada en polvo se utiliza en muchos productos lácteos con bajo contenido en nata para compensar la pérdida de sabor de la eliminación de la grasa. Cada vez que veas leche en polvo desnatada añadida a un alimento, deberías considerarla como si fuera jarabe de maíz con alto contenido en fructosa, ya que las consecuencias son similares. Muchas personas evitarían comprar requesón, yogur o nata si se le añadiera jarabe de maíz de alta fructosa, pero no se lo piensan si contiene leche en polvo desnatada. La leche en polvo desnatada se suele añadir a la leche semidesnatada para darle más cuerpo y sabor. Toda la leche líquida y en polvo baja en grasa es una fuente potencial de cantidades excesivas de galactosa.

La leche deshidratada sin grasa y la leche desnatada en polvo se usan en muchos alimentos procesados. Ambas son muy similares; la mayor diferencia es que la leche desnatada en polvo tiene un contenido mínimo de proteína de leche del 34 %, mientras que la leche deshidratada sin grasa no tiene un nivel estandarizado de proteína. Según el US Dairy Export Council ('consejo de exportación de lácteos de los Estados Unidos'), ambas leches en polvo contienen normalmente entre un 49,5 y un 52 % de lactosa.[29] En otras palabras, la leche deshidratada sin grasa contiene aproximadamente un 25 % de galactosa y un 25 % de glucosa, lo que significa que es predominantemente azúcar. Se sabe que la galactosa, al igual que la fructosa, promueve el envejecimiento prematuro, la inflamación, el estrés oxidativo excesivo y las deficiencias de vitaminas debidas a la producción de AGE y radicales libres. El consumo de altos niveles de galactosa envejece rápidamente el sistema cardiovascular (aumentando el riesgo de ataque cardíaco y accidente cerebrovascular), así como el resto del organismo. Desde 1991 la galactosa se ha utilizado en la investigación animal para explorar los efectos del envejecimiento en el corazón.[30]

Aunque algunos investigadores reconocen que la galactosa puede causar el envejecimiento prematuro del corazón y aumentar el riesgo de enfermedad cardíaca, otros han ignorado estos hallazgos en su celo por vincular la grasa de la leche o el colesterol a las enfermedades cardiovasculares. Varios estudios evaluaron los efectos del consumo de lácteos en el riesgo de enfermedad cardiovascular, centrándose principalmente en el contenido en grasa e ignorando otros componentes, como la lactosa y la galactosa. En general, los resultados fueron contradictorios, sin indicios claros de que la grasa saturada o el colesterol de los lácteos aumenten el riesgo de enfermedad cardíaca.

El doctor William B. Grant, del Langley Research Center ('centro de investigación Langley') de la NASA, en Hampton (Virginia), ha señalado que los resultados contradictorios se deben al hecho de que el azúcar de la leche y de la leche desnatada son factores de riesgo más elevados para las enfermedades cardíacas que el colesterol o las grasas saturadas, que no se habían tenido en cuenta en estos estudios.[31] Grant utilizó datos de treinta y dos países para buscar vínculos entre las enfermedades cardíacas y el consumo de productos lácteos. Se descubrió que los carbohidratos de la leche tenían la asociación estadística más alta con la cardiopatía isquémica en varones de treinta y cinco años en adelante y en mujeres de sesenta y cinco años o más. En las mujeres de edades comprendidas entre treinta y cinco y sesenta y cuatro años, la asociación más alta correspondía al azúcar. En el caso de la cardiopatía coronaria, la conclusión fue que la leche desnatada tenía la asociación más alta en los hombres de cuarenta y cinco o más años de edad y en las mujeres de setenta y cinco o más años, mientras que en las mujeres con edades comprendidas entre los sesenta y cinco y los setenta y cuatro, eran los carbohidratos de la leche y el azúcar, y en las de cuarenta y cinco a sesenta y cuatro, la asociación más alta correspondía al azúcar.[32]

Según un estudio reciente publicado en el *British Medical Journal*, beber leche, y especialmente leche desnatada, podría aumentar el riesgo de morir de una enfermedad del corazón y sufrir fracturas óseas. El estudio examinó los hábitos dietéticos de más de cien mil personas que vivían en Suecia. Se hizo un seguimiento de sesenta mil mujeres durante veinte años y de cuarenta y cinco mil hombres durante once años. Los que bebían más de tres vasos (aproximadamente tres tazas o 680 ml) de leche diarios tenían más probabilidades de morir en el transcurso del estudio y de sufrir una fractura ósea. El efecto era más pronunciado entre las mujeres, que tenían casi el doble de probabilidades de morir de una enfermedad cardíaca, la afección con los vínculos más fuertes con el consumo elevado de leche.[33]

Los investigadores no establecieron una distinción entre la leche entera, desnatada o baja en grasa, pero sí señalaron que el riesgo de enfermedad cardíaca, así como las fracturas óseas, disminuían

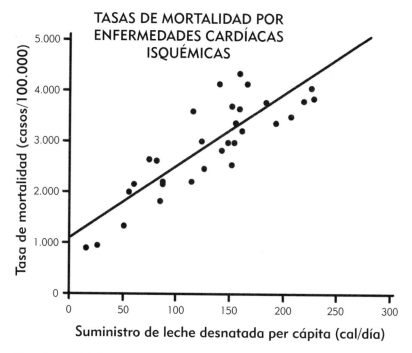

Tasas de mortalidad por enfermedades cardíacas isquémicas en varones de setenta y cinco años y mayores en comparación con el suministro de leche desnatada disponible en treinta y dos países, 1983. Fuente: «Milk and other dietary influences on coronary heart disease» [La leche y otras influencias dietéticas en la enfermedad cardíaca], *Altern Med Rev*, 1998, 3: 281-294.

realmente con el consumo de leche fermentada (yogur/kéfir) y queso. Dado que la mayoría de las personas tienen miedo de las grasas saturadas y se preocupan por el peso, tienden a preferir la leche baja en grasa. Los investigadores estimaron que el alto riesgo cardiovascular se debía probablemente al contenido en galactosa de la alimentación de los sujetos. En este estudio, el consumo de leche se asoció claramente al aumento del estrés oxidativo y la inflamación; se sabe que ambas son reacciones al consumo de la galactosa. Las leches fermentadas y el queso, que tienen niveles más bajos de galactosa, no guardaban relación con el estrés oxidativo ni la inflamación.

Ha habido muchas poblaciones en todo el mundo que dependían en gran medida de los productos lácteos como su principal fuente de alimentos. Los ejemplos clásicos incluyen a los residentes del valle de Lötschental, en Suiza, y los masáis, en el este de África. El valle de Lötschental, rodeado por tres cordilleras nevadas, ha estado prácticamente aislado del resto del país. Durante generaciones, su población tuvo que depender de los alimentos producidos localmente, la mayoría de los cuales consistían en productos lácteos. Cuando Weston A. Price visitó la zona en los años treinta, descubrió que sus habitantes gozaban de un excelente estado de salud. No había evidencias de enfermedad cardíaca, cáncer, tuberculosis u otras afecciones que eran comunes en Europa y América. Su salud dental también era excepcional, pese a que carecían de dentistas y descuidaban por completo la higiene dental. Los masáis son un pueblo de pastores que habita en Kenia y en el norte de Tanzania. Tradicionalmente, eran seminómadas y su dieta consistía casi exclusivamente en leche de su ganado, complementada en ocasiones con sangre y carne. Consumían varios litros de leche diarios. Los masáis eran famosos por su fuerza física y su valentía y se los consideraba guerreros feroces. A pesar de su elevado consumo de leche y grasas saturadas, eran completamente inmunes a las enfermedades cardiovasculares, la diabetes, el cáncer y otras enfermedades degenerativas hasta tiempos más recientes, ya que se han adaptado a la agricultura y a una dieta que incluye muchos más alimentos ricos en carbohidratos.

A lo largo de la historia tomar grandes cantidades de leche entera y nata nunca ha sido un problema para quienes consumían productos lácteos abundantemente. Ni siquiera tomar varios litros de leche entera al día tenía un efecto perjudicial. De hecho, el consumo de productos lácteos siempre se consideró un hábito saludable. Sin embargo, la utilización de leche desnatada y leche en polvo aumentó considerablemente la ingesta de galactosa, lo que aparentemente anula los numerosos beneficios para la salud del consumo de productos lácteos, como la protección contra las enfermedades cardíacas y las fracturas óseas, e incrementa los efectos del envejecimiento.

En la actualidad, al igual que el jarabe de maíz de alta fructosa, la galactosa en forma de leche desnatada y leche en polvo se utiliza en diversos productos alimenticios procesados. Se encuentra en la mayoría de los productos lácteos con bajo contenido en grasa, como requesón, queso, yogur y helado, así como chocolate con leche, mezclas para preparar postres y pudín, mezclas para chocolate con leche, mezclas para salsas, masa de galletas y fiambres procesados. También es un ingrediente popular en muchos productos secos, como las mezclas para hacer tortitas y galletas, las mezclas para pasteles, las galletas saladas, el pan y otros productos de bollería y confitería. Para empeorar aún más las cosas, ahora puedes comprar leche pura desnatada en polvo y elaborar tu propia leche reconstituida sin grasa.

Además de azúcar, la leche deshidratada también contiene hasta 30 mcg/g de colesterol oxidado.[34] El colesterol que no ha sido dañado no es perjudicial y de hecho es beneficioso. Solo el colesterol dañado u oxidado perjudica las arterias y puede causar daños que fomentan la aterosclerosis.[35] La leche entera en polvo contiene más colesterol oxidado y grasa que la leche en polvo desnatada, por lo que puede ser igual de perjudicial.

5

Un arma de destrucción masiva

El efecto del azúcar en la salud

Según la Organización Mundial de la Salud, las enfermedades no transmisibles, o crónicas, matan a cuarenta y un millones de personas cada año, lo que equivale al 71 % de todas las muertes a nivel mundial.[1] La inmensa mayoría de estas muertes, entre el 80 y el 90 %, están relacionadas con la dieta e incluyen las enfermedades cardiovasculares, la diabetes, la obesidad y el cáncer. La incidencia de estas enfermedades ha aumentado drásticamente en las últimas décadas a medida que cambiaban los patrones dietéticos y los alimentos manufacturados y procesados desplazaban a los preparados tradicionalmente. El mayor cambio en la dieta ha sido la adición de azúcar. Actualmente consumimos más azúcar que en cualquier otro momento de la historia, gran parte en forma de bebidas azucaradas, que ahora pueden encontrarse incluso en los lugares más remotos del mundo. En zonas donde el agua no suele ser segura para beber a menos que sea tratada, la población depende en gran medida de los refrescos de cola y otras bebidas azucaradas. Las consecuencias han sido devastadoras: una verdadera epidemia de diabetes y cardiopatía. La introducción del azúcar y las bebidas azucaradas ha sido terrible, ya que ha causado muerte y discapacidad en zonas donde tan solo unas décadas antes esas enfermedades eran prácticamente desconocidas. La propagación a nivel global de la comida basura llena de azúcar ha provocado más muertes y discapacidades que cualquier plaga o guerra en la historia. El azúcar puede considerarse como una auténtica arma de destrucción masiva.

La amenaza que supone para la salud el consumo excesivo de azúcar es real y no hace falta mucho azúcar añadido para causar un impacto notable. Para decirlo sin rodeos: el azúcar mata, lentamente, pero mata. Mata acelerando el ritmo del envejecimiento y la degeneración y provocando enfermedades crónicas que causan discapacidad y muerte.

Muchas organizaciones sanitarias gubernamentales e internacionales han emitido informes que advierten sobre los peligros de consumir azúcar en exceso. Sobre la base de la investigación publicada, estos informes concluyen que una alta ingesta de azúcar añadido aumenta el riesgo de obesidad, diabetes tipo 2, presión arterial alta, accidente cerebrovascular, infarto cardíaco, senilidad, enfermedades mentales, hepáticas y renales, cáncer, cálculos biliares, artritis y caries dentales. La lista de trastornos de la salud es prácticamente interminable.

Además, por lo general, los alimentos con azúcar añadido son bajos en nutrientes esenciales y fibra. Consumir este tipo de alimentos nos hace prescindir de otros más ricos en nutrientes, lo que provoca desnutrición y un aumento del peso. Por si no bastara con eso, se ha demostrado que el azúcar es tremendamente adictivo, lo mismo que el tabaco y el alcohol. Esto nos empuja a consumirlo constantemente, a pesar de que sepamos bien que no nos conviene y de que intentemos usar nuestra fuerza de voluntad para controlarnos. Cuando echamos un vistazo a todas las evidencias, constatamos que la mayoría de las enfermedades crónicas actuales están directamente relacionadas con el consumo del azúcar, no de la grasa.

En este capítulo examinaremos algunos de los principales problemas documentados que están asociados con nuestra historia de amor con el azúcar.

Una dieta poco saludable

Una dieta poco saludable es la causa de muchas patologías crónicas y degenerativas y constituye un factor de riesgo reconocido para las enfermedades cardíacas. La expresión *dieta poco saludable* es una manera de decir una dieta rica en azúcar sin mencionar la palabra *azúcar*. Es un modo de contentar a la industria azucarera. Se trata de una clasificación ambigua ya que todo el mundo tiene su propia definición de lo que es una dieta «saludable». Sin embargo, la mayoría estará de acuerdo en que cualquier dieta que sea baja en nutrientes y rica en calorías vacías es una dieta poco saludable. El azúcar, los cereales refinados y las frutas y verduras excesivamente procesadas con alto nivel de carbohidratos, como la fruta deshidratada y las patatas fritas, se ajustan a la definición de alimentos que suministran calorías vacías con pocos nutrientes. Por el contrario, las frutas y verduras frescas, los frutos secos, los cereales integrales, los lácteos, los huevos y las carnes suministran una rica variedad de nutrientes esenciales y no se consideran alimentos de calorías vacías.

El consumo excesivo de azúcar a expensas de alimentos más saludables conduce a una alimentación perjudicial para la salud carente de vitaminas esenciales, minerales, antioxidantes, fibra y otros nutrientes esenciales que deja el cuerpo desnutrido y proclive al envejecimiento prematuro y las enfermedades degenerativas.

La adicción al azúcar

Nuestra historia de amor con los dulces ha creado una sociedad de adictos al azúcar. El azúcar es peligrosamente adictivo, muy parecido a los estupefacientes. Como la cocaína y otras drogas, estimula los centros de placer del cerebro. El deseo de esta sensación placentera puede llegar a ser tan intenso que controle nuestros pensamientos y acciones, al igual que la cocaína controla a un adicto.

Los dulces nunca han sido una fuente importante de alimentación en la dieta humana. En el pasado la mayoría de nuestros dulces provenían de la fruta. Como esta solo estaba disponible durante el verano, únicamente se comía unos pocos meses al año. La falta de refrigeración impedía el almacenamiento de fruta durante largos periodos de tiempo. Aunque el azúcar refinado ha existido desde hace unos cuantos siglos, nunca fue una parte importante de la dieta.

La adicción es mucho más que una preferencia por algo porque te guste su sabor. Se puede definir como el consumo compulsivo y persistente de una sustancia que al dejar de tomarla causa ansiedad psicológica o física. Los antojos de azúcar encajan en esta definición. El azúcar puede ser igual de adictivo, y más aún, que la cocaína. Esto puede sonar como una exageración porque una persona puede dejar de tomar azúcar sin sufrir los importantes síntomas de abstinencia física comúnmente asociados con la adicción a la cocaína. Sin embargo, la adicción al azúcar puede causar dependencia, ansiedad grave e incluso síntomas físicos al dejar de consumirlo.

Un estudio publicado por investigadores franceses demostró lo adictivo que puede ser el azúcar. Descubrieron que cuando a unas ratas se les daba a elegir entre el azúcar o la cocaína, el 94 % elegía el azúcar. Al exponerlas a ambas sustancias, el deseo de azúcar era más fuerte que el de cocaína. Incluso aquellas que ya eran adictas a la cocaína pasaron rápidamente a preferir el azúcar tan pronto como se les ofreció la opción. Las ratas también estaban más dispuestas a trabajar por el azúcar que por la cocaína.[2]

Además, los investigadores descubrieron que existe una tolerancia y una dependencia cruzadas entre el azúcar y las drogas. Por ejemplo, sorprendentemente, los animales con un largo historial de consumo de azúcar se volvieron tolerantes (insensibles) a los efectos analgésicos de la morfina.

Según un estudio de la Universidad de Yale, las adicciones al azúcar y a las drogas generan una actividad similar en el cerebro. Los sujetos de prueba rellenaron un cuestionario, basado en criterios establecidos para identificar la drogadicción, con objeto de medir su adicción a ciertos alimentos. El cuestionario incluía declaraciones como: «Me doy cuenta de que cuando empiezo a comer ciertos alimentos, termino comiendo mucho más de lo que me había propuesto», y los encuestados calificaron en qué medida coincidían con sus experiencias esas declaraciones.

Con el uso de las imágenes por resonancia magnética, un procedimiento de diagnóstico mediante imágenes cerebrales, los investigadores examinaron la actividad cerebral cuando los sujetos veían, y luego bebían, un batido de chocolate. Lo que descubrieron fue que el cerebro de aquellos con una puntuación más alta en la escala de la adicción a los alimentos exhibía una actividad similar a la que se ve en los drogadictos, con mayor actividad en las regiones cerebrales responsables de los antojos y menos actividad en las regiones que frenan los impulsos.[3]

Reducir de golpe el consumo de azúcar y carbohidratos puede causar síntomas de abstinencia, lo mismo que sucede con la drogadicción. Los síntomas pueden consistir en antojos intensos de carbohidratos, dolor de cabeza, aturdimiento, irritabilidad, comportamiento irracional, incapacidad de pensar con claridad y una sensación general de tensión o estrés.

Los edulcorantes bajos en calorías no ayudan a superar la adicción al azúcar. Te dan una falsa sensación de seguridad mientras alimentan el fuego de la adicción al azúcar. Determinados estudios que demostraron que el azúcar era más adictivo que la cocaína demostraron también que los edulcorantes con cero calorías eran igual de adictivos. El uso de sustitutos del azúcar perpetúa la adicción a esta sustancia, los antojos y los malos hábitos.

Uno de los grandes problemas del azúcar y los edulcorantes artificiales es que debido a que estimulan los centros de placer de nuestro cerebro, hacen que tendamos a comer en exceso. La mayoría de los alimentos endulzados son ricos en calorías y bajos en nutrientes. Por lo tanto, nos inclinamos a atiborrarnos de alimentos con sabor artificial, ricos en calorías y con deficiencia nutricional, dejando poco espacio para otros nutricionalmente densos, saludables y con alto contenido en fibra. Cuando los niños crecen comiendo alimentos nutricionalmente deficientes, se acostumbran a ellos. Por eso, al llegar a la edad adulta, siguen comiendo este tipo de alimentos y a consecuencia de ello sufren de obesidad y otros problemas de salud.

Como un drogadicto, que necesita una dosis cada vez mayor para lograr el mismo efecto, necesitamos cada vez más azúcar en nuestros alimentos para disfrutar del mismo nivel de dulzor o sentir la misma satisfacción.

Debido a la adicción al azúcar, solemos preferir los alimentos que han sido endulzados, incluso aquellos que normalmente tienen poco o nada de azúcar, como carnes y verduras. Al cabo de un tiempo, los alimentos naturales no endulzados se vuelven cada vez menos atractivos. Esta es una de las razones por que el azúcar se agrega a menudo a la fruta congelada y las frutas enlatadas se conservan en almíbar. La fruta fresca ya no es lo suficientemente dulce.

Cuando los receptores del gusto se insensibilizan, las verduras corrientes y otros alimentos naturales nos resultan menos atractivos. A los niños de hoy no les gustan las verduras. En la época de nuestros bisabuelos los niños comían verduras; no rechazaban los guisantes y el brócoli como hacen ahora. Tampoco se les daba a diario refrescos, caramelos y cereales para el desayuno recubiertos de azúcar. A los niños no les gustan las verduras porque sus papilas gustativas están insensibilizadas por consumir demasiado azúcar y edulcorantes artificiales. Muchos adultos no les prestan atención a las verduras por la misma razón. Si las frutas y las verduras frescas y sin endulzar no te atraen, no las comerás. En lugar de eso, acabarás comiendo alimentos menos saludables, que mantienen vivos tus antojos de dulce.

Las ratas, cuando se les da la opción de hacerlo, consumen agua azucarada en lugar de una dieta nutritiva, hasta el punto de llegar incluso a morir de desnutrición. Parece que nosotros estamos haciendo lo mismo, consumir alimentos azucarados hasta llegar a la desnutrición, que en última instancia conduce a la enfermedad crónica y la muerte.

La desnutrición subclínica

Según un estudio publicado en *BMJ Open*, casi el 60 % de los alimentos consumidos en los Estados Unidos son alimentos precocinados ultraprocesados. El estudio define los alimentos *ultraprocesados* como aquellos que incluyen múltiples ingredientes y aditivos, tales como aromatizantes, colorantes, edulcorantes, emulsionantes, etc. La mayoría de los productos empaquetados, enlatados, envasados o congelados listos para el consumo encajan en esta definición. Los investigadores también descubrieron que, por término medio, el 20 % de las calorías de los alimentos ultraprocesados provienen del azúcar y que dicho azúcar representa casi el 90 % del azúcar añadido en la dieta estadounidense.[4-5]

Esta situación no es exclusiva de los Estados Unidos. La mayoría de los países occidentales siguen patrones alimentarios similares.

A lo largo de los años, a medida que el consumo de alimentos procesados cargados de azúcar aumentaba, otros alimentos más nutritivos fueron eliminados de la dieta. En lugar de comer frutas frescas, verduras y cereales integrales, comemos pan blanco, patatas fritas, galletas saladas, cereales azucarados para el desayuno y todo tipo de alimentos endulzados y ricos en carbohidratos refinados. Aparte de calorías, el azúcar no aporta ningún valor nutricional. No contiene vitaminas, minerales ni otros nutrientes. Es una fuente de calorías vacías.

Tomar un suplemento multivitamínico o agregar vitaminas para fortificar unos cereales de desayuno sin valor nutricional no los vuelve más saludables. La ingesta elevada de azúcar, aparte de desplazar a los alimentos más nutritivos, contribuye de otras maneras a las deficiencias de nutrientes. En realidad, el azúcar agota o reduce la absorción de ciertas vitaminas y minerales. Por eso, consumir demasiado azúcar puede inducir deficiencias, incluso aunque la ingesta global de nutrientes parezca adecuada. De hecho, el azúcar es un antinutriente que le roba al organismo nutrientes vitales para la salud. Su consumo hace que el cuerpo agote sus reservas de calcio, magnesio, potasio, tiamina y cromo en el proceso de metabolizar el azúcar. Además, priva al organismo de vitamina C al competir con ella en el transporte al interior de las células. De ahí que el consumo excesivo de azúcar pueda causar una deficiencia de vitamina C y provocar escorbuto subclínico. Cuando decimos que una enfermedad es subclínica significa que la afección está presente pero no lo suficientemente avanzada aún como para ser detectable a través de métodos de diagnóstico convencionales.

Si consumes más de 200 gramos de carbohidratos en un día (300 gramos es habitual), principalmente de cereales refinados y azúcar, y no comes mucha fruta o verdura fresca, es muy probable que sufras deficiencia de vitamina C, incluso si consumes la cantidad diaria recomenfdada (CDR) de vitamina C (en los Estados Unidos es 60 mg/día). Si eres diabético o prediabético, el riesgo de deficiencia es aún mayor.

Las moléculas de glucosa y vitamina C son muy similares en su estructura. La mayoría de los animales pueden fabricar su propia vitamina C a partir de la glucosa derivada de los hidratos de carbono de sus dietas. Es un proceso muy simple. Los humanos, sin embargo, no podemos. Carecemos de las enzimas que pueden realizar esta conversión, por lo que hemos de obtener nuestra vitamina C directamente de los alimentos que consumimos. La similitud entre la glucosa y la vitamina C va más allá de la estructura molecular e incluye además la forma en que se sienten atraídas hacia las células y entran en ellas. Ambas moléculas requieren ayuda de la insulina para poder penetrar en las membranas celulares.

La glucosa y la vitamina C compiten entre sí para entrar en nuestras células. Pero es una competición desigual, ya que nuestro organismo favorece la entrada de glucosa a expensas de la de vitamina C. Cuando los niveles de glucosa en sangre son elevados, la absorción de vitamina C en las células queda gravemente restringida. Cada vez que comas algo que contenga carbohidratos, estos se convertirán en glucosa, lo que interferirá en la absorción de vitamina C. Cuantos más carbohidratos ingieres, mayor es la glucosa en la sangre y menor la cantidad de vitamina C que utiliza tu cuerpo. Es irónico que se pueda beber zumo de naranja endulzado o cereales de desayuno azucarados que están reforzados con vitamina C extra, pero que el azúcar de estos productos bloquee casi por completo la absorción de la vitamina. Una dieta con un alto nivel de azúcar puede provocar deficiencia de vitamina C. Si una persona es diabética o resistente a la insulina (aunque solo sea ligeramente), la glucosa en sangre se eleva durante largos periodos de tiempo, con lo cual se bloquea aún más la absorción de esta vitamina.

Por esta razón, las dietas altas en azúcar y almidón refinado pueden causar deficiencia de vitamina C. El azúcar desempeña un papel muy significativo en el bloqueo de la absorción de la vitamina C, pero generalmente la profesión médica no reconoce su importancia. Es posible desarrollar una deficiencia grave de vitaminas incluso cuando la dieta contiene lo que podríamos considerar fuentes abundantes de vitamina C.

Un estudio publicado en el *International Journal of Vitamin Research* demostró que el estado de la vitamina C puede mejorar significativamente solo con eliminar el azúcar y el almidón refinado de la dieta.[6] Cuanto más azúcar ingieres, más disminuyen los niveles de vitamina C. Cuando una dieta está cargada de azúcar y almidón refinado, la deficiencia de vitamina C puede provocar escorbuto subclínico.

El escorbuto se produce como consecuencia de una deficiencia grave de vitamina C. Entre los síntomas figuran la anemia, la depresión, las infecciones frecuentes, el sangrado de las encías, los dientes aflojados, el dolor y la degeneración muscular, el dolor articular, la cicatrización lenta de heridas y lesiones, y el desarrollo de la aterosclerosis. La aterosclerosis provoca ataques cardíacos y accidentes cerebrovasculares. Es mucho más probable que sufras un ataque cardíaco o un derrame cerebral por consumir una dieta con un alto contenido en azúcar que te priva de la vitamina C, que por seguir una dieta rica en grasas.

La vitamina C es solo uno de los muchos nutrientes esenciales que escasean en una dieta sobrecargada de alimentos procesados repletos de azúcar. Según el USDA la mayoría no recibimos la suficiente cantidad (el 100 % de la CDR) de al menos diez nutrientes esenciales. Solo el 12 % de la población obtiene el 100 % de siete nutrientes esenciales. Menos del 10 % toma las raciones diarias recomendadas de frutas y verduras. El 40 % no come fruta y el 20 % no come verduras. Y la mayoría de las verduras que ingerimos son patatas fritas, una rica fuente de almidón.

Cuando pensamos en desnutrición, solemos pensar en las víctimas de la sequía en África o en la población hambrienta de la India. En los países más prósperos cuesta más reconocer el problema. Los síntomas de la desnutrición no son tan evidentes. La gente no parece desnutrida y los métodos para diagnosticar las enfermedades provocadas por la deficiencia no las detectan hasta que la desnutrición se encuentra en una etapa más avanzada.

Cuando se dispone de una gran variedad de alimentos, pocas personas desarrollan síntomas obvios de desnutrición, incluso aunque sus dietas sean nutricionalmente pobres. En cambio, sufren de desnutrición subclínica. Esta afección puede pasar desapercibida indefinidamente. En los países occidentales la desnutrición subclínica es epidémica. Por desgracia, los nutrientes de nuestros alimentos se han agotado. Por más que comamos, incluso hasta el punto de desarrollar sobrepeso, seguimos estando desnutridos. A consecuencia de esto, el sistema inmunitario se encuentra crónicamente debilitado, el cuerpo es incapaz de combatir adecuadamente las infecciones, y los tejidos y las células hambrientos de nutrientes van degenerando poco a poco, lo que propicia la aparición de todo tipo de enfermedades crónicas.

Homocisteína

En los últimos años, los elevados niveles sanguíneos de homocisteína (un aminoácido que contiene azufre) han sido reconocidos como factor de riesgo importante para la enfermedad cardíaca. Se los ha relacionado con un mayor riesgo de enfermedad cardíaca y accidente cerebrovascular incluso entre quienes tienen niveles normales de colesterol. Al parecer, los niveles elevados de homocisteína dañan las células que recubren el interior de las arterias, lo cual lleva a la aterosclerosis. Los estudios indican que los niveles elevados de homocisteína sanguínea son más precisos para la predicción de la enfermedad cardíaca que el colesterol alto, la presión arterial alta o el tabaquismo. Una revisión de todos los estudios publicados sobre la homocisteína indica que es uno de los factores de riesgo más significativos e independientes para la aterosclerosis. Por cada 10 % de elevación de homocisteína, hay un aumento correspondiente en el riesgo de desarrollar una cardiopatía coronaria grave.[7]

Hace unos cuarenta años se sospechó por primera vez de la existencia de una conexión entre la homocisteína y la enfermedad cardiovascular al observar que quienes padecían una afección genética rara llamada homocistinuria (niveles elevados de homocisteína) eran propensos a desarrollar graves enfermedades cardiovasculares. Uno de los primeros casos de que se tiene noticia fue el de un niño de ocho años que mostraba todos los signos de la enfermedad aterosclerótica avanzada y que murió de un derrame cerebral. Esto es raro en alguien tan joven ya que la aterosclerosis y el accidente cerebrovascular se consideran enfermedades del envejecimiento.

La homocisteína deriva de la descomposición metabólica de la metionina, uno de los aminoácidos esenciales obtenidos de la proteína dietética de nuestros alimentos. La metionina es más común en las proteínas animales que en las vegetales. Cuando comemos alimentos ricos en proteínas, la metionina se convierte en homocisteína. El hígado vuelve a convertir la homocisteína en metionina o en otras sustancias, por lo que normalmente la concentración es muy baja. El exceso de homocisteína es tóxico para las arterias y puede provocar y acelerar la aterosclerosis.

Los niveles peligrosamente elevados de homocisteína pueden producirse en cualquier persona como resultado de una dieta inadecuada. Las enzimas que metabolizan la homocisteína y la convierten de nuevo en metionina dependen de tres vitaminas B: B_6, B_{12} y ácido fólico. La elevación anormal de homocisteína puede darse en cualquier persona cuya dieta contenga cantidades inadecuadas de estas vitaminas. Una combinación de una dieta alta en proteína animal (una fuente de metionina), en azúcar y en almidón refinado, que por lo tanto es baja en vitaminas B, conduce a niveles elevados de homocisteína y al desarrollo de la aterosclerosis. El médico puede medir los niveles de homocisteína con un análisis de sangre rutinario.

Obesidad

¿Alguna vez has tratado de perder peso siguiendo cualquiera de las dietas de adelgazamiento bajas en grasa promovidas por los medios de comunicación o incluso de las que recomienda tu médico? Si es así, es posible que al principio hayas conseguido perder algunos kilos, pero si eres como la mayoría de la gente, con el tiempo los recuperarás. El resultado final es poca o ninguna pérdida de peso. De hecho, la mayoría de la gente tiende no solo a recuperar el peso, sino, por si fuera poco, a añadir un par de kilos más. Mientras hacías régimen sufriste sensaciones de privación, hambre, antojos, baja energía, depresión y cambios de humor —todo ello normal en una dieta baja en grasa—; sin embargo, al final no sirvió para nada. ¿Por qué no lo lograste? Lo más probable es que el motivo no tenga relación con la falta de fuerza de voluntad.

El problema radica en la dieta en sí. Las dietas con bajo contenido en grasa y restricción de calorías están condenadas al fracaso porque se basan en la creencia errónea de que todas las calorías son iguales, independientemente de su fuente. No importa que provengan de carbohidratos, proteínas o grasas: una caloría es una caloría. Esta creencia tiende a hacer hincapié solo en la grasa, ya que esta contiene más del doble de calorías que los carbohidratos o las proteínas: un gramo de carbohidratos o proteínas suministra cuatro calorías, mientras que un gramo de grasa aporta nueve calorías.

Si todas las calorías son iguales, parece que tiene sentido reducir el consumo de grasa como un medio para disminuir la ingesta total de calorías. Por consiguiente, la grasa ha sido etiquetada como perjudicial y se suele culpar a su consumo excesivo de nuestra epidemia de obesidad. El problema es que el consumo de grasa ha disminuido en los últimos treinta años de aproximadamente el 40 % al 32 %, pero al mismo tiempo el sobrepeso y la obesidad se han disparado. Si comemos menos grasa, ¿por qué engordamos más? Algo debe de fallar en esta teoría.

Ya desde los años cincuenta del pasado siglo tenemos estudios que demuestran que quienes siguen dietas altas en carbohidratos engordan más y tienen más dificultad para perder peso que quienes siguen dietas ricas en grasas o en proteínas con un número igual de calorías, lo que refuta la teoría de que la fuente de las calorías es irrelevante.[8]

La mayoría de las personas con sobrepeso no consumen alimentos grasos; de hecho, todo lo contrario. Son las que tienen más probabilidades de elegir alimentos bajos en grasa, eliminar la grasa de la carne y restringir la cantidad de alimentos que comen. En cambio, las personas delgadas generalmente consumen lo que quieren, incluidos alimentos grasos, y comen hasta quedar saciadas. Quienes tienen antecedentes de problemas de peso son más propensos que los de peso normal a comer alimentos con bajo contenido en grasa. Ingieren menos calorías, pero tienen mayor dificultad para perder y mantener su peso.

La mayor parte de la grasa de nuestro cuerpo no proviene directamente de la grasa de nuestra dieta, sino de los carbohidratos que comemos. Los carbohidratos de nuestra dieta que no se utilizan inmediatamente para producir energía se convierten en grasa y se almacenan en las células adiposas. La mayoría de las proteínas y las grasas que consumimos se utilizan como elementos para desarrollar y mantener los músculos, los huesos y otros tejidos. Normalmente, solo una pequeña fracción de la proteína y la grasa que comemos se emplea para producir energía o se almacena como grasa. El cuerpo no necesita utilizar proteína y grasa para obtener energía porque hay muchos carbohidratos disponibles, incluso demasiados. Este exceso de carbohidratos es lo que termina convirtiéndose en grasa corporal.

Cuando eliminamos de la dieta los alimentos grasos, los reemplazamos por alimentos bajos en grasa que normalmente son ricos en carbohidratos. Esto significa que todas las dietas con bajo contenido en grasa son también dietas ricas en carbohidratos, por lo cual desde un principio están condenadas al fracaso, ya que los carbohidratos favorecen el aumento de peso.

¿A qué se debe que estos nutrientes favorezcan el aumento de peso más que la grasa y la proteína? A la glucosa. Como recordarás del capítulo anterior, los carbohidratos, una vez ingeridos, se convierten en glucosa y se liberan en el torrente sanguíneo. Cuando suben los niveles de glucosa, se envía una señal para segregar insulina. A medida que las células absorben la glucosa y los niveles sanguíneos disminuyen, se envía otra señal para disminuir la liberación de insulina. En este proceso, los niveles de insulina y glucosa en la sangre suben y descienden paralelamente.

La insulina no solo lleva la glucosa al interior de las células, sino que también desencadena la conversión de la glucosa en grasa y transporta esta a las células adiposas. *La insulina es una hormona de almacenamiento de grasa.* Cuanta más insulina tengas en las venas, más grasa se produce y se deposita en las células adiposas y más aumentas de peso.

Cada vez que consumes carbohidratos, suben tus niveles de azúcar e insulina en la sangre, lo que hace que tu cuerpo pase al modo de almacenamiento de grasas. La proteína y la grasa tienen poco o ningún efecto sobre los niveles de glucosa en sangre. Por consiguiente, apenas provocan una reacción de la insulina ni favorecen el aumento de peso.

Este problema se agrava enormemente cuando la dieta incluye una gran cantidad de azúcares y almidón refinado, ya que esta alimentación promueve la resistencia a la insulina. Cuando las células se vuelven resistentes a la insulina, los niveles de azúcar e insulina en la sangre están siempre por encima de lo normal, incluso sin comer. El nivel de azúcar en la sangre en ayunas es una medida de cuánta glucosa tienes normalmente en el torrente sanguíneo cuando no has comido nada. Por supuesto, al comer, tu nivel de azúcar en la sangre aumenta aún más. Si tienes un nivel elevado de azúcar, eso significa que también tienes un nivel elevado de insulina y, mientras tus niveles de insulina estén elevados, la glucosa en la sangre se convertirá en grasa y se almacenará en las células adiposas. Cuando eres resistente a la insulina, esto sucede continuamente, da igual que estés comiendo o no.

Cuando consumes mucho azúcar y almidón, tu cuerpo está programado para almacenar grasa. No solo los niveles elevados de insulina avisan al cuerpo para que almacene el azúcar como grasa, sino que además le indican que no libere ninguna grasa almacenada. Esto hace que te resulte imposible utilizar tu propia grasa corporal almacenada para producir energía. Por lo tanto, el exceso de carbohidratos en tu dieta no solo te engorda, sino que te impide bajar de peso. La mayoría de las dietas para adelgazar bajas en calorías permiten e incluso fomentan el consumo de carbohidratos refinados, y estos liberan tanta insulina que hacen que perder peso se convierta en una tarea ardua para la cual hay que reducir al mínimo las calorías.

Tener sobrepeso u obesidad no es solo una cuestión de apariencia física, sino que afecta profundamente a tu salud. En las personas con sobrepeso u obesidad aumenta significativamente la incidencia de enfermedades cardíacas. La obesidad se define como tener un 20 % o más de sobrepeso. Casi el 70 % de los casos diagnosticados de enfermedades cardíacas están relacionados con la obesidad. También el riesgo de muerte aumenta con el aumento de peso; incluso un exceso de peso moderado (entre cuatro kilos y medio y nueve kilos para una persona de estatura media), particularmente en los adultos en edades comprendidas entre los treinta y los sesenta y cuatro años.

El peso corporal tiene una influencia directa en varios factores de riesgo de enfermedades cardíacas. La presión arterial alta es dos veces más común en adultos obesos que en aquellos que mantienen un peso saludable. La obesidad se asocia con niveles elevados de grasa en la sangre y disminución de colesterol HDL (bueno). Un aumento de peso de solo cinco a ocho kilos duplica el riesgo de desarrollar diabetes tipo 2. La resistencia a la insulina y la hiperinsulinemia (niveles elevados de insulina), que son afecciones asociadas a la diabetes, se incrementan con el peso. Más del 80 % de las personas con diabetes tipo 2 tienen sobrepeso u obesidad.

La obesidad no solo está asociada a estos otros factores de riesgo, sino que es un factor de riesgo en sí misma para las enfermedades cardíacas, por ejemplo, como indican estudios a largo plazo. Esta relación parece existir tanto en los hombres como en las mujeres con aumentos mínimos de peso.

La obesidad es un problema de salud importante y su principal causa es el consumo excesivo de azúcares y almidón refinado, no de grasa.

Neurodegeneración: la nueva diabetes
El azúcar no endulza tus recuerdos

Uno de los principales beneficios de reducir el consumo de azúcar es que la memoria mejora. El exceso de consumo de azúcar podría impedirte recordar qué día es, dónde vives o el nombre de tu cónyuge. Existen evidencias convincentes que sugieren que el consumo excesivo de alimentos y bebidas azucaradas puede causar alzhéimer. Sí, has leído bien: es posible que el azúcar sea la causa del alzhéimer.

Los estudios demuestran que el consumo excesivo de alimentos dulces, especialmente las bebidas azucaradas, desempeña un papel importante en la epidemia de obesidad y diabetes.[9] La diabetes —o mejor dicho, la resistencia a la insulina— está fuertemente asociada a un mayor riesgo de padecer el alzhéimer y los datos empíricos sugieren que también puede ser un factor que contribuye al párkinson y otras enfermedades neurodegenerativas. Ahora están surgiendo evidencias que muestran una relación entre el alto consumo de azúcar y el deterioro mental, las dificultades de aprendizaje y la pérdida de memoria.[10]

Investigadores de la Universidad de Alabama en Birmingham han demostrado que los ratones alimentados con dietas altas en azúcar desarrollan los mismos depósitos de placa amiloide en el cerebro y los mismos defectos de memoria que caracterizan al alzhéimer. Durante veinticinco semanas, un grupo de ratones recibió una dieta consistente en pienso para ratones y agua normal. El otro grupo comió el mismo pienso, pero bebió una solución de agua azucarada. Los animales alimentados con azúcar engordaron aproximadamente un 17 % más en el transcurso del estudio y sus probabilidades de desarrollar resistencia a la insulina, la característica distintiva de la diabetes, aumentaron. También obtuvieron peores resultados en las pruebas diseñadas para medir el aprendizaje y la retención de la memoria. Asimismo, los cerebros de los ratones alimentados con azúcar mostraron la presencia de depósitos de placa como los del alzhéimer.[11]

La cantidad de agua azucarada consumida por los ratones era equivalente a un consumo humano de cinco latas de 355 mililitros de un refresco corriente al día. Cinco latas de refresco contienen unos 180 gramos de azúcar. Aunque la mayoría de las personas no bebe cinco latas de refresco todos los días, obtienen azúcar de otras fuentes que pueden superar fácilmente los 180 gramos. Por término medio, cada hombre, mujer y niño consume esa cantidad de azúcar al día. Por supuesto, un bebé o un niño consumirán menos y algunas personas prácticamente no toman azúcar, por lo que los adultos que sí lo toman consumen más de 180 gramos al día. Es interesante señalar que los fallos de memoria y los depósitos de placa en los ratones alimentados con azúcar se produjeron al cabo de tan solo veinticinco semanas. ¿Qué ocurrirá en nuestros cerebros tras años de seguir una alimentación rica en azúcar?

El cerebro y la resistencia a la insulina

Desde hace mucho tiempo se sabe que la diabetes afecta negativamente al tejido nervioso de todo el cuerpo, incluido el cerebro. Los estudios demuestran que los diabéticos tienen volúmenes cerebrales sustancialmente más pequeños en comparación con los no diabéticos. La disminución de tamaño se debe a la muerte de las células cerebrales. Los cerebros de los diabéticos envejecen prematuramente. La doctora Sudha Seshadri, neuróloga de la Universidad de Boston, sostiene que los cerebros de los enfermos de diabetes son «diez años mayores» que los de personas de la misma edad sin diabetes. Los diabéticos tienen casi el doble de riesgo de padecer alzhéimer que la población general.[12] Cuanto más joven sea una persona cuando desarrolle resistencia a la insulina, mayor será el riesgo. Incluso los prediabéticos corren el peligro de desarrollar alzhéimer. La resistencia a la insulina es el denominador común entre la prediabetes, la diabetes y el alzhéimer.

La insulina hace mucho más que regular el azúcar en la sangre. Esta hormona desempeña un papel en la función cognitiva normal.

La desregulación de la insulina aumenta el riesgo de deterioro cognitivo, alzhéimer y otras enfermedades neurodegenerativas. Estudios recientes confirman que la diabetes conduce a un deterioro cognitivo significativo y aumenta el riesgo de demencia y alzhéimer hasta en un 150 %.[13]

La resistencia a la insulina no solo eleva el riesgo de alzhéimer, sino que parece ser esencial para el desarrollo de la enfermedad. De hecho, en la actualidad el alzhéimer se categoriza como una forma de diabetes: la diabetes cerebral. Se la conoce como diabetes tipo 3. La diabetes tipo 2 y tipo 3 a menudo, pero no siempre, se desarrollan juntas. Todos los pacientes con alzhéimer tienen una elevada resistencia a la insulina en todo el cuerpo, aunque en algunos casos no es lo suficientemente alta como para clasificarla como diabetes tipo 2. Sin embargo, todos los pacientes de alzhéimer tienen gravemente alterado el metabolismo de la glucosa cerebral, es decir, sufren de resistencia a la insulina en el cerebro.

Otros trastornos neurológicos, como la demencia vascular, el párkinson, la enfermedad de Huntington y la esclerosis lateral amiotrófica (ELA), también exhiben características que sugieren resistencia a la insulina como un factor subyacente importante o como un contribuyente a la iniciación y progresión de estas patologías.[14-16] Las principales enfermedades neurodegenerativas muestran una marcada disminución del metabolismo energético, lo que conduce a la muerte celular y a la pérdida de volumen cerebral. Las perturbaciones de la función normal de la insulina pueden afectar drásticamente al metabolismo energético y, por consiguiente, a la función cerebral. En ese sentido, todas ellas podrían considerarse diversas manifestaciones de la diabetes tipo 3.

Sabemos que la diabetes aumenta el riesgo de padecer párkinson. En uno de los mayores estudios de su tipo hasta la fecha, los investigadores estudiaron a un grupo de más de cincuenta mil hombres y mujeres durante un período de dieciocho años. Lo que descubrieron fue que aquellas personas que tenían diabetes tipo 2 al inicio del estudio eran un 83 % más propensas que los no diabéticos a un diagnóstico posterior de párkinson.[17] Parece haber una fuerte conexión entre este y la resistencia a la insulina.[18] Se han notificado casos de tolerancia anormal a la glucosa en hasta el 80 % de los pacientes de párkinson. Se sabe que en el desarrollo de esta enfermedad, la disfunción del metabolismo de la insulina en el cerebro precede a la muerte de las neuronas productoras de dopamina.[19] La resistencia a la insulina también empeora la gravedad de los síntomas y reduce la eficacia terapéutica del tratamiento farmacológico.[20]

La ELA es un trastorno cerebral que afecta a las neuronas motoras que controlan los músculos corporales. Hace que el músculo se atrofie, lo que conduce a la parálisis y finalmente a la muerte. Desde los años cincuenta del pasado siglo se han notificado casos de resistencia a la insulina en un porcentaje significativo de pacientes de ELA.[21]

Incluso la enfermedad de Huntington, un trastorno cerebral degenerativo que se considera principalmente una afección hereditaria, también parece estar influenciada por la resistencia a la insulina. Los estudios demuestran que quienes la padecen tienen más probabilidades de desarrollar diabetes que quienes no la padecen.[22-23]

Las alteraciones que se producen en el organismo que conducen a la diabetes y finalmente a la neurodegeneración ocurren mucho antes de que estas enfermedades sean apreciables. El metabolismo de la glucosa se vuelve anormal de una a dos décadas antes de que se diagnostique la diabetes tipo 2. La enfermedad neurodegenerativa puede surgir un par de décadas después de ese diagnóstico.

La diabetes está aumentando. Según la clínica Mayo, esta enfermedad se ha duplicado en los Estados Unidos durante los últimos quince años. En los últimos veinte años los casos de diabetes en todo el mundo han pasado de treinta millones a doscientos treinta millones. Es un aumento desmesurado. Los científicos han expresado su preocupación de que la epidemia de diabetes de hoy en día pueda convertirse en la epidemia de alzhéimer o de párkinson del mañana. Es posible que la epidemia haya comenzado ya, como atestiguan las crecientes tasas de alzhéimer, párkinson y otras enfermedades neurodegenerativas. Por ejemplo, hasta un 80 % de los tejidos a los que afectan estas enfermedades pueden llegar a dañarse antes de que a una persona le diagnostiquen alzhéimer o párkinson.

Si tienes problemas cognitivos o de memoria o sientes que tu cerebro está sufriendo un proceso de neurodegeneración, es probable que tengas que «agradecérselo» al azúcar.

Salud ocular

Los ojos son extensiones del cerebro. Cualquier cosa que afecte al cerebro también afecta a los ojos. Los niveles altos de azúcar en la sangre influyen profundamente en la salud ocular. Los diabéticos a menudo experimentan visión borrosa, ya que el alto nivel de azúcar en la sangre inicia cambios degenerativos en los vasos sanguíneos de la retina, las células fotosensibles de la parte posterior del ojo que transmiten mensajes visuales al cerebro. La visión borrosa puede ser, de hecho, el primer signo de diabetes. Una de las principales complicaciones de la resistencia a la insulina es la retinopatía diabética, la lenta degeneración de la retina. No hay duda de que la resistencia a la insulina amenaza a la visión; los pacientes con diabetes desarrollan cataratas a una edad más temprana y tienen casi el doble de probabilidades que los no diabéticos de sufrir glaucoma.

Cuanto más tiempo se lleve sufriendo diabetes, más probabilidades hay de que se desarrolle retinopatía. Casi todos los enfermos de diabetes tipo 1 y la mayoría de los enfermos de diabetes tipo 2 terminan desarrollándola. Casi la mitad de los diabéticos se encuentran ya en algún estadio de retinopatía. En la mayoría de los países occidentales la retinopatía diabética es la principal causa de ceguera en individuos de edades comprendidas entre los veinte y los sesenta y cinco años.

Si tienes problemas de cataratas, glaucoma, degeneración macular o cualquier otro trastorno ocular relacionado con la edad, es muy probable que seas resistente a la insulina, al menos en cierto grado. Como ejemplo, cuanto mayor sea el nivel de azúcar en la sangre de una persona, mayor será el riesgo de cataratas. Investigadores de la Universidad de Yale estudiaron los efectos de tres tipos de dietas (la de alto contenido en carbohidratos, la de alto contenido en proteínas y la de alto contenido en grasas) sobre la incidencia de cataratas en ratas diabéticas. Como era de esperar, los niveles de azúcar en la sangre fueron superiores en la dieta alta en carbohidratos e inferiores en la dieta alta en grasas. El desarrollo de cataratas fue mayor en las ratas alimentadas con una dieta rica en carbohidratos; se observó una menor incidencia en los animales alimentados con una dieta alta en proteínas, mientras que los alimentados con una dieta alta en grasas no desarrollaron cataratas.[24] Aunque todas las ratas de este estudio eran diabéticas, fueron sus dietas —no la enfermedad— lo que determinó el grado de cataratas que desarrollaron. Cuanto mayor sea el nivel de azúcar en la sangre, mayor será la incidencia de cataratas. Cuando el azúcar en la sangre fue controlado gracias a una dieta rica en grasas y baja en carbohidratos, no se desarrollaron cataratas. Este efecto es similar en los seres humanos, ya que un mejor control del azúcar en la sangre ha mostrado resultados similares.[25]

Ya seas diabético o no, seguir una dieta rica en carbohidratos te elevará los niveles de azúcar en la sangre y los mantendrá elevados durante largos periodos de tiempo, y esto aumenta tu riesgo de daño cerebral y ocular. Científicos que trabajaban para el US Agricultural Research Service ('servicio de investigación agropecuaria de los Estados Unidos') hicieron un seguimiento a cuatrocientas setenta y una mujeres de mediana edad durante catorce años. Los resultados de la investigación fueron que aquellas con una ingesta diaria de carbohidratos por término medio de entre 200 y 268 gramos, que suele ser habitual en la mayoría de las mujeres de peso normal, tenían dos veces y media más probabilidades de desarrollar cataratas que las que consumían entre 101 y 185 gramos al día. Aunque el consumo de 101 a 185 gramos al día es inferior al promedio, no se considera bajo en carbohidratos. Por lo general, las dietas bajas en carbohidratos incluyen no más de 100 gramos al día y las dietas muy bajas en carbohidratos los restringen a menos de 30 gramos. Las conclusiones que podemos sacar de esta investigación son que incluso una modesta reducción en la ingesta de carbohidratos, y su correspondiente bajada de los niveles de azúcar en la sangre, puede reducir significativamente el riesgo de cataratas.[26]

El azúcar en la sangre en ayunas mide los niveles de glucosa en el momento de la prueba. Otra forma de medir el azúcar en la sangre es la prueba de A1C, que da un promedio de los tres meses anteriores. Investigadores de la Universidad de Oxford descubrieron que los diabéticos tipo 2 que disminuyen su nivel de A1C en tan solo un 1 % pueden reducir el riesgo de cataratas en un 19 %.[27] Al parecer, incluso una pequeña disminución de la glucemia media puede tener un gran impacto en la salud ocular. El ensayo de control y complicaciones de la diabetes (DCCT) demostró que un mejor control de los niveles de azúcar en la sangre también frena sustancialmente la aparición y la progresión de la retinopatía.[28] Los diabéticos que mantuvieron sus niveles de azúcar en la sangre lo más cerca posible de lo normal también tuvieron una incidencia mucho menor de enfermedad renal y nerviosa.

Un mejor control reduce asimismo la necesidad de cirugía láser para salvar la vista.

Los niveles de azúcar en la sangre aumentan el riesgo y la progresión de la degeneración macular. Según la Eye and Ear Infirmary ('enfermería del ojo y del oído') de la Universidad de Illinois, una ración diaria de productos horneados procesados (por ejemplo, una rebanada de pan, un panecillo, una porción de tarta, una torta o una galleta) aumenta el riesgo de progresión de la degeneración macular en 2,42 veces.

Los niveles elevados de azúcar en la sangre, incluso los que se consideran normales o se corresponden con la media, aceleran el envejecimiento y la degeneración del cerebro.[29] Cualquier elevación crónica de azúcar en la sangre es perjudicial para la vista, por lo que incluso aquellos con los llamados niveles normales de glucosa en ayunas pueden presentar mayor riesgo. Si tus niveles de glucosa en ayunas son superiores a 90 mg/dl, estás en riesgo, y cuanto mayor sea el nivel, más aumentará ese riesgo.

Desgraciadamente, la verdad es que, aunque no tengas problemas visuales conocidos, puedes estar en riesgo de desarrollar una enfermedad ocular relacionada con la edad; todos lo estamos. Las enfermedades degenerativas oculares, igual que las del cerebro, no aparecen de la noche a la mañana; al contrario, tardan años, incluso décadas, en desarrollarse. El metabolismo de la glucosa es anormal durante una o dos décadas antes de que se diagnostique una diabetes tipo 2.[30] Durante ese tiempo el daño causado puede ser considerable, mucho antes de que se noten los síntomas. Dado que no se experimentan dolores ni cambios repentinos en la visión, la pérdida gradual de esta no se reconoce fácilmente hasta que se ha producido un daño sustancial. Aunque puede que ahora mismo no notes ningún problema serio en tu visión, es posible que tus ojos hayan experimentado ya algún grado de degeneración anormal. Si esperas hasta que comiencen a presentarse los síntomas, puede ser demasiado tarde para corregir completamente el problema.

A diferencia del cerebro, que es inaccesible y no puede observarse fácilmente, los ojos se pueden examinar con atención sin mucha dificultad. Tu oftalmólogo puede decirte si estás desarrollando una afección, en muchos casos antes de que sea demasiado tarde. Por esta razón, es una buena idea examinarse periódicamente los ojos. También debes comprobar tus niveles de glucosa en la sangre en ayunas cada pocos años. Si tienes un nivel elevado de azúcar en la sangre, toma medidas para corregir el problema ahora y así reducirás en gran parte el riesgo de sufrir una pérdida de visión más adelante.

Salud digestiva

Los alimentos que ingieres no solo afectan a tu salud, sino también a la de los microorganismos que viven en el tracto digestivo, aproximadamente unos cien billones. Podría parecer que la salud de estos diminutos organismos no tiene mucha importancia, pero de hecho tiene un impacto directo en tu salud, ya que desempeñan un papel esencial para mantenernos sanos y libres de enfermedades. Ayudan a mantener el equilibrio del pH del tracto digestivo; sintetizan vitaminas importantes, como las vitaminas B_{12} y K; favorecen la función inmune; ayudan a descomponer y digerir los alimentos; neutralizan las toxinas; regulan la absorción y el metabolismo de la glucosa, y nos protegen contra las enfermedades inflamatorias y la colonización de organismos patógenos.

Esta comunidad de microorganismos, conocida como el *microbioma* intestinal, es muy diversa: consiste en unas diez mil a treinta mil especies diferentes de bacterias, virus y hongos. A las especies individuales de esta ecología interior se las conoce como *microbiota*.

La alteración de esta población cuidadosamente equilibrada de microorganismos constituye un factor que contribuye a muchos problemas de salud, entre ellos la obesidad, la resistencia a la insulina y la diabetes, la función inmunitaria reducida, los trastornos digestivos (estreñimiento crónico, enfermedades intestinales inflamatorias, enfermedad celíaca), los trastornos neurológicos (alzhéimer, párkinson, autismo, TDAH, depresión), las alergias y las sensibilidades alimentarias, el eczema, los problemas recurrentes de levaduras y algunas formas de cáncer. La salud de nuestro sistema digestivo es tan importante que se afirma que hasta el 90 % de las enfermedades humanas conocidas puede deberse a un intestino poco saludable.

Al hablar de «intestino» en este contexto nos referimos a la totalidad del sistema gastrointestinal, que se extiende desde la boca hasta el recto. Cuando se ingiere comida, su primera parada es en el estómago, donde se mezcla con enzimas digestivas y ácidos gástricos. Desde allí entra en el extremo superior del intestino delgado, que consiste en un tubo de dos centímetros y medio de diámetro y siete metros de longitud. El extremo inferior del intestino delgado se une al intestino grueso (también llamado colon), que tiene solo un metro y medio de longitud. Aunque es mucho más corto que el intestino delgado, al colon se le conoce como el intestino grueso porque su diámetro tiene aproximadamente siete centímetros y medio más de grosor. Es en el intestino grueso donde reside la gran mayoría de nuestra microbiota.

La dieta tiene un profundo efecto en los tipos de organismos que viven en el tracto digestivo y, por lo tanto, en la función digestiva y la salud en general. Los alimentos que comemos son los alimentos que consume nuestra microbiota. Lo mismo que nosotros, estos microorganismos tienen preferencias: algunos prefieren el azúcar y los carbohidratos simples, mientras que otros son más partidarios de los carbohidratos más complejos, la fibra dietética indigerible u otros componentes alimenticios. La población de organismos amantes del azúcar prolifera cuando comemos una gran cantidad de alimentos azucarados o cereales procesados altamente refinados. Por el contrario, los amantes de la fibra están más contentos cuando la dieta es rica en verduras, frutas, cereales integrales, frutos secos y semillas. El azúcar y el almidón refinado fomentan el crecimiento de la microbiota no deseable que proporciona poco beneficio y puede llegar a causar problemas. Cuando la dieta está repleta de azúcar e hidratos de carbono refinados, estos microorganismos indeseables proliferan, privando de espacio a los organismos más útiles y beneficiosos para la salud que prefieren los carbohidratos más complejos. Una dieta rica en azúcar es baja en fibra. Esto se traduce en un grave desequilibrio en el microbioma intestinal.

La fibra se suele considerar un componente alimenticio indigerible, y por lo demás casi inútil, pero es extremadamente importante para una buena función digestiva así como para la salud en general. Ablanda las heces, acorta el tiempo de tránsito a través del tracto intestinal, ralentiza la absorción de la glucosa, ayuda a equilibrar el pH y absorbe y elimina ciertas toxinas, evitando que entren en el torrente sanguíneo. Lo más importante, sin embargo, es que proporciona alimento para nuestra microbiota intestinal residente. Mientras que el cuerpo humano no posee las enzimas necesarias para descomponer o digerir la fibra, nuestras bacterias intestinales sí. Las bacterias amantes de la fibra se alimentan de ella y en el proceso la fibra se transforma en ácidos grasos de cadena corta (AGCC). Estos AGCC sirven como alimento para la capa de células que recubre el tracto digestivo (el epitelio). La mayoría de las bacterias que se alimentan de fibra viven en el colon. Los AGCC son la fuente de energía primaria para las células epiteliales del colon y suministran del 60 al 70 % de sus necesidades energéticas. La falta de fibra dietética puede afectar seriamente a las poblaciones de bacterias productoras de AGCC y, en consecuencia, a la salud del mismo colon.

Los AGCC son importantes para la salud de los intestinos y la integridad de la pared intestinal. Sin ellos, las células epiteliales que recubren el tracto digestivo comenzarían a degenerar; literalmente morirían de hambre. Esto puede causar inflamación crónica y descomposición de los tejidos, que podría ocasionar síndrome del intestino permeable, lesiones o úlceras, diverticulitis, colitis ulcerosa, enfermedad de Crohn, síndrome del intestino irritable y otros trastornos digestivos. La absorción de nutrientes también podría verse afectada radicalmente y causar desnutrición. La evidencia sugiere que muchas personas con enfermedades inflamatorias intestinales en realidad sufren de desnutrición del tracto digestivo.

Nuestra dieta moderna es tremendamente deficiente en fibra dietética. El azúcar no contiene fibra. Los cereales refinados están casi completamente desprovistos de ella. Las harinas procesadas y el azúcar conforman alrededor del 50 % de las calorías de la dieta media. La pequeña cantidad de fibra de la dieta puede ser suficiente para impedir la inanición total de las células intestinales, pero no es saludable. Una dieta que carezca de una cantidad adecuada de alimentos con alto contenido en fibra puede llevar a diversas formas de malestar digestivo, además de a la desnutrición.

Los AGCC hacen mucho más que proporcionar alimento para las células epiteliales intestinales. Investigaciones recientes revelan que desempeñan un papel clave en la prevención y el tratamiento del síndrome metabólico, la resistencia a la insulina y la diabetes, los trastornos intestinales, la osteoporosis, la enfermedad renal, la hipertensión y el cáncer de colon.[31-34] Además reducen el pH del colon (es decir, elevan su nivel de acidez), que proporciona un entorno adecuado para la microbiota útil, protege el revestimiento de la formación de pólipos en el colon y aumenta la absorción de minerales dietéticos. Asimismo estimulan la producción de células T colaboradoras, leucocitos y anticuerpos que desempeñan un papel crucial en la protección inmunitaria, tienen efectos antiinflamatorios y pueden ayudar a aliviar la inflamación del tracto digestivo causada por la disbiosis de la microbiota, las úlceras, las lesiones, etc. En estudios clínicos se han utilizado terapéuticamente los AGCC para tratar con éxito la colitis ulcerosa, la enfermedad de Crohn y la diarrea asociada a antibióticos.[35-37]

Salud bucal
Las bacterias se alimentan de azúcar

La consecuencia más obvia y ampliamente reconocida del consumo de azúcar es la caries dental. Incluso la industria azucarera admite que consumir una cantidad excesiva de comida azucarada contribuye a la caries. No pueden negarlo; la evidencia científica es demasiado abrumadora. Sin embargo, eso es todo lo que admiten e insisten en que una buena higiene dental —cepillarse y usar hilo dental diariamente— evita cualquier problema.

En nuestra boca viven miles de millones de bacterias, virus y hongos. Solamente de bacterias, tenemos más de seiscientas especies. Muchas de ellas producen ácidos y toxinas como productos de deshecho, que dañan los dientes e irritan las encías, causando inflamación y sangrado. Un crecimiento excesivo de estas bacterias causa la caries dental y la enfermedad periodontal (enfermedad de las encías) y, con el tiempo, la pérdida de dientes. Los dientes descoloridos, la placa dental (colonias de bacterias), el sarro (placa calcificada), las caries, las encías sangrantes, los dientes sensibles y el mal aliento crónico son signos de ese crecimiento excesivo. Las bacterias que causan el mayor daño son las que se alimentan de azúcar. Cuanto más azúcar comemos, más se multiplican y crecen, superando a otras especies menos perjudiciales. El desequilibrio del microbioma oral es la causa principal de la mala salud bucal.

Aunque todo el mundo sabe que comer alimentos azucarados puede estropear los dientes, poco más se dice al respecto. Se da por sentado el daño que el azúcar les hace a los dientes y no se le da demasiada importancia. La idea es que para solucionar el problema basta con cepillarse con pasta dentífrica con flúor y visitar al dentista periódicamente; no hay necesidad de preocuparse, puedes comer lo que quieras. Cuando un diente tiene caries, se perfora, se empasta, se vuelve a tapar y asunto arreglado. No se toman medidas para abordar o corregir la causa principal del problema: la microbiota oral. La odontología cosmética es solo un parche; corrige el aspecto visual, pero no es una solución. No se aborda la causa del problema, que sigue existiendo, y con el tiempo es probable que afecte a otros dientes. Si un diente está excesivamente cariado o afectado por la enfermedad de las encías, se extrae. Por eso, a pesar del cepillado diario, millones de personas usan dentaduras postizas o implantes dentales para reemplazar esos dientes. Según los Centers for Disease Control and Prevention estadounidenses, nueve de cada diez personas tienen caries dentales. La pérdida de dientes se ha convertido en una epidemia: uno de cada veinte adultos de mediana edad y uno de cada tres adultos mayores de sesenta y cinco años han perdido *todos* sus dientes naturales debido a la caries o la enfermedad de las encías. ¡No estamos hablando de dos o tres dientes, sino de la totalidad de los treinta y dos dientes adultos! Estos, al contrario que los dientes de leche o dientes temporales, se denominan «permanentes» ya que se supone que duran toda la vida, no solo unas cuantas décadas.

La enfermedad dental comienza a desarrollarse a una edad temprana. El 5 % de los bebés tiene caries dentales a los nueve meses de edad, el 15 % a los doce meses y el 17 % a los cuatro años. Los padres a menudo alimentan a sus hijos con zumos y productos para bebés endulzados con azúcar.

Al crecer siguen tomando esta comida basura repleta de azúcar. Por consiguiente, la enfermedad periodontal moderada afecta al 40 % de los niños mayores de doce años. El problema generalmente empeora a medida que crecen.

La enfermedad más frecuente

La enfermedad oral está por todas partes y es la afección microbiana más prevalente de la humanidad debido a la amplia distribución y disponibilidad de azúcar y alimentos endulzados. Según un estudio de la revista médica británica *The Lancet*, la enfermedad periodontal afecta hasta al 90 % de la población mundial.[38] No siempre ha sido así; aunque las caries y la enfermedad de las encías han afectado a los seres humanos durante toda su historia, no eran tan habituales en épocas pasadas. Los restos humanos antiguos muestran una incidencia mucho menor de enfermedades orales de la que tenemos hoy en día.

Las sociedades de cazadores-recolectores que seguían dietas altas en grasas eran las que menos enfermedades dentales sufrían. Cuando la humanidad evolucionó hasta el modelo agrícola, estas aumentaron. El doctor Weston A. Price, observó esto mismo durante el estudio que llevó a cabo a lo largo de diez años con pueblos nativos no modernizados. Las poblaciones que se alimentaban principalmente de carne y grasa, como los inuit y los nativos americanos, tenían muy poca caries dental. Las poblaciones que consumían más cereales, frutas y verduras con almidón sufrían un deterioro significativamente mayor. Pero incluso así, sin azúcar ni harina refinada, su salud dental era muy superior a la de quienes consumían alimentos modernos.

Dada la diferencia en infecciones orales entre nuestros ancestros y los seres humanos modernos, los científicos querían saber si las bacterias orales de hoy difieren de las de nuestros antepasados lejanos. Las bacterias orales no han sobrevivido en los dientes de los restos humanos antiguos. Sin embargo, donde hay sarro endurecido, estas bacterias se encuentran encerradas y preservadas como un fósil en piedra caliza. Gracias a estas piezas dentales sabemos que los seres humanos de la Antigüedad albergaban una diversidad de microorganismos orales mucho más amplia que los de hoy en día. Solemos tener mayores poblaciones de las especies de bacterias más virulentas, como *Streptococcus mutans*, la causa principal de la caries dental. Nuestros antepasados también tenían *Streptococcus mutans*, pero en cantidades tan pequeñas que por lo general no suponían ningún problema.

No hay que regresar a la Antigüedad para encontrar dientes sanos, relativamente libres de enfermedades. Existen algunas poblaciones de cazadores-recolectores que todavía viven en África y en otros lugares a base de dietas tradicionales sin azúcar. Gozan de una salud bucal extraordinariamente buena, libre de enfermedades de las encías y caries. Ninguno de ellos se cepilla ni usa hilo dental. Ignoran por completo la higiene bucal, pero aun así su salud bucal es mejor que la nuestra. Sin embargo, una vez que empiezan a añadir azúcar o harina blanca a sus dietas, su salud bucal empeora bruscamente. Las bacterias que habitan nuestras bocas forman una película clara y pegajosa sobre nuestros dientes y encías, conocida como *placa dental*. Esta capa de bacterias se está formando constantemente en los dientes y en realidad es beneficiosa, ya que impide que los ácidos de los alimentos disuelvan el esmalte de los dientes y los ayuda a mantenerse fuertes y resistentes a la caries. Sin embargo, la placa puede volverse perjudicial si la crea el tipo incorrecto de bacterias, aquellas que se alimentan de azúcar.

El azúcar alimenta a muchas formas de bacterias orales, entre ellas el *Streptococcus mutans*, que generan ácido como producto de desecho. El almidón también nutre a estas bacterias, ya que las enzimas de la saliva lo descomponen fácilmente en azúcar. Si nuestra alimentación contiene una gran cantidad de azúcar o almidón, la placa que recubre los dientes estará densamente poblada de estas bacterias formadoras de ácido, que disuelve el esmalte, ablandándolo y volviéndolo fácilmente accesible a la invasión de bacterias y otros microorganismos, lo que lleva a la caries dental y a la posible pérdida del diente. Por eso se nos enseña a cepillarnos los dientes con regularidad, para raspar esa placa que puede tener efectos perjudiciales.

Como las bacterias están siempre presentes en la boca, una nueva placa comenzará inmediatamente a recubrir los dientes, por lo que el cepillado debe hacerse a menudo. Esta placa solo es perjudicial si la dieta contiene cantidades excesivas de azúcar o almidón, que requieren un cepillado y un cuidado dental habituales. Nuestros antepasados nunca se cepillaron los dientes ni usaron hilo dental o enjuague bucal antiséptico. No tenían que hacerlo porque no comían alimentos azucarados que estimularan el crecimiento de bacterias generadoras de ácido. Sus bacterias bucales eran menos virulentas y su placa dental era protectora, no perjudicial.

La placa que recubre los dientes es un proceso de protección natural que aparece en todos los animales. Los problemas solo surgen cuando la dieta no guarda el equilibrio con la naturaleza. No nacemos con unos dientes genéticamente diseñados para pudrirse sin un cepillado regular y unos cuidados dentales modernos. Los animales en estado natural no necesitan cepillarse ni ir periódicamente al dentista para hacerse limpiezas o empastes. Nuestras mascotas, sin embargo, no son tan afortunadas. Los perros y los gatos, que por naturaleza son carnívoros, a menudo desarrollan problemas dentales como resultado de comer alimentos para mascotas con alto nivel de carbohidratos y cereales. La enfermedad dental es una epidemia moderna ocasionada por el consumo excesivo de azúcar y almidón.

Hoy en día contamos con técnicas dentales de última generación y con dentistas muy capacitados, con las pastas dentífricas y los enjuagues bucales mejor elaborados, con agua fluorada, hilo dental y muchos otros productos y procedimientos para mantener nuestros dientes limpios y fuertes. Sin embargo, tenemos la peor salud dental de la historia. También consumimos más azúcar que nunca.

Las infecciones orales no son problemas triviales que pueden corregirse simplemente con más cepillado u odontología cosmética. Una sonrisa de un blanco radiante no es lo mismo que una boca sana. Las apariencias pueden ser engañosas. Si tienes o has tenido alguna caries o enfermedad de las encías con sus correspondientes empastes, coronas, endodoncias, implantes y dentaduras postizas, lo más probable es que en este momento, independientemente de la blancura de tus dientes, tengas una infección activa o al menos un crecimiento excesivo de bacterias potencialmente dañinas que viven en tu boca. El blanqueamiento, el enderezamiento y los empastes no eliminan las bacterias causantes de la enfermedad.

Una fuente de enfermedad sistémica

Muchos quizá se pregunten qué tiene de malo tener algunas caries. Lo único que debemos hacer en estos casos es cuidarnos mejor la boca cepillándonos más a menudo; usar pasta dental con flúor, hilo dental y enjuague bucal, y visitar al dentista. Con eso debería bastar para solucionar el problema. Esto es lo que la mayoría de la gente cree y se piensa que si tienes un problema dental es porque no eres lo suficientemente diligente con tu rutina de higiene bucal o no visitas al dentista con la suficiente frecuencia. Rara vez culpamos a la dieta.

La mayoría de la gente tiene la creencia equivocada de que la boca es un compartimento aislado y que lo que sucede en ella no tiene ningún efecto sobre el resto del organismo. Esta creencia es absolutamente errónea. La boca es parte del tracto digestivo y una puerta de entrada al cuerpo. Una infección oral tiene una gran posibilidad de extenderse por todo el cuerpo. Cualquier infección, o incluso una sobrepoblación de microorganismos potencialmente virulentos en la boca, puede afectar a tu salud en general. Las bacterias de la boca pueden filtrarse en el torrente sanguíneo y recorrer todo el cuerpo, afectando a cualquiera de sus órganos y tejidos. Esta migración de microorganismos se intensifica cada vez que una infección activa está presente. Por esta razón, las infecciones orales pueden causar infinidad de problemas de salud, muchos de los cuales no suelen relacionarse con la salud bucal. Por ejemplo, las infecciones orales se han asociado con una serie de trastornos habituales de salud, como la presión arterial alta, las enfermedades cardíacas, la demencia, el asma, la artritis, la colitis, la osteoporosis, la diabetes y numerosas enfermedades infecciosas.[39-44]

Nuestra salud bucal puede incluso afectar a la salud del feto. La enfermedad periodontal o gingival puede influir negativamente en el resultado del embarazo, lo que aumenta el riesgo de dar a luz a hijos prematuros y con bajo peso.[45] Según las investigaciones, las embarazadas con enfermedad periodontal son siete veces y media más propensas a tener un hijo prematuro o con bajo peso, y cuanto más grave es la enfermedad, mayor efecto tiene sobre el bebé. El peso de un niño al nacer es el indicador más fiable de su estado de salud. Un bebé con bajo peso al nacer presenta una probabilidad estadísticamente mayor de desarrollar enfermedades y de morir a una edad temprana.

El riesgo de propagación de bacterias orales a otras partes del cuerpo es muy real y puede ser grave. Si has tenido algún problema cardíaco, cuando visites al dentista, te prescribirá antibióticos para que los tomes antes de intervenir en la boca. La razón es que es probable que incluso un trabajo dental rutinario cause pequeños desgarros en las encías que permitirían que grandes cantidades de bacterias entren en tu torrente sanguíneo. Estas bacterias pueden llegar al corazón y causar insuficiencia cardíaca. Existe una relación muy estrecha entre la enfermedad cardiovascular y la salud bucal. Tener una mala salud bucal aumenta en gran medida el riesgo de sufrir un ataque cardíaco o un accidente cerebrovascular.

Si los microorganismos que normalmente habitan la boca consiguen entrar en el torrente sanguíneo, pueden infectar las paredes de las arterias, causando infecciones localizadas de bajo grado e inflamación crónica. De esta manera, las bacterias y los virus pueden causar aterosclerosis, que a su vez puede dar lugar a infartos de miocardio y accidentes cerebrovasculares. La conexión entre las infecciones y la aterosclerosis se refuerza por el hecho de que dentro de la placa arterial se encuentran a menudo fragmentos de bacterias. Brent Muhlestein, cardiólogo del hospital Sud de Salt Lake City y de la Universidad de Utah, descubrió que el 79 % de las muestras de placa tomadas de las arterias coronarias de noventa pacientes con cardiopatía mostraban la presencia de bacterias. Además, los investigadores también han encontrado bacterias orales vivas, la evidencia irrefutable, por así decirlo, en la placa arterial, lo que demuestra su participación en el proceso de formación de placa.[46] Esta es la prueba de que bacterias vivas de la cavidad bucal se han alojado en la pared de la arteria.

Se sabe que las bacterias y los virus responsables de la enfermedad periodontal causan aterosclerosis en animales y también se han encontrado en la placa arterial humana.[47] Según los estudios realizados sobre el tema, los pacientes con cardiopatía tienen más caries dental y tasas más altas de enfermedad de las encías que la población general.[48] Por ejemplo, el doctor Robert J. Genco, de la Universidad de Búfalo, estudió a mil trescientas setenta y dos personas durante un período de diez años y descubrió que la enfermedad cardíaca era tres veces más frecuente en los pacientes con enfermedad de las encías.[49] En el National Health and Nutritional Examination Study ('estudio nacional de exámenes sanitarios y nutricionales'), los sujetos con inflamación de las encías tenían un riesgo un 25 % mayor de enfermedad cardíaca.[50] El riesgo era alto no solo para quienes sufrían enfermedades de las encías en la actualidad sino también para quienes las padecieron con anterioridad, lo que indica que la enfermedad de las encías puede no haberse curado por completo. Otra conclusión del estudio fue que cuanto más grave es la enfermedad periodontal, mayor es el riesgo de desarrollar una enfermedad cardíaca.

Los estudios indican que las personas con enfermedad periodontal corren un 200 % más de riesgo de morir por enfermedad cardiovascular.[51] Son proporciones astronómicas. En comparación, los fumadores solo tienen un aumento del riesgo de un 60 %. La presencia de la enfermedad periodontal es un indicador mucho más preciso del riesgo de enfermedad cardíaca que el tabaquismo. En la actualidad, se considera que la caries dental y la enfermedad de las encías tienen una relación más estrecha con las cardiopatías coronarias que cualquiera de los factores de riesgo reconocidos tradicionalmente, es decir, los niveles de colesterol en sangre, el sobrepeso, la diabetes, el estilo de vida sedentario y el tabaquismo.[52]

La diabetes es otra afección que está relacionada con la mala salud dental. Las infecciones periodontales pueden fomentar la resistencia a la insulina. Las sustancias químicas proinflamatorias liberadas en respuesta a la infección o lesión insensibilizan a las células con respecto a la insulina. La enfermedad periodontal no tratada causa inflamación crónica, lo que a su vez puede aumentar la resistencia sistémica a la insulina, promover la diabetes o exacerbar la enfermedad, si ya existe.[53-54] Se ha demostrado que el tratamiento de la enfermedad periodontal y un restablecimiento de la salud bucal mejoran la resistencia sistémica a la insulina.[55]

Normalmente, la diabetes se diagnostica por los niveles crónicamente elevados del azúcar en sangre. Los niveles de glucosa en la saliva reflejan los de la sangre. Por lo general, las bacterias orales se alimentan de azúcar mientras comemos y durante un período limitado de tiempo después de que hayamos comido. En el caso de los diabéticos, el nivel de glucosa en la sangre siempre es más alto de lo normal; esto hace que la glucosa de la saliva esté continuamente elevada, lo que permite que las bacterias orales se alimenten y se multipliquen sin parar incluso cuando no se consumen alimentos. Por esta razón, los diabéticos son muy propensos a las caries y la enfermedad de las encías. Esto puede agravar la diabetes porque la infección permite que entren más bacterias en el torrente sanguíneo, lo que causa una inflamación sistémica, que fomenta la resistencia a la insulina. Es decir, la diabetes fomenta las infecciones orales y a su vez estas fomentan la diabetes, un círculo vicioso que hace que la enfermedad empeore. Los dentistas a menudo pueden diagnosticar la diabetes solo con examinar el estado de la boca del paciente.

El nivel de glucosa en la saliva concuerda con el nivel de esta en la sangre, y por esta razón, se ha sugerido la medición de los niveles de glucosa en la saliva como un método alternativo de análisis de los niveles de glucosa en sangre para determinar la resistencia a la insulina y diagnosticar la diabetes.[56]

El estado de los dientes y las encías también puede afectar a la mente. Las investigaciones sobre el tema están vinculando el alzhéimer y el párkinson con la salud de la boca. Los pacientes con alzhéimer y demencia tienen, en general, mala salud bucal.[57-58] Los pacientes que sufren de demencia tienen el doble del número de cavidades dentales que otras personas de su misma edad con una función mental normal. Los enfermos de párkinson también sufren de una mayor incidencia de caries dentales, enfermedad periodontal y pérdida de dientes.[59] En algunos casos, la aparición del párkinson se ha relacionado directamente con el crecimiento excesivo de bacterias y la enfermedad periodontal.[60]

La enfermedad periodontal es la causa más común de pérdida de dientes en adultos. Por lo general, los dientes faltantes indican un historial de mala salud bucal y crecimiento excesivo de bacterias. Cuantos menos dientes tenga una persona, mayor será su probabilidad de desarrollar una enfermedad neurodegenerativa.

Un equipo de investigadores de las facultades de Medicina y de Odontología de la Universidad de Kentucky estudió las relaciones entre la pérdida de dientes, la demencia y el alzhéimer en el denominado Nun Study ('estudio de las monjas'). El estudio incluía a ciento cuarenta y cuatro monjas católicas de edades comprendidas entre los setenta y cinco y los noventa y ocho años. Se analizaron los registros dentales y los resultados de los exámenes cognitivos anuales durante diez años. En el caso de las ciento dieciocho participantes que murieron durante el período de estudio se utilizaron también las conclusiones de las autopsias. Los investigadores descubrieron que aquellas con el menor número de dientes al comienzo del estudio fueron las más propensos a desarrollar demencia. Se demostró que cuantos más dientes se extraen debido a la mala salud dental, mayor es el riesgo de demencia.[61]

Para descartar posibles factores genéticos, se investigó la relación entre la pérdida de dientes y la demencia entre gemelos idénticos. Entre los participantes había ciento seis pares de gemelos idénticos de sesenta y cinco o más años, con un gemelo de cada par aquejado de demencia. Los investigadores descubrieron que un historial de pérdida de dientes, particularmente antes de los treinta y cinco años de edad, era un factor de riesgo significativo para el alzhéimer.[62] Este estudio no solo demostró que la salud bucal es un factor de riesgo para la demencia, sino que los procesos asociados con la salud que ocasionan la demencia comienzan en los primeros años. La salud dental de una persona en la flor de la vida puede afectar a su salud mental en años posteriores.

La salud de la boca es un asunto importante; puede afectar a la salud de todo el cuerpo. La mala salud bucal puede ser una causa directa, o al menos un factor contribuyente, en el desarrollo de muchas afecciones crónicas. Existe una mayor conexión entre la salud bucal (y el consumo de azúcar) y las enfermedades cardíacas que entre estas y la ingesta de grasas dietéticas. La salud bucal está directamente relacionada con la dieta y lo que promueve el crecimiento excesivo de las bacterias que infectan los dientes y las encías es principalmente el azúcar y el almidón refinado. Por eso, el azúcar puede ser una causa indirecta pero muy significativa de muchas de nuestras enfermedades crónicas.

Función inmunitaria y cáncer

Vivimos en un entorno rodeado de bacterias, parásitos y otros microorganismos potencialmente nocivos. Están en la comida que comemos, el agua que bebemos y el aire que respiramos. Además, nos atacan continuamente las toxinas ambientales e industriales; incluso nuestros propios cuerpos producen sustancias tóxicas como los AGE y los radicales libres. Además de eso, las células dañadas, defectuosas y enfermas están esparcidas por todo nuestro organismo. Es increíble que a pesar de todo esto podamos sobrevivir. Afortunadamente, el cuerpo tiene una forma de solucionar este caos y protegernos de los daños. Esta función le corresponde a nuestro sistema inmunitario.

Tenemos muchas células inmunitarias, pero lo que encabeza nuestra defensa es el ejército de glóbulos blancos que patrulla nuestros cuerpos. Estas células combaten las sustancias potencialmente dañinas de diversas maneras. Una de las principales es un proceso llamado *fagocitosis*, en el que los glóbulos blancos devoran y digieren cualquier célula extraña o defectuosa.

Sin embargo, el consumo de azúcar influye enormemente en la capacidad de los glóbulos blancos de cumplir esta función. El azúcar entorpece que las células blancas de la sangre fagociten las sustancias nocivas. Los estudios han demostrado que tras una sola dosis de azúcar, la fagocitosis desciende casi en un 50 % y permanece así hasta unas cinco horas.[63] Si consumes una comida azucarada, el sistema inmunitario se verá gravemente debilitado y probablemente no se recuperará hasta la siguiente comida. Por lo tanto, si comes tortitas o cereales azucarados de desayuno por la mañana, tomas un refresco con azúcar con el almuerzo y terminas la cena con un helado, tu sistema inmunitario estará muy deprimido durante todo el día.

Tendrás menos capacidad de eliminar los microorganismos invasores, las toxinas, los AGE, y las células renegadas (cáncer).

Como el azúcar deprime la función inmunitaria, aumenta los riesgos de infección, reduce la capacidad del organismo de neutralizar las toxinas ambientales y deshacerse de ellas, e incrementa el riesgo de cáncer. Por lo tanto, te vuelves más propenso a las enfermedades infecciosas, te cuesta más superar las infecciones, eres más vulnerable o sensible a las toxinas y sustancias químicas, y se eleva tu probabilidad de desarrollar cáncer.

Uno de cada tres estadounidenses vivos en la actualidad desarrollará algún tipo de cáncer durante su vida. El cáncer es la principal causa de muerte en el mundo después de las enfermedades cardíacas. Esto no es de extrañar teniendo en cuenta que todos tenemos células cancerosas en el cuerpo. Estas células renegadas son solo una parte de nuestra composición biológica y de su interacción con el medioambiente. La razón por la que no desarrollamos cáncer y morimos es porque el sistema inmunitario busca y destruye estas células antes de que se descontrolen en exceso. Mientras el sistema inmunitario funcione como debe, no tenemos que preocuparnos por el cáncer. El doctor Arthur I. Holleb, vicepresidente ejecutivo superior de asuntos médicos de la American Cancer Society, afirmó: «El cáncer solo se desarrolla cuando el sistema inmunitario es incapaz de destruir estas células malignas».[64] En otras palabras, el cáncer solo puede desarrollarse en aquellas personas cuyos sistemas inmunitarios están tan estresados o debilitados que son incapaces de organizar una defensa efectiva. El doctor Holleb no especificó que solamente el cáncer de pulmón, el de mama o la leucemia se vieran afectados por la eficiencia del sistema inmunitario. Se refirió a todos los cánceres, lo que significa que incluso si estamos expuestos a sustancias cancerígenas, la enfermedad no llegará a desarrollarse mientras el sistema inmunitario funcione bien. Por lo tanto, un sistema inmune sano es un elemento clave en la prevención de todas las formas de cáncer.

Una de las principales causas de estrés crónico en el sistema inmunitario es su constante lucha contra las bacterias que se infiltran en la corriente sanguínea de la boca. Este problema se agrava cuando hay una infección oral. El azúcar fomenta las infecciones orales crónicas y deprime el sistema inmunitario, lo que facilita que el cáncer se establezca. Por consiguiente, la enfermedad periodontal y la pérdida de dientes aumentan en gran medida el riesgo de muchas formas de cáncer,[65-69] sobre todo los cánceres de esófago, gastrointestinal superior, gástrico, colorrectal, de pulmón, de vejiga, de próstata y pancreático, así como el melanoma, el linfoma no hodgkiniano, la leucemia y el mieloma múltiple.[70]

Si tu sistema inmunitario está deprimido por una dieta rica en azúcar, se le está dando luz verde al cáncer para crecer y multiplicarse. Lo que empeora aún más las cosas es que esta sustancia actúa como fertilizante para el cáncer. Las células cancerosas se alimentan de azúcar. Cuanto más azúcar les suministres, más se fortalecerán.[71]

Una de las diferencias entre las células sanas y las cancerosas estriba en la producción de energía. Los orgánulos celulares (órganos de las células) que participan principalmente en el metabolismo energético son las mitocondrias. Las mitocondrias son adaptables y pueden utilizar diversos nutrientes para producir energía. Sin embargo, en las células cancerosas estos orgánulos son defectuosos y no pueden producir energía. Por eso dependen de otro medio de producción energética, llamado *glicolisis*, en el que no participan las mitocondrias.

La glucosa de nuestra sangre es esencial para la glicolisis. Los ácidos grasos, las cetonas y la mayoría de las demás fuentes de energía carecen de utilidad para las células cancerosas. Esto hace que el cáncer dependa en gran medida de la glucosa para sus necesidades energéticas. Cuanto más azúcar les suministres, por medio de una dieta llena de alimentos azucarados y de almidón refinado, de más energía dispondrán, más rápido crecerán y más resistentes se volverán a los tratamientos oncológicos. En cambio, sin azúcar se morirán de hambre y serán mucho más vulnerables al sistema inmunitario y a los tratamientos oncológicos.

La resistencia a la insulina y la glucosa elevada en la sangre se consideran factores de riesgo independientes para el cáncer. La asociación entre la diabetes, particularmente la diabetes tipo 2, y el cáncer es bien reconocida. Los estudios demuestran que los diabéticos tienen un riesgo sustancialmente mayor de padecer cáncer, especialmente de páncreas, hígado, pulmón, endometrio, mama, colon, recto y vejiga.[72]

La resistencia a la insulina significa que el nivel de azúcar en sangre está constantemente elevado, de manera que hay más azúcar de lo normal en la sangre que fluye por las venas. Este azúcar alimenta al cáncer.

El hecho de que el cáncer se alimente casi exclusivamente de azúcar y necesite grandes cantidades de esta sustancia lleva muchos años utilizándose para la toma de imágenes médicas. Las exploraciones con tomografía por emisión de positrones (TEP) son una herramienta útil para detectar el cáncer. Al paciente se le administra una bebida azucarada con iones radioactivos. El cáncer inmediatamente «comerá» el azúcar y recibirá una dosis de esos iones. La TEP muestra las áreas del cuerpo con mayor metabolismo de la glucosa, lo que indica la presencia de cáncer. El cáncer actúa como un imán para la glucosa.

El azúcar alimenta todas las formas de cáncer. Durante mucho tiempo se creyó que el tabaquismo cs la causa principal del cáncer de pulmón. Los hombres que fuman tienen veintitrés veces más probabilidades de padecer cáncer de pulmón y las mujeres trece veces más, en comparación con quienes nunca han fumado. Ser un fumador pasivo es prácticamente igual de perjudicial; los no fumadores que están expuestos al humo del tabaco en casa o en el trabajo tienen un riesgo de un 20 a un 30 % mayor de desarrollar este tipo de cáncer.

El de pulmón es el cáncer más frecuente en todo el mundo; en 2018 representó unos 2,1 millones de casos nuevos y 1,8 millones de muertes al año. Es, con diferencia, la principal causa de muerte por cáncer entre hombres y mujeres. Cada año, mueren más personas solo de cáncer de pulmón que de cáncer de colon, mama y próstata juntos.[73]

Si bien no hay duda de que el tabaquismo contribuye al cáncer de pulmón y a muchos otros problemas de salud, puede que no sea el factor principal. La dieta y el azúcar en la sangre parecen desempeñar un papel importante. La correlación entre las muertes por cáncer de pulmón y el consumo de azúcar llaman la atención (ver los gráficos de la página 164). El consumo de azúcar ha aumentado constantemente y alcanzó su punto máximo en 1999 para luego reducirse gradualmente. El cáncer de pulmón ha seguido el mismo patrón general. En cambio, la correlación entre el consumo de tabaco y el cáncer de pulmón no es tan obvia. En los Estados Unidos, el uso de productos de tabaco ha ido disminuyendo desde la pasada década de los setenta; el consumo de tabaco es más bajo ahora de lo que ha sido en un siglo, pero las tasas de cáncer de pulmón continuaron aumentando, hasta alcanzar su punto álgido en los años noventa. Desde entonces solo han disminuido ligeramente. Si el tabaquismo causa cáncer, ¿por qué las tasas de esta enfermedad siguen siendo elevadas a pesar de la reducción del consumo de tabaco?

Es muy posible que fumar, en sí mismo, no sea suficiente para causar cáncer. El azúcar puede ser el catalizador que hace que el tabaco sea tan peligroso.

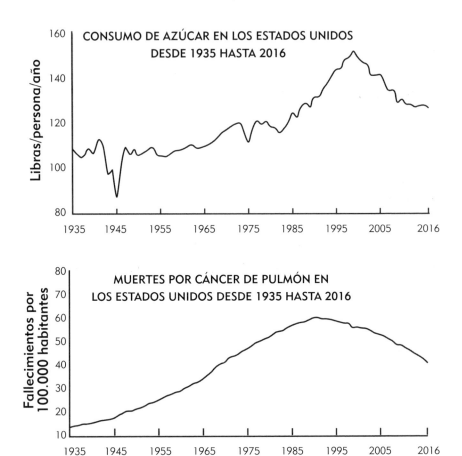

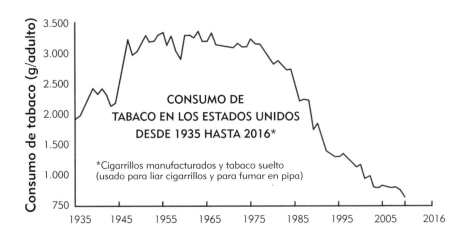

Fuentes: US Department of Agriculture, American Cancer Society y American Lung Association.

Hasta mediados del siglo XIX, el cáncer de pulmón era relativamente poco frecuente en los Estados Unidos. En 1930, la tasa de mortalidad debida al cáncer de pulmón tanto para hombres como para mujeres era inferior a 3,5 por cada cien mil habitantes. En 2016 la tasa para los hombres era de 46,7 y para las mujeres de 31,9 por cada cien mil.[74] El número de fumadores ha disminuido, mientras que las muertes por cáncer de pulmón se han multiplicado por diez. Aquí debe de haber algo más.

Fumar nunca ha sido un problema importante en ninguna población hasta que se añadió azúcar y harina refinada a la dieta. Muchas sociedades primitivas han utilizado el tabaco durante generaciones sin sufrir ningún daño aparente. Por ejemplo, los inuit del norte de Canadá y Alaska han sido tradicionalmente grandes fumadores. A pesar de su estilo de vida de cazadores-recolectores nómadas, obtenían tabaco a través del comercio. Casi todos los inuit fumaban. Cada noche iban a sus refugios, que estaban herméticamente cerrados al duro frío ártico, y fumaban. La habitación se llenaba de humo de tabaco, así como del humo del fuego que los mantenía calientes y les proporcionaba luz, con solo una pequeña abertura de aire en medio del techo. Todos, incluidos los niños pequeños, estaban expuestos a aspirar pasivamente grandes dosis de humo.

Muchos de los exploradores del Ártico registraron los hábitos de tabaquismo de los inuit. A principios del siglo XX, el antropólogo Vilhjalmur Stefansson describió su consumo habitual del tabaco. Si el tabaquismo causara cáncer de pulmón, los inuit definitivamente habrían sufrido una epidemia de cáncer. Sin embargo, una de las cosas que Stefansson observó fue la ausencia completa de cáncer de cualquier tipo.[75] Una dieta rica en frutas y verduras no era lo que los protegía. En aquel momento, la dieta de los inuit consistía casi enteramente en carne y grasa. No comían verduras, frutas ni cereales y absolutamente nada de azúcar o dulces de ningún tipo, excepto lo poco que podían obtener en raras ocasiones de puestos comerciales aislados.

El doctor Otto Schaefer, que desde mediados de los años cincuenta hasta finales de los sesenta del pasado siglo atendió a las necesidades médicas de los inuit y los indígenas americanos en el Ártico canadiense, señaló que el cáncer no hizo su aparición entre ellos hasta que comenzaron a añadir azúcar y carbohidratos refinados a sus dietas. Hasta entonces, el cáncer de pulmón era completamente desconocido en esa comunidad. Schaefer observó que fumar en sí no causaba cáncer en los inuit a menos que la dieta incluyera azúcar. En sus propias palabras: «Si el tabaquismo por sí solo causa cáncer de pulmón, sería de esperar encontrar muchos casos entre los esquimales y los indios, ya que la gran mayoría de ellos fuma bastante, principalmente cigarrillos en las últimas décadas. No se han encontrado casos de carcinoma broncogénico [entre los nativos del norte de Canadá]».[76]

La ausencia de cáncer de pulmón no es exclusiva de los inuit y los indígenas americanos, sino que se ha observado en muchas culturas primitivas de todo el mundo que seguían una dieta sin azúcar.

Incluso en nuestra propia cultura, hemos conocido u oído hablar de personas que fumaban y aún vivían sanos durante muchos años, sin desarrollar cáncer. Un buen ejemplo es el actor y comediante fumador George Burns. Comenzó a fumar a la edad de catorce años y afirmaba que había fumado de diez a quince puros al día durante más de setenta años (más de trescientos mil en su vida). Burns se mantuvo con buena salud a lo largo de toda su vida y aún seguía trabajando activamente como cómico hasta apenas unas semanas antes de su muerte, en 1996, a la avanzada edad de cien años. Hacía ejercicio con regularidad, no tenía sobrepeso ni problemas de azúcar en la sangre, y seguía una dieta relativamente baja en azúcar. Incluso escribió un *bestseller* sobre la alimentación titulado *How to Live to Be 100 –Or More* [Cómo vivir cien años, o más]. A pesar del tabaquismo, su dieta y su estilo de vida tuvieron una mayor influencia en su salud.

Fumar no es, ni mucho menos, bueno para la salud; es un factor de riesgo para una multitud de enfermedades. Sin embargo, al parecer, fumar en sí no es suficiente para causar cáncer de pulmón hasta que se combina con una mala dieta alta en azúcar. Lo que de verdad causa el cáncer de pulmón es el efecto que se produce cuando el azúcar actúa en combinación con el tabaco. Probablemente el azúcar sea también el catalizador de otros cánceres.

La glucosa es tan importante para el crecimiento del cáncer que este no puede sobrevivir sin esa sustancia. La eliminación de azúcar y otros hidratos de carbono de la dieta prácticamente mata de hambre al cáncer. Las terapias dietéticas que restringen las calorías o los carbohidratos han obtenido mucho éxito en el tratamiento del cáncer, tanto en combinación con terapias convencionales como por sí solas.[77]

Ser obeso aumenta el riesgo de cáncer.[78] Sin embargo, no es el exceso de grasa corporal lo que fomenta el desarrollo de esta enfermedad, sino los niveles altos de azúcar en la sangre que casi siempre acompañan a la obesidad. El nivel alto de azúcar en la sangre es un factor de riesgo para el cáncer incluso cuando el peso o el índice de masa corporal de una persona son normales.[79] Aun las elevaciones leves de glucosa en sangre que habitualmente se considerarían normales (glucosa en sangre en ayunas entre 95 y 108 mg/5,3-6,0 mmol/l) se asocian a un riesgo elevado de cáncer.[80] Si te preocupa la posibilidad de desarrollar cáncer, ya sea de pulmón, mama, próstata o cualquier otro, una de las mejores cosas que puedes hacer para evitarlo es eliminar el azúcar.

6

Síndrome metabólico

Síndrome metabólico y enfermedad crónica

Una enfermedad recién identificada se está extendiendo descontroladamente por todo el mundo. Es el asesino número uno a nivel mundial y lo más probable es que sea la causa de tu muerte. Esta afección mortal es el denominado *síndrome metabólico*. Los ataques cardíacos y los accidentes cerebrovasculares son solo dos de sus consecuencias finales.

Aunque esta enfermedad ha existido durante mucho tiempo, solo se ha convertido en una amenaza mundial en las últimas décadas. Inicialmente se identificó como un problema de salud creciente a comienzos de los años ochenta del pasado siglo pero ahora ha crecido hasta convertirse en una epidemia global.

Una de las razones por las que muchas personas no están familiarizadas con el síndrome metabólico es que no suele mencionarse como causa de muerte o ni siquiera como enfermedad, sino como un factor de riesgo para ambas. Sin embargo, el síndrome metabólico es básicamente el trastorno no visible que provoca la gran mayoría de las enfermedades crónicas y muertes en todo el mundo.

El síndrome metabólico se define como la unión de un grupo de cinco trastornos metabólicos que normalmente se dan al mismo tiempo y que aumentan en gran medida el riesgo de enfermedades del corazón, diabetes, alzhéimer y otras afecciones degenerativas crónicas. Según la American Heart Association y el National Heart, Lung, and Blood Institute ('instituto nacional del corazón, los pulmones y la sangre'), una persona sufre el síndrome metabólico si tiene tres o más de las siguientes afecciones:

Glucosa alta en sangre en ayunas: igual o superior a 100 mg/dl (5,6 mmol/l).

Obesidad abdominal: hombres: igual o superior a 102 cm. Mujeres: igual o superior a 88 cm.

Triglicéridos sanguíneos elevados: igual o superior a 150 mg/dl (1,7 mmol/l).

Colesterol HDL bajo: hombres: menos de 40 mg/dl (1,03 mmol/l). Mujeres: menos de 50 mg/dl (1,3 mmol/l).

Presión arterial alta: igual o superior a 130/85 mm Hg.

El síndrome metabólico es una indicación de que el cuerpo está gravemente desequilibrado a nivel químico, hormonal y metabólico. Se asocia con la inflamación crónica de bajo grado y el estrés oxidativo excesivo. Aunque lo más habitual es que el síndrome metabólico esté vinculado a las enfermedades del corazón, la diabetes y la obesidad, también aumenta el riesgo de una gran cantidad de enfermedades degenerativas crónicas, como las siguientes:

- Algunas formas de cáncer.
- Alzhéimer.
- Apnea del sueño.
- Artritis.
- Cálculos biliares.
- Demencia vascular.
- Diabetes.

- Disfunción tiroidea (hipotiroidismo, hipertiroidismo).
- Dismenorrea.
- Enfermedades coronarias.
- Enfermedad hepática no alcohólica.
- Enfermedad inflamatoria intestinal (colitis ulcerosa, enfermedad de Crohn).
- Enfermedad periodontal.
- EPOC.
- Enfermedad renal.
- ELA.
- Esclerosis múltiple de degeneración macular.
- Fibromialgia.
- Función inmunitaria baja (aumento de la susceptibilidad a la infección).
- Enfermedad del reflujo gastroesofágico.
- Glaucoma.
- Hiperandrogenismo.
- Hiperuricemia.
- Hipogonadismo.
- Infertilidad.
- Obesidad/sobrepeso.
- Párkinson.
- Periodos irregulares.
- Psoriasis.
- Síndrome de fatiga crónica.
- Síndrome del intestino irritable.
- Síndrome del ovario poliquístico.
- Síndrome del intestino permeable.
- Trastornos psiquiátricos/depresión/ansiedad.

Una persona con síndrome metabólico corre un riesgo muy elevado de desarrollar cualquier combinación de las afecciones degenerativas crónicas anteriores. Normalmente, quienes sufren trastornos metabólicos padecen además múltiples problemas de salud crónica. Por ejemplo, un diabético puede sufrir asimismo de alzhéimer, problemas de visión y desequilibrios hormonales, y morir de un ataque cardíaco. Una paciente de párkinson también puede padecer diabetes, artritis, enfermedad periodontal, enfermedad renal y estreñimiento crónico, y morir de un accidente cerebrovascular.

Muchos factores pueden contribuir al síndrome metabólico, entre ellos la inactividad física, el envejecimiento, la exposición a las toxinas ambientales, los medicamentos, el consumo de drogas, el tabaquismo y la genética, pero la dieta es el factor principal. El síndrome metabólico es fundamentalmente una enfermedad nutricional provocada por el consumo excesivo de azúcar y productos refinados, acompañado por una deficiencia de grasas de buena calidad, proteínas y productos frescos. Sabemos esto porque cada uno de los cinco marcadores para el síndrome metabólico se ve afectado negativamente por el consumo excesivo de azúcar y almidón refinado y se puede mejorar eliminando estos productos de la dieta y sustituyéndolos por alimentos integrales y grasas saludables. Según un estudio reciente que revisó todos los estudios disponibles, aleatorios, controlados y a largo plazo, sobre el tratamiento del síndrome metabólico, la intervención más eficaz para reducir todas las características del síndrome es la restricción de carbohidratos refinados y este debe ser el enfoque principal en el control de la diabetes y las enfermedades cardíacas. Este enfoque aporta beneficios independientemente de la pérdida de peso.[1] De hecho, todas las enfermedades degenerativas crónicas mejorarían con la sustitución del azúcar por alimentos más saludables.

De las evidencias se deduce que el consumo excesivo de azúcar y almidón refinado, no de grasa ni de grasa saturada, es parte esencial de prácticamente la totalidad de las enfermedades crónicas y degenerativas que azotan a nuestra sociedad. No es de extrañar que la industria del azúcar se haya esforzado tanto en distorsionar los hechos y confundir a la comunidad médica y al público en general sobre sus peligros. Si quieres envejecer prematuramente y sufrir de una enfermedad crónica durante la última mitad de tu vida, parece que consumir una dieta alta en azúcar es la forma más rápida de conseguirlo.

En las siguientes secciones, vamos a echar un vistazo más de cerca a cada uno de los marcadores del síndrome metabólico.

Resistencia a la insulina

La resistencia a la insulina es una característica subyacente esencial del síndrome metabólico.[2] Siempre ha sido una de sus características determinantes más importantes. Al principio, algunos investigadores utilizaron el término *síndrome de resistencia a la insulina* para describirlo. Asumieron que la resistencia a la insulina siempre estaba presente con el síndrome metabólico y eran una evidencia necesaria para diagnosticarlo.

Normalmente, la resistencia a la insulina se puede determinar midiendo los niveles de glucosa en la sangre en ayunas. En individuos sanos y normales, estos niveles deben oscilar entre 65 y 90 mg/dl (3,6-5,0 mmol/l). A medida que la resistencia a la insulina comienza a desarrollarse, los niveles de azúcar en la sangre en ayunas suben sistemáticamente por encima de 90 mg/dl (5,0 mmol/l).

Cuando la glucosa en ayunas alcanza o supera los 100 mg/dl (5,6 mmol/l), la resistencia a la insulina está avanzada y es uno de los marcadores del síndrome metabólico. En este punto, estamos entrando en las etapas iniciales de la diabetes, a menudo conocida como prediabetes. Aunque 100 mg/dl (5,6 mmol/l) se considera el límite, esto no significa que un nivel de glucosa en ayunas de 99 gm/dl (5,5 mmol/l) sea normal o seguro. Los niveles de glucosa en ayunas entre 91 y 99 gm/dl (5,1-5,5 mmol/l) son elevados e indican las etapas iniciales de la resistencia a la insulina y un mayor riesgo de enfermedad degenerativa. La diabetes plenamente desarrollada se diagnostica cuando el azúcar en sangre en ayunas alcanza los 126 mg/dl (7 mmol/l) o más; en esta etapa, ya hay una fuerte resistencia a la insulina y los riesgos para la salud son muy graves. La diabetes no controlada puede causar infinidad de complicaciones, como deterioro mental, insuficiencia renal, ataque cardíaco, accidente cerebrovascular, ceguera, daño a los nervios, problemas digestivos, enfermedad de las encías y muchos otros trastornos degenerativos.

La resistencia a la insulina y la diabetes tipo 2 vienen causadas por el consumo excesivo de azúcar y carbohidratos refinados y la falta de otros alimentos más nutritivos. Son los carbohidratos de la dieta los que afectan a los niveles de azúcar en la sangre. Las grasas, las proteínas y la fibra tienen muy poco efecto.

La insulina extrae la glucosa y la lleva al interior de las células; asimismo activa la conversión de la glucosa en grasa y guarda esta en las células adiposas. La insulina es una hormona de almacenamiento de grasa. Cuando se elevan sus niveles, el cuerpo entra en un estado de producción y almacenamiento de grasa. Si el páncreas funciona correctamente, los niveles elevados de glucosa en la sangre van acompañados de niveles elevados de insulina en la sangre. Por lo tanto, cuando alguien es resistente a la insulina, permanece continuamente en un estado metabólico en el que se produce y almacena grasa. Por esta razón, toda persona que es obesa es básicamente resistente a la insulina en cierta medida. Consumir carbohidratos refinados eleva los niveles de glucosa en la sangre e intensifica la resistencia a la insulina, lo que ocasiona el almacenamiento continuo de grasa.

Aunque todos los obesos son resistentes a la insulina, no todas las personas resistentes a la insulina son obesas o ni siquiera tienen sobrepeso. En un estado de resistencia a la insulina el páncreas, que la produce, debe trabajar horas extras para bombear grandes cantidades de la hormona. Con el tiempo, esta alta demanda constante de insulina le pasa factura al páncreas y este comienza a agotarse y a disminuir la producción de insulina. Los diabéticos que ya no pueden producir por sí mismos la insulina necesaria deben depender de inyecciones regulares de esta hormona para controlar sus niveles de azúcar en la sangre. Estos enfermos suelen tener un peso normal o incluso bajo.

Una persona puede tener niveles normales de glucosa en la sangre en ayunas y un peso normal, pero aun así ser resistente a la insulina. La razón por la que los niveles de glucosa en la sangre en ayunas pueden parecer normales es porque el páncreas sigue funcionando lo suficientemente bien como para bombear cantidades masivas de insulina cuando los niveles de azúcar en la sangre suben en exceso. Esto somete a una gran tensión al páncreas, que aunque es capaz de aguantar el ritmo durante un tiempo, no tardará mucho en empezar a agotarse. A medida que las células que generan la insulina se agotan y mueren, se produce cada vez menos insulina. Con frecuencia, para entonces la persona ya es diabética y además podría necesitar inyecciones regulares de insulina para controlar los niveles de azúcar en la sangre porque los medicamentos por sí solos generalmente no son suficientes.

Esa persona puede ver sus niveles de azúcar en la sangre en ayunas como normales y solo tiene uno o dos factores de riesgo para el síndrome metabólico, por lo que cree que está fuera de peligro, lo cual produce una falsa sensación de seguridad. Si tus otros factores de riesgo indican que tienes síndrome metabólico o incluso que te acercas a ese estado, es probable que seas resistente a la insulina y que tus lecturas de glucosa en sangre en ayunas no lo capten. En este caso, necesitas hacerte otro análisis sanguíneo, llamado prueba A1C. Esta es una prueba mucho más precisa para el azúcar en la sangre.

El azúcar en la sangre en ayunas mide los niveles de glucosa en el momento de la prueba. La prueba A1C proporciona una medida promedio de los tres meses anteriores. Una lectura de A1C de 5,7 o inferior se considera normal y una lectura de 6,5 o más indica diabetes. Independientemente de tu lectura de nivel de azúcar en la sangre en ayunas, si tu lectura de A1C es de más de 5,7, eres resistente a la insulina y debes considerar este marcador una indicación positiva del síndrome metabólico. Por esta razón, es una buena idea que cuando te hagas el análisis de sangre en ayunas, midas también tu A1C.

Obesidad abdominal

En líneas generales, la investigación sobre la obesidad se ha centrado en la cantidad de grasa en lugar de en la distribución de esta en el cuerpo. Sin embargo, el lugar en el que se acumula la grasa puede tener una gran importancia para la salud. En los años cuarenta del pasado siglo, el médico francés Jean Vague observó que las personas con una cintura más gruesa tenían un mayor riesgo de enfermedad cardiovascular prematura y muerte que las que tenían la cintura más delgada o acumulaban el exceso de peso alrededor de las caderas y los muslos. Esta relación se siguió observando durante el transcurso de las siguientes décadas. Los estudios demostraron que no solo el grado de obesidad, sino también la ubicación de la grasa corporal, eran un factor de riesgo para la diabetes, los accidentes cerebrovasculares, los ataques cardíacos y la muerte por cualquier causa. La circunferencia de la cintura era un mejor indicador de enfermedad cardiovascular y muerte que el grado de sobrepeso.[3]

La obesidad abdominal (o de la parte superior del cuerpo) da como resultado un cuerpo «en forma de manzana», que contrasta con un cuerpo «en forma de pera», donde el exceso de grasa tiende a acumularse más en la mitad inferior (muslos, caderas y glúteos). Las personas con una gran cintura, ya sea que tengan sobrepeso o no, corren un mayor riesgo de padecer problemas de salud que aquellas con una cintura más pequeña.

El Nurses' Health Study ('estudio de salud de las enfermeras'), uno de los estudios más extensos y prolongados que han medido la obesidad abdominal hasta la fecha, examinó la relación entre el tamaño de la cintura y la mortalidad por enfermedades cardíacas, cáncer o cualquier otra causa en mujeres de mediana edad. Al comienzo del estudio, las cuarenta y cuatro mil participantes estaban sanas y se midió el tamaño de la cintura y la cadera de todas ellas. Después de dieciséis años, las mujeres con mayor circunferencia de cintura (89 cm o más) tenían casi el doble de riesgo de morir por enfermedades cardíacas que aquellas con menor circunferencia (menos de 71 cm). Asimismo, las mujeres con las mayores cinturas tenían un riesgo de muerte por cáncer, o por cualquier otra causa, más elevado que aquellas con las más pequeñas. El riesgo aumentaba sistemáticamente con cada centímetro de cintura añadido.

El estudio demostró que incluso las mujeres con un peso normal y un índice de masa corporal (IMC) inferior a 25 corrían un mayor riesgo si ese peso de más correspondía a la zona abdominal: las mujeres de peso normal con una cintura de ochenta y nueve centímetros o más tenían el triple de riesgo de mortalidad por enfermedad cardíaca, en comparación con las de peso normal con cinturas de menos de ochenta y nueve centímetros.[4]

Se sabe que algunas personas son resistentes a la insulina y se les puede diagnosticar de síndrome metabólico pese a no ser obesas según las medidas convencionales. Aunque no hace falta que los individuos resistentes a la insulina sean clínicamente obesos, lo habitual es que tengan una distribución anormal de la grasa que se caracteriza por una acumulación predominante de esta en la parte superior del cuerpo. La obesidad en esta zona está estrechamente relacionada con la resistencia a la insulina. El exceso de grasa en la parte superior del cuerpo puede acumularse abdominalmente (grasa visceral) o subcutáneamente (bajo la piel). La grasa visceral está más estrechamente relacionada con la resistencia a la insulina que la de cualquier otro tejido adiposo. El patrón de obesidad abdominal está más estrechamente relacionado con la resistencia a la insulina y el síndrome metabólico que la obesidad acumulada en la parte inferior del cuerpo.

Quienes tienen un mayor grado de resistencia a la insulina pueden desarrollar el síndrome metabólico pese a tener solo un exceso moderado de grasa abdominal, pero incluso aquellos con una resistencia leve a la insulina pueden desarrollarlo si presentan una obesidad abdominal notable.[5]

La principal causa de la obesidad abdominal es el consumo excesivo de azúcar, y en particular de fructosa y galactosa. Ambas se metabolizan en el hígado, donde se convierten inmediatamente en grasas y glucosa. Cuando las calorías son abundantes, el hígado convierte estos azúcares principalmente en grasa en lugar de glucosa. Esta es la grasa que se acumula en el hígado y alrededor de los órganos como grasa visceral o grasa abdominal. La grasa visceral, al contrario que la subcutánea, es muy activa metabólicamente. Libera ácidos grasos, agentes inflamatorios y hormonas que en última instancia conducen a un mayor colesterol LDL, triglicéridos, glucosa en la sangre y presión arterial, además de promover la resistencia a la insulina.[6]

La grasa visceral libera un flujo continuo de agentes inflamatorios que causan inflamación crónica. La inflamación interfiere en el metabolismo de la glucosa, lo que conduce a la resistencia a la insulina.[7-10] Mientras que la glucosa aumenta los niveles de azúcar en la sangre y, por consiguiente, el riesgo de resistencia a la insulina, la fructosa y la galactosa tienen un efecto iniciador mucho mayor en la resistencia a la insulina porque se convierten en grasa visceral proinflamatoria. Si tienes un vientre prominente (o incluso una buena barriga) o resistencia a la insulina, se debe al azúcar, y sobre todo al jarabe de maíz de alta fructosa.

En los Estados Unidos y en otros países, la medida actual para la obesidad abdominal que forma parte del diagnóstico de síndrome metabólico se estableció mediante un esfuerzo conjunto de la American Heart Association y el National Heart, Lung, and Blood Institute. Los europeos tienden a seguir las recomendaciones de la Fundación Internacional de la Diabetes (IDF, por sus siglas en inglés), que pone más énfasis en la obesidad abdominal para la definición de síndrome metabólico. La definición de la IDF utiliza un límite de circunferencia de la cintura de noventa y cuatro centímetros o más para los hombres y ochenta centímetros o más para las mujeres. Debido a que hay alguna variación étnica en el tipo de cuerpo, los asiáticos utilizan otro conjunto de cifras para su definición de obesidad abdominal. Para las poblaciones asiáticas, a excepción de Japón, la IDF ha fijado un límite de noventa centímetros o más en hombres y ochenta o más en mujeres; para los japoneses es de noventa o más para los hombres y de ochenta y cinco o más para las mujeres. Para los asiáticos que viven en los Estados Unidos, las circunferencias inferiores de la cintura, definidas por la IDF para estas poblaciones, se consideran apropiadas como uno de los factores de riesgo en la definición del síndrome metabólico.

Los criterios de la IDF se basaron en la observación de que algunas personas manifiestan rasgos de resistencia a la insulina y síndrome metabólico con solo aumentos moderados en la circunferencia de la cintura (entre 94 y 101 cm en los hombres y 80 y 87 en las mujeres). La fundación pone más énfasis en la importancia de la obesidad abdominal en la contribución al síndrome metabólico y requiere de la existencia de esta como uno de los tres factores en la definición de este síndrome.

Para medir correctamente la circunferencia de la cintura, haz lo siguiente:

- Despójate de ropa en la zona abdominal.
- Ponte recto y coloca una cinta métrica alrededor de la cintura, justo por encima de los huesos de la cadera y a la altura del ombligo. Alinea el borde inferior de la cinta métrica con la parte superior de los huesos de la cadera.
- Asegúrate de que la cinta métrica esté ajustada pero no demasiado apretada y de que se alinee horizontalmente alrededor de la cintura.
- Lee la medición justo después de espirar.

La grasa abdominal no se puede eliminar haciendo ejercicios abdominales. Este tipo de ejercicio fortalecerá los músculos abdominales, pero no se deshará de la grasa almacenada. La dieta baja en calorías puede funcionar, pero solo si dejas de tomar alimentos o postres endulzados, sea cual sea la cantidad de calorías que consumas. El azúcar fomenta la grasa abdominal y dificulta extraordinariamente el adelgazamiento. Es irónico que muchos productos para perder peso se endulcen con jarabe de maíz de alta fructosa, probablemente debido a la creencia errónea de que como no afecta a la glucosa en la sangre como otros edulcorantes, no tiene importancia. Del mismo modo, muchos productos dietéticos utilizan leche baja en grasa y leche en polvo desnatada, que son ricas en galactosa. Para eliminar la grasa del vientre, además de reducir la ingesta de calorías, es necesario que elimines todos los azúcares de la dieta.

Dislipidemia

La dislipidemia es una cantidad anormal de lípidos (grasas y colesterol) en la sangre. Los dos lípidos de la sangre que se utilizan para diagnosticar el síndrome metabólico son el colesterol HDL y los triglicéridos.

Gran parte del interés de los últimos sesenta años en detectar y tratar enfermedades cardíacas se ha centrado en medir los valores de colesterol en sangre. El énfasis en el colesterol ha sido tan grande, llegando prácticamente a excluir actores de riesgo igual de importantes e incluso más, que el colesterol alto se ha convertido en sinónimo de enfermedad cardíaca. Aunque el colesterol elevado es solo un factor de riesgo, la mayoría de la gente cree que es más que eso y que constituye la causa número uno de las enfermedades cardíacas.

Para evaluar el riesgo de enfermedad cardíaca se miden diversos valores de lípidos en la sangre, entre ellos el colesterol total, la lipoproteína de baja densidad (colesterol LDL), la lipoproteína de alta densidad (colesterol HDL) y los triglicéridos. A lo largo de los años se ha puesto más énfasis en el colesterol total y el colesterol LDL para determinar el riesgo de enfermedad cardíaca. Y aunque todavía siguen utilizándose, ambos han caído en desgracia entre los investigadores y médicos serios. El colesterol total en sí mismo ha demostrado ser casi inútil como indicador de enfermedad cardíaca principalmente porque agrupa todas las formas de colesterol en un solo valor, como el LDL (el llamado colesterol malo) y el HDL (el colesterol bueno), y no sabes qué porcentaje de cada uno forma parte del total. Los investigadores se inclinaron más hacia la medición de colesterol LDL como un mejor indicador, pero eso tampoco ha sido satisfactorio. Ahora sabemos que existen dos tipos de LDL, uno que es beneficioso porque es esencial para la salud y otro potencialmente dañino porque se oxida con facilidad. Eso nos deja con los valores del colesterol HDL y de los triglicéridos como los mejores indicadores de lípidos comunes para el riesgo de enfermedad cardíaca.

Supuestamente, el HDL tiene un efecto protector contra las enfermedades del corazón porque se cree que elimina el colesterol de las arterias. El aumento de los valores de HDL disminuye el riesgo de enfermedades cardíacas. Los triglicéridos sanguíneos son una medida de las grasas transportadas por lipoproteínas de muy baja densidad y son un factor de riesgo independiente para las enfermedades cardíacas. Los valores elevados de triglicéridos en la sangre aumentan el riesgo; para que este disminuya se requieren valores altos de HDL y bajos de triglicéridos.

Muchos estudios han demostrado que el consumo de azúcar hace justo lo contrario: disminuye el HDL y eleva los triglicéridos sanguíneos, lo que aumenta el riesgo de enfermedad cardíaca. Un ejemplo de esto lo encontramos en un estudio publicado en la revista *Journal of the American Medical Association* que examinó el consumo de azúcar y los indicadores de enfermedades cardiovasculares de seis mil ciento trece adultos que participaron en la National Health and Nutrition Examination Survey ('encuesta nacional de examen de salud y nutrición'). Los investigadores examinaron el efecto del consumo de azúcares añadidos en los niveles de lípidos sanguíneos.

Los resultados mostraron que cuanto mayor sea el consumo de azúcar, menor será el HDL y mayores los niveles de triglicéridos.

El alto consumo de azúcar también se asoció con un aumento en la relación de triglicéridos/HDL, una medida mucho más precisa del riesgo de enfermedad cardíaca que cualquiera de las demás medidas por sí solas. La ingesta de azúcar también aumentó los niveles de LDL, reforzando aún más el efecto perjudicial que tiene el azúcar sobre la salud cardiovascular.[11]

En otro estudio, investigadores de la Universidad de California en Davis examinaron qué efectos tenían la fructosa, el jarabe de maíz de alta fructosa y la glucosa en los niveles sanguíneos de colesterol LDL, los triglicéridos y la apolipoproteína-B (otro indicador del riesgo de enfermedades cardíacas relacionado con el colesterol). Utilizando como guía las pautas dietéticas de los estadounidenses de 2010, los investigadores emplearon la cantidad máxima de azúcar que se consideraba segura, que constituía el 25 % de la ingesta total de energía. Solo se necesitaron dos semanas consumiendo esta cantidad de azúcar para elevar significativamente los niveles de lípidos sanguíneos y aumentar el riesgo de enfermedad cardíaca. La fructosa y el jarabe de maíz de alta fructosa tuvieron un efecto perjudicial mayor que el de la glucosa.[12]

Tiene sentido que la fructosa elevara más los niveles sanguíneos de triglicéridos que la glucosa, ya que la fructosa se procesa en el hígado, donde se convierte en glucosa y en grasa (triglicéridos). Los ácidos grasos creados durante el metabolismo de la fructosa se acumulan como gotas de grasa en el hígado y alrededor de los órganos (grasa visceral), causando resistencia a la insulina y la enfermedad del hígado graso no alcohólico. La resistencia a la insulina a su vez progresa hasta dar lugar al síndrome metabólico y la diabetes tipo 2. La fructosa, al metabolizarse en el hígado, crea también una serie de productos de desecho y toxinas, entre ellos una gran cantidad de ácido úrico, que eleva la presión arterial y causa gota.

Hipertensión

La hipertensión es una afección crónica en la que la presión arterial se halla constantemente elevada. A la presión arterial alta se la llama «el asesino silencioso» porque por lo general no presenta síntomas evidentes. Sin embargo, con el tiempo, la hipertensión aumenta el riesgo de enfermedad arterial coronaria, accidente cerebrovascular, insuficiencia cardíaca, enfermedad vascular periférica, pérdida de la visión, enfermedad renal crónica y demencia.

La presión arterial elevada crónica es la forma más frecuente de enfermedad cardiovascular; en los Estados Unidos se cree que afecta a más de un tercio de toda la población adulta. Contribuye a medio millón de accidentes cerebrovasculares y a más de un millón de ataques cardíacos cada año. Cuanto más por encima de lo normal esté la presión arterial, mayor será el riesgo de enfermedad cardíaca. Se sabe que la hipertensión es uno de los principales factores de riesgo de enfermedades cardíacas.

Varios estudios han investigado la relación entre el consumo de azúcar en las bebidas azucaradas y el riesgo de hipertensión. Los resultados no han sido concluyentes: un problema habitual en la investigación cuando existen intereses financieros en juego. Para comprender mejor la relación entre el consumo de azúcar y la presión arterial alta, un equipo de investigadores internacionales recopiló los estudios más fiables sobre el tema y analizó los datos en conjunto. El metaanálisis combinado incluía datos sobre más de setecientos mil sujetos. La investigación confirmó la conexión entre la ingesta de azúcar y la presión arterial alta con un patrón que muestra que cuanto más azúcar se consume, mayor es la presión arterial.[13]

En su libro *The Sugar Fix* [La dosis de azúcar], el doctor Richard Johnson, profesor de Medicina en la Universidad de Colorado, explica por qué el azúcar afecta a la presión arterial. «La principal responsable de esta reacción es la fructosa», afirma. Cuando la fructosa se metaboliza, produce ácido úrico como subproducto. El ácido úrico es un producto de desecho normal que se encuentra en la sangre; sin embargo, los niveles altos están asociados con la gota, la presión arterial alta, el sobrepeso y la enfermedad renal.

El doctor Johnson ha pasado años estudiando los efectos metabólicos de la fructosa en los animales y en los seres humanos. En la Universidad de Colorado dirige el departamento que se encarga de los riñones y está a cargo de los trasplantes y de la investigación sobre la presión arterial. Su interés en la fructosa surgió cuando comenzó a ver una relación entre los niveles elevados de ácido úrico y la presión arterial alta, la enfermedad renal y la obesidad. Descubrió que el 90 % de los adolescentes obesos con un diagnóstico reciente de presión arterial alta también tenían niveles elevados de ácido úrico. Consiguió normalizar la presión arterial del 87 % de estos pacientes simplemente bajando sus niveles de ácido úrico.

Se sabía que los alimentos ricos en purina, como la cerveza, las legumbres, las setas y el pescado, pueden elevar el ácido úrico, pero eso no explica los altos niveles en los adolescentes obesos. Había algo más en su dieta que tenía un mayor efecto sobre la producción de ácido úrico y que además favorecía el aumento de peso. Ciertamente no se trataba del consumo elevado de pescado y legumbres. El doctor Johnson descubrió que la causa era el alto consumo de azúcar. Posteriores investigaciones demostraron que la glucosa no afectaba a los niveles de ácido úrico; en cambio, la fructosa tenía un impacto importante. Cuando consumimos sacarosa, la parte de la glucosa va directamente al torrente sanguíneo; sin embargo, la fructosa va al hígado, donde se metaboliza, generando ácido úrico como producto de deshecho. De hecho, la fructosa normalmente produce ácido úrico en cuestión de minutos después de la ingestión. El consumo del jarabe de maíz de alta fructosa que se encuentra en la mayoría de los alimentos procesados suministra más fructosa que el de azúcar blanco, aumentando así el riesgo.

Antes de que empieces a pensar que el problema solo está asociado con la fructosa, he de señalar que la glucosa no es un espectador inocente, sino que puede intensificar los efectos de la fructosa y afectar a la presión arterial con sus propios efectos perjudiciales.

La presión arterial depende en gran medida de la elasticidad de los vasos sanguíneos. Cuando el corazón late, bombea sangre; con esta oleada de sangre, las arterias se expanden, lo que le permite fluir fácilmente a través del cuerpo. Si los vasos sanguíneos se vuelven rígidos, no pueden expandirse con facilidad. El corazón tiene que esforzarse más y la presión sanguínea aumenta. Este aumento de la fuerza puede causar cortes y desgarros minúsculos en la pared arterial, seguidos de inflamación, que provocan el desarrollo de la aterosclerosis.

El doctor Michael Shechter y sus colegas de la Universidad de Tel Aviv, en Israel, han observado que los alimentos de alto índice glucémico que son ricos en glucosa aumentan rápidamente la presión arterial. Este no es un nuevo descubrimiento, ya que los médicos han sabido durante décadas que un exceso de azúcar y almidón refinado puede ser perjudicial para la salud cardiovascular. Pero lo que descubrieron fue que los alimentos de alto índice glucémico, como el azúcar, el pan blanco y los copos de maíz, reducen la elasticidad de los vasos sanguíneos, con lo cual aumenta la presión arterial y el riesgo cardiovascular. Lo más sorprendente fue la velocidad a la que estos alimentos pueden afectar a la función arterial. Las diferencias se pueden observar casi inmediatamente después de comer alimentos azucarados.

En palabras del doctor Shechter: «Los médicos saben que los alimentos con un componente glucémico elevado aumentan rápidamente el nivel de azúcar en la sangre. Quienes consumen grandes cantidades de estos alimentos tienen una mayor probabilidad de muerte súbita por ataque cardíaco. Nuestra investigación une ambos datos y muestra la relación entre la alimentación y su efecto inmediato en las arterias».

Los investigadores examinaron a cuatro grupos de sujetos. Un grupo comió copos de maíz mezclados con leche, el segundo grupo un compuesto de azúcar puro, el tercero copos de salvado y al último grupo se le dio un placebo (agua). Durante cuatro semanas, los investigadores observaron cómo afectaba cada comida a la arteria braquial de los sujetos. Para la prueba se usa un manguito en el brazo, como los utilizados para medir la presión arterial, que permite visualizar momento a momento la función arterial.

Los resultados fueron espectaculares. Antes de que cualquiera de los sujetos comiera, la función arterial era básicamente normal. Después de comer, el monitor mostró enormes picos que indicaban estrés arterial en los grupos de alto índice glucémico: los que consumieron copos de maíz y azúcar. El doctor Shechter afirmó: «Sabíamos que los alimentos con alto índice glucémico eran perjudiciales para el corazón. Ahora tenemos un mecanismo que muestra cómo. Alimentos como los copos de maíz, el pan blanco, las patatas fritas y los refrescos endulzados someten a nuestras arterias a un estrés excesivo. Por primera vez hemos logrado explicar cómo pueden afectar a la progresión de la enfermedad cardíaca los carbohidratos altamente glucémicos».[14]

Cuando se consumen alimentos ricos en azúcar, parece producirse una disfunción repentina de las paredes arteriales. Pese a que los efectos son temporales, cuando se daña de esta manera a las arterias llega un momento en que se reduce la elasticidad, lo que da lugar a una presión arterial elevada, y esto a su vez causa un deterioro de las paredes de la arteria.

La verdadera causa de las enfermedades cardíacas
Las causas principales de mortalidad

Más del 70 % de todas las muertes en España se atribuyen a solo diez causas, y las tres primeras representan alrededor del 50 % de todas las muertes. De estas diez principales causas de muerte, nueve tienen relación con el síndrome metabólico. La única excepción serían la gripe y la neumonía.

1. Enfermedad arterial coronaria.
2. Alzhéimer/demencia.
3. Accidente cerebrovascular.
4. Cáncer de pulmón.
5. Enfermedad pulmonar.
6. Cánceres de colon y recto.
7. Gripe y neumonía.
8. Diabetes.
9. Enfermedad renal.
10. Cáncer de mama.

Las diez principales causas de mortalidad a nivel global son solo ligeramente diferentes, con seis de ellas relacionadas con el síndrome metabólico: enfermedades cardíacas, accidente cerebrovascular, enfermedad pulmonar obstructiva crónica, cáncer de pulmón, diabetes y el alzhéimer o la demencia.

Las diez causas principales de mortalidad a nivel global son:

1. Enfermedad cardíaca.
2. Accidente cerebrovascular.
3. Infecciones respiratorias inferiores.
4. Enfermedad pulmonar obstructiva crónica.
5. Cáncer de pulmón.
6. Diabetes.
7. Alzhéimer y demencia.
8. Diarrea (deshidratación).
9. Tuberculosis.
10. Lesiones causadas por accidentes de tráfico.

Factores de riesgo para las enfermedades cardíacas

Tras décadas de investigación, se sigue debatiendo la causa subyacente de las enfermedades cardíacas. Sin embargo, los investigadores han identificado varios elementos o indicadores que a menudo se asocian con quienes las sufren. Se denominan factores de riesgo. No todos los que padecen enfermedades cardíacas tienen todos los factores de riesgo reconocidos; algunos tienen pocos o incluso ninguno. Los factores de riesgo no implican forzosamente el desarrollo de la enfermedad cardíaca; sin embargo, hacen que sea más probable. Cuantos más factores de riesgo presente una persona, mayores serán sus probabilidades de morir de un ataque cardíaco o un derrame cerebral. Los factores de riesgo más comúnmente reconocidos son los siguientes:

- Edad.
- Sexo (ser hombre).
- Tabaquismo.
- Estrés.
- Inactividad física.
- Herencia.
- Nivel de colesterol en la sangre.
- Altos niveles de triglicéridos en la sangre.
- Obesidad y sobrepeso.
- Diabetes y prediabetes.
- Altos niveles de ácido úrico en la sangre.
- Hipertensión.
- Altos niveles de homocisteína.
- Inflamación sistémica.
- Enfermedad periodontal.
- Dieta poco saludable (muy poca verdura y demasiado azúcar).

Los seis primeros —edad, sexo, tabaquismo, estrés, inactividad física y herencia— no están relacionados con la dieta. Sobre algunos de ellos —edad, sexo y herencia— no tenemos control. Los diez restantes —altos niveles de colesterol, triglicéridos, ácido úrico y homocisteína; obesidad, diabetes, hipertensión, inflamación sistémica, enfermedad periodontal y dieta poco saludable— están relacionados con la dieta y podemos influir en ellos.

Tras revisar esta lista de factores de riesgo de enfermedades cardíacas relacionados con la dieta, ¿a cuántos de ellos les afecta negativamente el consumo de azúcar? La respuesta es *a todos*. Como se ve en la primera parte de este capítulo y en los dos capítulos anteriores, cada factor de riesgo relacionado con la dieta está fuertemente influenciado por el azúcar. De hecho, el azúcar es el único elemento común o unificador de todos ellos.

Por otro lado, las grasas no promueven ninguno de estos factores de riesgo. Incluso la grasa saturada, que se lleva la mayor parte de la culpa como causa de las enfermedades cardíacas, no está asociada con ninguno de estos factores de riesgo. Quizá algunos argumenten que la grasa saturada aumenta el colesterol total y que algunas (aunque no todas) las grasas saturadas tienden a elevar el colesterol total; sin embargo, el colesterol total no es un buen indicador del riesgo de enfermedad cardíaca. Es por eso por lo que la mayoría de los médicos utilizan en su lugar la proporción de los niveles de colesterol y triglicéridos. En aquellos casos en que las grasas saturadas elevan el colesterol total, este aumento se debe a un incremento del HDL, el colesterol bueno que protege contra las enfermedades cardíacas; por lo tanto, la proporción de colesterol no cambia ni disminuye, lo que reduce el riesgo de padecerlas. Cuando nos fijamos en los factores de riesgo relacionados con la dieta, se ve claramente lo que en realidad causa la enfermedad cardíaca: el azúcar.

No hay relación entre cardiopatía y grasas saturadas

En los últimos años ha surgido un creciente conjunto de pruebas que demuestran que no existe relación entre el consumo de grasas saturadas y las enfermedades cardíacas. En contraste con el asesoramiento nutricional recibido durante décadas, investigadores de la Universidad de Cambridge han descubierto que renunciar a comer carne grasa, nata o mantequilla no tiene ningún efecto beneficioso en la reducción de la incidencia de enfermedades cardíacas. «La grasa saturada no es lo que debería preocuparnos» en nuestra alimentación, dijo el doctor Rajiv Chowdhury, el autor principal del estudio y epidemiólogo cardiovascular del departamento de salud pública y atención primaria de la Universidad de Cambridge.

El doctor Chowdhury y sus colegas trataron de evaluar las mejores evidencias hasta la fecha sobre la relación entre las grasas dietéticas y las cardiopatías. Realizaron un metaanálisis de setenta y dos estudios publicados anteriormente con más de seiscientos mil participantes de dieciocho países. El hallazgo clave fue que la grasa saturada, ya sea medida en la dieta o en el torrente sanguíneo, no mostraba ninguna relación con las enfermedades cardíacas. Sin embargo, los investigadores encontraron un vínculo entre las grasas trans, producidas cuando los aceites vegetales son hidrogenados, aunque no hallaron pruebas de que las grasas saturadas fueran peligrosas.

La principal crítica que se le hace a la grasa saturada es que aumenta el colesterol LDL, el tipo de colesterol que suponemos que eleva el riesgo de ataques cardíacos. Pero, según el doctor Chowdhury, la relación entre la grasa saturada y el LDL es compleja. Además de elevar el colesterol LDL, la grasa saturada aumenta el colesterol HDL, que se sabe que protege contra las enfermedades del corazón. No todo el colesterol LDL es malo. El que se eleva por la grasa saturada es un subtipo que consiste en partículas grandes, esponjosas e inofensivas que en realidad son elementos esenciales para la formación de vitamina D, hormonas sexuales, membranas celulares y tejido nervioso. La grasa saturada puede aumentar el colesterol total, pero lo hace incrementando el HDL y el LDL grande y esponjoso, los cuales son beneficiosos.

En contraste con el LDL grande y esponjoso está el colesterol LDL más pequeño y denso, que es potencialmente mucho más peligroso. Estas partículas más pequeñas se dañan fácilmente con la oxidación, son más propensas a causar inflamación y contribuyen a la acumulación de la placa que obstruye las arterias. Por lo general, un perfil de LDL que consista principalmente en estas partículas coincidirá con unos niveles altos de triglicéridos y bajos de HDL, ambos factores de riesgo para ataques cardíacos y accidentes cerebrovasculares.

Lo que causa el aumento de las partículas más pequeñas que obstruyen las arterias no es la grasa saturada, sino el azúcar, los alimentos azucarados y el exceso de carbohidratos, asegura el doctor Chowdhury. «El foco de las pautas dietéticas debería ser la dieta alta en carbohidratos o azucarada. Si hay algo que hace que tu LDL se vuelva más perjudicial son los carbohidratos».[15]

Las pautas dietéticas se han centrado durante décadas en reducir la ingesta total de grasas y grasas saturadas, basándose en la presunción de que reemplazar la grasa saturada por carbohidratos y grasa insaturada reducirá el colesterol LDL y así disminuirá el nivel de afecciones cardiovasculares. Sin embargo, llevamos haciendo esto durante las últimas décadas sin ver ningún beneficio; de hecho, las enfermedades crónicas en general han aumentado.

Cada vez aparecen más estudios que revelan que lo que fomenta las enfermedades cardíacas no es la grasa sino los carbohidratos, en particular el azúcar y el almidón refinado. Por ejemplo, los investigadores del Centro Nacional de Enfermedades Cardiovasculares de Pekín combinaron los datos de quince estudios con un total de 438.073 participantes para determinar la relación entre los carbohidratos y las enfermedades cardiovasculares. Su metaanálisis de estos estudios demostró que los carbohidratos de alto índice glucémico estaban relacionados con un mayor riesgo de enfermedad arterial coronaria y accidente cerebrovascular, con una relación dosis-respuesta lineal: a mayor consumo de carbohidratos refinados, mayor riesgo de enfermedades cardíacas.[16]

Otro estudio realizado por un grupo diferente de investigadores en el que participaron más de ciento treinta y cinco mil sujetos de dieciocho países demostró que a medida que aumentaba la ingesta de carbohidratos, también lo hacía el riesgo de muerte. Pero con la ingesta de grasas sucedió justo lo contrario, lo que indicaba que no existía ninguna relación entre la enfermedad cardíaca y la grasa dietética.[17]

Cuando prestas atención a las pruebas e ignoras la publicidad y las mentiras de la industria azucarera y sus aliados, es fácil ver que el azúcar, no la grasa, es la causa principal de las altas tasas de cardiopatía y las crecientes tasas de enfermedades degenerativas crónicas que se extienden por todo el mundo.

Sustitutos del azúcar
Edulcorantes no nutritivos

Los edulcorantes no nutritivos son sustitutos del azúcar que no aportan calorías y, por lo tanto, carecen de valor nutritivo, pero que son mucho más dulces que el azúcar (sacarosa). Otros términos utilizados para describirlos son *edulcorantes bajos en calorías*, *edulcorantes artificiales*, *edulcorantes de cero calorías* y *edulcorantes de alta intensidad*. Los edulcorantes no nutritivos más comunes cuyo uso en alimentos está permitido por la FDA* son el aspartamo, la sucralosa, la sacarosa, el acesulfamo-K y la estevia.

Durante mucho tiempo se han recomendado los edulcorantes no nutritivos como alternativas más saludables al azúcar. Cuando estos edulcorantes hicieron su aparición en el mercado, parecían un sueño hecho realidad. No tienen calorías, de manera que no hay nada que se convierta en grasa para aumentar el peso corporal, y debido a que no contienen ningún azúcar real, tampoco elevan los niveles de glucosa en la sangre, una preocupación importante para los diabéticos. Los edulcorantes no nutritivos permitieron que quienes quieren evitar engordar, los diabéticos y otras personas tuvieran la libertad de tomar sin preocupaciones los mismos alimentos y bebidas dulces que siempre habían consumido.

---

* N. del T.: Dirección de Fármacos y Alimentos.

Cuando se crearon los edulcorantes no nutritivos, fueron considerados una solución parcial a nuestro creciente problema de obesidad. Desde que aparecieron, el problema de la obesidad se ha convertido en una verdadera epidemia. Lo irónico es que la llamada solución al problema de la obesidad ¡ha terminado siendo uno de los factores que más contribuyen a esta! Un creciente número de pruebas demuestra que los sustitutos del azúcar no solo son nocivos, sino que de hecho son peores que el azúcar para nuestra salud. Según un estudio de metaanálisis publicado en el *Canadian Medical Association Journal*, quienes consumen habitualmente edulcorantes no nutritivos tienen un mayor riesgo a largo plazo de aumento de peso, obesidad, presión arterial alta y enfermedades cardíacas, síntomas asociados con el síndrome metabólico. La evidencia también sugiere que los edulcorantes no nutritivos podrían tener efectos negativos sobre el metabolismo, alterar las bacterias intestinales y aumentar el apetito (promoviendo el aumento del consumo de calorías).[18]

El estudio examinó los datos de treinta y siete estudios previos que rastrearon la salud cardiovascular y metabólica de más de cuatrocientas mil personas que consumían edulcorantes no nutritivos. Los participantes no perdían peso y los estudios más largos, que hacían un seguimiento de hasta diez años, señalaron que, de hecho, los sujetos estaban engordando y que eran más propensos a ser obesos y a tener presión arterial alta, diabetes, enfermedades del corazón y otros problemas de salud que los que no consumían edulcorantes no nutritivos (por ejemplo, los que tomaban azúcar). En otras palabras, los edulcorantes no nutritivos tenían un efecto más perjudicial para la salud que el azúcar.

Al parecer, los edulcorantes no nutritivos, promocionados como un medio para ayudarnos a adelgazar y a conservar el peso y para prevenir la diabetes, en realidad están haciendo lo contrario y podrían estar alimentando nuestra epidemia de obesidad y contribuyendo al aumento de la diabetes tipo 2. En los años noventa del pasado siglo, menos del 10 % de la población utilizaba edulcorantes no nutritivos. Nos consta que en el año 2008 más del 30 % de los estadounidenses los consumían diariamente; hoy en día ese número ha aumentado a más del 50 %.[19] En la actualidad, existen literalmente miles de bebidas y alimentos *light* en el mercado. El aumento en el uso de edulcorantes no nutritivos ha reforzado aún más el espectacular incremento del síndrome metabólico.

Por qué los sustitutos del azúcar causan aumento de peso y otros problemas de salud

El estudio que acabamos de mencionar justifica los resultados de otros estudios recientes.[20-22] Según uno australiano publicado en la revista *Cell Metabolism*, los edulcorantes no nutritivos pueden estimular el apetito, lo que lleva a un aumento del consumo de calorías de hasta un 30 %, fomentando así el aumento de peso y otros problemas metabólicos.[23] Pero eso no es todo. Investigadores de la Universidad de Sídney descubrieron que el consumo crónico de edulcorantes no nutritivos favorecía la hiperactividad, el insomnio, la intolerancia a la glucosa (resistencia a la insulina), una percepción más intensa del dulzor y un aumento del apetito y de las calorías consumidas.

Según el profesor adjunto Greg Neely, coautor del estudio: «Descubrimos que en el sistema de recompensa del cerebro, la sensación de lo dulce está vinculada al contenido de energía. Cuando existe un desequilibrio prolongado entre el dulzor y la energía, el cerebro se vuelve a calibrar e incrementa la cantidad total de calorías consumidas».

Básicamente, los edulcorantes le indican al cerebro que envíe un mensaje de que no se ha consumido suficiente energía, lo que desencadena una especie de reacción de inanición que hace que los alimentos sepan aún mejor que antes.

Cuando consumimos azúcar normal, el cerebro libera dopamina y aumentan los niveles de azúcar en la sangre, lo que causa una estimulación secundaria que vuelve a producir dopamina. Cuando consumimos edulcorantes no nutritivos, la dopamina desencadena la sensación inicial de placer, pero el segundo efecto no llega a producirse porque los edulcorantes sin azúcar no elevan los niveles de azúcar en la sangre. La consecuencia de esto es que el cuerpo envía señales solicitando más alimentos para compensar.

Según un estudio publicado en el *American Journal of Public Health*, las personas con sobrepeso u obesidad comían más cuando tomaban bebidas *light* con edulcorantes no nutritivos. Este tipo de bebida estaba ligada al aumento del aporte calórico que va desde ochenta y ocho calorías al día para los participantes con sobrepeso a ciento noventa y cuatro calorías para los participantes obesos.[24]

Los estudios han demostrado que no importa qué tipo de edulcorante no nutritivo se utilice, ya sea aspartamo o estevia, los efectos son esencialmente los mismos: aumento de peso y mayor riesgo de diabetes y otros problemas metabólicos.[25] Lo que causa el problema es el dulzor combinado con la falta de las calorías correspondientes, no la composición química particular del edulcorante. Por lo tanto, cualquier edulcorante no nutritivo o de cero calorías incrementará el apetito y contribuirá al aumento de peso con todas las consecuencias que esto conlleva.

Los edulcorantes no nutritivos aumentan el riesgo de diabetes en solo dos semanas

Un estudio reciente ha demostrado que los edulcorantes no nutritivos no solo elevan el riesgo de padecer diabetes tipo 2, sino que pueden hacerlo tras solo unas semanas de uso.[26]

Investigadores distribuyeron a voluntarios sanos la cantidad de edulcorantes no nutritivos, sucralosa o acesulfamo-K equivalente a beber un litro y medio de refrescos *light* todos los días. Las pruebas al final del período de estudio de dos semanas revelaron que los edulcorantes alteraron el metabolismo de la glucosa de los sujetos y causaron niveles elevados de glucosa en sangre e insulina.

El estudio demostró que bastaban dos semanas de consumo de edulcorantes no nutritivos para provocar cambios en la capacidad de los voluntarios de manejar adecuadamente su azúcar en la sangre, lo cual aumentaba su riesgo de desarrollar diabetes.

Este descubrimiento está en consonancia con las investigaciones anteriores que habían demostrado que los edulcorantes no nutritivos favorecen la obesidad y la resistencia a la insulina tanto en animales como en seres humanos. En un estudio en el que participaron siete voluntarios, se descubrió intolerancia a la glucosa en cuatro de los sujetos en menos de siete días.[27] Cada día está más claro que los edulcorantes no nutritivos son peores que el azúcar.

Los edulcorantes no nutritivos alteran el microbioma intestinal

Los edulcorantes bajos en calorías no solo son perjudiciales para nosotros, sino que también son tóxicos para nuestras bacterias intestinales. Investigaciones llevadas a cabo con animales y seres humanos demuestran que todos los edulcorantes no nutritivos causan daños en el ADN e interfieren en la actividad saludable y normal de las bacterias intestinales. Un estudio publicado en la revista *Molecules* reveló que al examinar los seis edulcorantes aprobados por la FDA estos «mostraron un efecto tóxico y estresante, lo que dificultaba que los microorganismos intestinales crecieran y se reprodujeran».[28] La doctora Ariel Kushmaro, profesora de Biotecnología Microbiana en la Universidad Ben-Gurion y autora influyente, declaró: «No estamos afirmando que sean tóxicos para los seres humanos sino que podrían serlo para las bacterias intestinales y, por lo tanto, afectarnos».

El grupo de Kushmaro no es el único que ha declarado que los edulcorantes no nutritivos alteran el microbioma intestinal, la población de bacterias que vive en el tracto digestivo. Investigadores del Weizmann Institute of Science ('instituto de ciencia Weizmann'), en Israel, fueron los primeros en informar que los edulcorantes no nutritivos alteran el microbioma intestinal y, al hacerlo, contribuyen a nuestra creciente epidemia de diabetes y obesidad. Al parecer, los edulcorantes no nutritivos trastocan la capacidad del cuerpo de regular el azúcar en la sangre, lo cual causa cambios metabólicos que pueden ser un precursor de la diabetes y la obesidad. Estas son «las mismas afecciones que a menudo tratamos de evitar» consumiendo edulcorantes en lugar de azúcar, señaló el doctor Eran Elinav, inmunólogo del Weizmann Institute y coautor del estudio.[29]

Según el estudio, cualquier persona que consuma edulcorantes no nutritivos corre un mayor riesgo de padecer diabetes y de tener sobrepeso debido al tipo de bacterias que habita en su intestino. Los científicos realizaron múltiples experimentos, en ratones y en seres humanos, para respaldar su afirmación de que los edulcorantes alteran el microbioma.

Según los investigadores, la diferente variedad de microorganismos cambia el metabolismo de la glucosa, lo que hace que los niveles suban después de comer y disminuyan más despacio de lo que lo harían habitualmente. La glucosa alta en la sangre aumenta la tasa de producción y el almacenamiento de grasas.

En el conjunto inicial de experimentos los científicos añadieron sacarina, sucralosa (Splenda) o aspartamo al agua potable de ratones de diez semanas de edad. Otros ratones bebieron agua normal o agua a la que se había añadido glucosa o azúcar normal de mesa. Al cabo de una semana hubo pocos cambios en los que bebieron agua o agua azucarada, pero el grupo que recibió edulcorantes artificiales desarrolló una marcada intolerancia a la glucosa.

Cuando los investigadores trataron a los ratones con antibióticos, que eliminaron las bacterias del sistema digestivo, la intolerancia a la glucosa desapareció.

Para probar aún más su hipótesis de que lo que transformaba el metabolismo de la glucosa era un cambio en las bacterias, realizaron otra serie de experimentos. Tomaron bacterias intestinales de los ratones que bebieron agua con sacarina y las insertaron en el tracto digestivo de los que nunca habían estado expuestos a la sacarina. Esos ratones desarrollaron la misma intolerancia a la glucosa. Y la secuenciación de ADN demostró que la sacarina había alterado notablemente la variedad de bacterias en el intestino de los que la consumieron.

A continuación, los investigadores retomaron un estudio que estaban realizando para hacer un seguimiento de los efectos de la nutrición y las bacterias intestinales en la salud de las personas a largo plazo. En trescientos ochenta y un participantes no diabéticos, se encontró una correlación entre los informes de consumo de cualquier tipo de edulcorante no nutritivo y los signos de intolerancia a la glucosa. Además, las bacterias intestinales de quienes consumieron edulcorantes artificiales eran diferentes de las de quienes no los consumieron.

Por último, reclutaron a siete voluntarios que normalmente no tomaban edulcorantes artificiales y durante más de seis días les dieron la cantidad máxima de sacarina recomendada como segura por la FDA. En cuatro de los siete, los niveles de azúcar en la sangre se alteraron de la misma manera que en los ratones.

Además, cuando inyectaron bacterias de los participantes humanos en los intestinos de los ratones, estos volvieron a desarrollar intolerancia a la glucosa, lo que indica que el efecto era el mismo tanto en los ratones como en los seres humanos.

El doctor Elinav contó cómo había cambiado sus hábitos: «Antes consumía una gran cantidad de café y edulcorantes, porque creía, lo mismo que mucha gente, que por lo menos no me perjudicaban y que quizá fueran incluso beneficiosos. Sin embargo, al ver los sorprendentes resultados que conseguimos en nuestro estudio, tomé la decisión de dejar de consumirlos».

La obesidad infantil comienza en el útero

Los efectos adversos de los edulcorantes no nutritivos se observan incluso en aquellos niños cuyas madres utilizaron estos edulcorantes durante el embarazo. Durante los últimos treinta años la incidencia de la obesidad infantil ha aumentado en más del doble. En la actualidad, un tercio de los niños de los países desarrollados tiene sobrepeso u obesidad. Parte de este problema se debe a que consumen alimentos y bebidas endulzados con edulcorantes no nutritivos. Otra parte del problema surge de las madres que consumen edulcorantes no nutritivos durante el embarazo, lo que incrementa en gran medida el riesgo de que sus hijos se vuelvan obesos.

En un estudio publicado en el *Journal of the American Medical Association Pediatrics*, los investigadores examinaron a tres mil treinta y tres madres y a sus hijos. Más de una cuarta parte de las mujeres consumieron bebidas endulzadas no nutritivas durante la gestación. No existía relación entre el consumo de edulcorantes no nutritivos y el peso al nacer; sin embargo, al cabo de un año, los bebés cuyas madres habían consumido edulcorantes no nutritivos incrementaron sus probabilidades de desarrollar sobrepeso.[30] Este efecto no se debió al índice de masa corporal materna, la calidad de la dieta, la ingesta total de energía u otros factores de riesgo de obesidad. El riesgo de sobrepeso no aumentaba cuando la madre consumía bebidas con azúcar. La razón del aumento del peso infantil se atribuyó al consumo de edulcorantes sin calorías de la madre durante el embarazo.

Los edulcorantes sin calorías alteran el microbioma intestinal; esto cambia la microbiota y favorece el florecimiento de poblaciones que tienden a promover el aumento de peso y las alteraciones metabólicas. Durante el parto se transmite al bebé el tipo de microbiota que habita en el tracto digestivo y en el canal uterino de la madre. De esta manera, el bebé adquiere el tipo de bacteria que fomenta el aumento de peso, lo que más adelante lo llevará a desarrollar este tipo de problemas.

A medida que aumentan los datos disponibles, resulta cada vez más obvio que los edulcorantes no nutritivos producen más trastornos que beneficios y que no son sustitutos adecuados para el azúcar.

7

El concepto de grasa

¿Qué son las grasas?
Los lípidos, los triglicéridos y los ácidos grasos

La palabra *lípido* se utiliza a menudo al hablar de grasa. *Lípido* es un término general que incluye varios compuestos corporales que están formados por grasa o son solubles en ella. Los triglicéridos son, con gran diferencia, los lípidos más abundantes e importantes. Cuando hablamos de grasas y aceites, solemos referirnos a ellos. Hay otros dos lípidos —los fosfolípidos y los esteroles (que incluyen el colesterol)— que, técnicamente hablando, no se consideran grasas, ya que no son triglicéridos. Sin embargo, tienen características similares y solemos referirnos a ellos en términos generales como grasas.

Las expresiones *grasa* y *aceite* se suelen utilizar indistintamente. En términos generales, la única diferencia real es que las grasas se consideran sólidas a temperatura ambiente mientras que los aceites permanecen líquidos. La manteca de cerdo, por ejemplo, se denominaría grasa, mientras que el aceite de maíz se consideraría aceite. Sin embargo, ambos son grasas.

Al cortar un filete, el tejido graso blanco que vemos está compuesto de triglicéridos (el colesterol también está presente a nivel celular y es indetectable a simple vista). La grasa que nos molesta, es decir, la que nos cuelga en los brazos y parece gelatina en nuestros muslos o la que acumulamos en el abdomen en forma de «llantas» o «michelines», se compone de triglicéridos. Los triglicéridos no son exclusivos de los seres humanos y los animales, sino que también aparecen en las plantas. El aceite de maíz o de soja que guardas en el armario de tu cocina está hecho de triglicéridos. Nuestra grasa corporal y la grasa que vemos y comemos en nuestros alimentos está compuesta de triglicéridos. Alrededor del 95 % de los lípidos de nuestra dieta, tanto de origen vegetal como animal, son triglicéridos.

Los triglicéridos se componen de moléculas de grasa individuales conocidas como ácidos grasos. Para crear una sola molécula de triglicérido se necesitan tres moléculas de ácidos grasos. Estos están unidos entre sí por una sola molécula de glicerol, que actúa, por así decirlo, como una especie de columna vertebral para los triglicéridos. Hay docenas de tipos diferentes de ácidos grasos. Los científicos los han agrupado en tres categorías generales: saturados, monoinsaturados y poliinsaturados. Cada categoría contiene diversos elementos. Por lo tanto, hay muchos tipos diferentes de grasas saturadas, de la misma manera que hay muchos tipos de grasas monoinsaturadas y poliinsaturadas.

Ningún aceite dietético se compone únicamente de grasa saturada, monoinsaturada o poliinsaturada. Todas las grasas naturales y aceites consisten en una mezcla de las tres clases de ácidos grasos. Decir que un aceite es saturado o monoinsaturado es una burda simplificación. Al aceite de oliva se lo suele considerar monoinsaturado porque es *predominantemente* monoinsaturado, pero, como todos los aceites vegetales, contiene también algunas grasas

COMPARACIÓN DE GRASAS DIETÉTICAS

	Grasas saturadas	Grasas monoinsaturadas	Grasas poliinsaturadas
Aceite de alazor (cártamo)	9%		13%
Aceite de semilla de uva	7%		21%
Aceite de girasol	11%		20%
Aceite de nuez	10%		24%
Aceite de maíz	13%		25%
Aceite de soja	15%		24%
Aceite de semilla de algodón	27%		19%
Aceite de semilla de sésamo	15%		42%
Aceite de cacahuete	18%		48%
Aceite de canola	7%		62%
Aceite de semilla de albaricoque	6%		63%
Grasa de pollo	31%		47%
Aceite de almendra	9%		73%
Aceite de aguacate	12%		74%
Manteca de cerdo	41%		47%
Aceite de palma	50%		40%
Aceite de oliva	14%		77%
Aceite de nuez de macadamia	14%		79%
Grasa de ternera	52%		44%
Mantequilla/ghee	66%		30%
Aceite de palmiste	82%	15%	3%
Aceite de coco	92%	6%	2%

Grasas saturadas

Grasas monoinsaturadas

Grasas poliinsaturadas

poliinsaturadas y saturadas, así (en la tabla de la página 203 puedes ver las cantidades de cada tipo de ácido graso que se encuentran en las diferentes grasas y aceites). Por lo general, las grasas animales son las más ricas en grasas saturadas. Los aceites vegetales contienen grasas saturadas, así como grasa monoinsaturada y poliinsaturada. La mayoría de los aceites vegetales son ricos en grasas poliinsaturadas, salvo los de palma y coco, que tienen un contenido muy elevado en grasas saturadas. El aceite de coco contiene hasta un 92 % de grasa saturada, más que cualquier otro aceite, incluidas la grasa de ternera y la manteca de cerdo.

Hay muchos factores que contribuyen a la salubridad de cada tipo de grasa: su saturación, el tamaño de la cadena de carbono y su susceptibilidad a la peroxidación y a la generación de radicales libres.

Los ácidos grasos saturados e insaturados

Oímos continuamente los términos *saturados*, *monoinsaturados* y *poliinsaturados*, pero ¿qué significan? ¿De qué está saturada la grasa saturada? Los ácidos grasos consisten casi enteramente en dos elementos: el carbono (C) y el hidrógeno (H). Los átomos de carbono se enganchan unos a otros como eslabones de una cadena larga. Unidos a cada átomo de carbono hay dos átomos de hidrógeno. En un ácido graso saturado, cada átomo de carbono se une a un par de átomos de hidrógeno (figura 1). En otras palabras, sostiene o está «saturado de» tantos átomos de hidrógeno como puede. Los átomos de hidrógeno siempre se unen en pares. Si faltan un par de átomos de hidrógeno, tendrás un ácido graso monoinsaturado. *Mono* indica que falta un par de átomos de hidrógeno, mientras que *insaturado* indica que el ácido graso no está completamente saturado de átomos de hidrógeno. Si faltan dos, tres o más pares de átomos de hidrógeno, tenemos un ácido graso poliinsaturado (*poli* significa «más de uno»).

Dondequiera que falte un par de átomos de hidrógeno, los átomos de carbono adyacentes deben formar un doble enlace (ver la figura 2) que produce un eslabón débil en la cadena de carbono, lo cual puede tener una extraordinaria influencia en la estabilidad del ácido graso.

H H H H H H H H H H H H H H H H H H   O
│ │ │ │ │ │ │ │ │ │ │ │ │ │ │ │ │ │   ‖
H─C─C─C─C─C─C─C─C─C─C─C─C─C─C─C─C─C─C─C─O─H
│ │ │ │ │ │ │ │ │ │ │ │ │ │ │ │ │ │
H H H H H H H H H H H H H H H H H H

Figura 1: las grasas saturadas se cargan, o saturan, con todos los átomos de hidrógeno (H) que pueden transportar. El ejemplo que se muestra arriba es el ácido esteárico, una grasa saturada de dieciocho átomos de carbono que se encuentra habitualmente en la grasa de ternera.

H H H H H H H H   H H H H H H H   O
│ │ │ │ │ │ │ │   │ │ │ │ │ │ │   ‖
H─C─C─C─C─C─C─C─C─C═C─C─C─C─C─C─C─C─C─C─O─H
│ │ │ │ │ │ │ │ │ │ │ │ │ │ │ │ │ │
H H H H H H H H H H H H H H H H H H

Figura 2: si se retira un par de átomos de hidrógeno de la grasa saturada, los átomos de carbono formarán enlaces dobles entre sí para satisfacer sus necesidades de unión. El resultado será una grasa insaturada. En este caso se formará un ácido graso monoinsaturado. El ejemplo que se muestra es el ácido oleico, un ácido graso monoinsaturado de dieciocho átomos de carbono que se encuentra predominantemente en el aceite de oliva.

H H H H H   H   H H H H H H H   O
│ │ │ │ │   │   │ │ │ │ │ │ │   ‖
H─C─C─C─C─C─C═C─C─C═C─C─C─C─C─C─C─C─C─O─H
│ │ │ │ │ │ │ │ │ │ │ │ │ │ │ │ │ │
H H H H H H H H H H H H H H H H H H

Figura 3: si faltan dos o más pares de átomos de hidrógeno y hay más de un enlace de carbono doble, tenemos lo que se conoce como aceite poliinsaturado. El ejemplo ilustrado es el ácido linoleico, un ácido poliinsaturado de dieciocho átomos de carbono. Este es el ácido graso más común en la mayoría de los aceites vegetales.

Los ácidos grasos de cadena corta, media y larga

El tamaño o la longitud de la cadena de ácidos grasos también es importante. Algunos ácidos grasos contienen solo dos átomos de carbono, mientras que otros tienen hasta veinticuatro o más. El ácido acético, que se encuentra en el vinagre, tiene una cadena de dos átomos de carbono. Una cadena de ácidos más larga puede tener cuatro, seis, ocho o más átomos de carbono. Los ácidos grasos que surgen de forma natural suelen producirse en números pares. El ácido butírico, un tipo de ácido graso que se encuentra normalmente en la mantequilla, consiste en una cadena de cuatro átomos de carbono. Los ácidos grasos predominantes encontrados en la carne y el pescado tienen una longitud de catorce o más. El ácido esteárico, que se encuentra habitualmente en la grasa de ternera, tiene una cadena de dieciocho. Los ácidos grasos de catorce a veinticuatro átomos de carbonos se conocen como ácidos grasos de cadena larga (LCFA). Los ácidos grasos de cadena media (MCFA) oscilan entre seis y doce átomos de carbono, y los de cadena corta (SCFA) tienen menos de seis átomos de carbono. La longitud de la cadena de carbono es un factor clave en la forma en que la grasa dietética se digiere y metaboliza y en cómo afecta al cuerpo.

Cuando tres ácidos grasos de similar longitud se unen entre sí por una molécula de glicerol, la molécula resultante se conoce como triglicérido de cadena larga (LCT), triglicérido de cadena media (MCT) o triglicérido de cadena corta (SCT). A menudo verás la expresión *triglicérido de cadena media* o *MCT* como ingrediente en las etiquetas de alimentos y suplementos. Para complicar todavía más las cosas, también puede haber triglicéridos con el glicerol unido a una mezcla de ácidos grasos de cadena corta, media o larga.

Tanto el grado de saturación como la longitud de la cadena de carbono de los ácidos grasos determinan sus propiedades químicas y sus efectos sobre nuestra salud. Cuanto más saturada sea la grasa y más larga la cadena, más dura será la grasa y más elevado el punto de fusión. La grasa saturada, como la que se encuentra en la manteca de cerdo, es sólida a temperatura ambiente. La poliinsaturada, como el aceite de maíz, es líquida a temperatura ambiente. La monoinsaturada es líquida a temperatura ambiente, pero en el refrigerador se vuelve semisólida.

La tabla que se muestra más adelante recoge los ácidos grasos más comunes de los alimentos. Las grasas que se encuentran en el tejido animal, así como en nuestros propios cuerpos, son principalmente los triglicéridos, que consisten en ácidos esteáricos, palmíticos y oleicos. El ácido oleico es una grasa monoinsaturada. Los ácidos esteárico y palmítico son grasas saturadas. Las grasas saturadas de los alimentos consisten en una mezcla de los diferentes tipos. La leche, por ejemplo, contiene ácidos palmítico, mirístico, esteárico, láurico, butírico, caproico o hexanoico, caprílico y cáprico. Cada uno de los ácidos grasos ejerce diferentes efectos en el cuerpo que se rigen por la longitud de la cadena de carbono y el grado de insaturación (número de enlaces dobles).

Los ácidos grasos saturados con hasta veintiséis átomos de carbono (C:26) o tan solo dos carbonos (C:2) en la cadena se consideran componentes de las grasas. De estos, el ácido palmítico (C:16) es el más común y se encuentra en casi todas las grasas. Los ácidos mirístico (C:14) y esteárico (C:18) son otros ácidos grasos saturados comunes.

Los ácidos grasos de cadena corta son relativamente infrecuentes. Las fuentes más comunes de estos ácidos son el vinagre y la mantequilla. La leche contiene pequeñas cantidades de los ácidos grasos de cadena más corta. Estas grasas se concentran al elaborar la mantequilla y comprenden alrededor del 4 % de su contenido total de grasa. Los ácidos grasos de cadena media también son relativamente raros, pero se encuentran más habitualmente en algunas semillas y aceites tropicales, en particular el coco.

ÁTOMOS DE CARBONO Y ENLACES DOBLES EN ÁCIDOS GRASOS			
Ácido graso	Átomos de carbono	Enlaces dobles	Fuente común
Ácidos grasos saturados			
Acético	2	0	Vinagre
Butírico	4	0	Grasa láctea
Caproico	6	0	Grasa láctea
Caprílico	8	0	Aceite de coco
Cáprico	10	0	Aceite de coco
Láurico	12	0	Aceite de coco
Mirístico	14	0	Aceite de nuez moscada
Palmítico	16	0	Aceites animales/vegetales
Esteárico	18	0	Aceites animales/vegetales
Araquídico	20	0	Aceite de cacahuete
Ácidos grasos monoinsaturados			
Palmitoleico	16	1	Grasa láctea
Oleico	18	1	Aceite de oliva
Erúcico	22	1	Aceite de colza
Ácidos grasos poliinsaturados			
Linoleico	18	2	Aceites vegetales
Alfa-linoleico	18	3	Aceite de linaza
Araquidónico	20	4	Lecitina
Eicosapentaenoico	20	5	Aceites de pescado
Docosahexaenoico	22	6	Aceites de pescado

Los ácidos grasos de cadena larga son, con diferencia, los más abundantes de la naturaleza. Proporcionan el paquete energético más eficiente o compacto y por eso son las mejores grasas para almacenar, tanto si son vegetales como si tienen origen animal. Las células grasas de nuestros cuerpos y las de los animales son casi en su totalidad de cadena larga, al igual que las de las plantas. La mayor parte de las grasas de nuestra dieta está formada por ácidos grasos de cadena larga.

Los ácidos grasos esenciales
Grasas poliinsaturadas

Las grasas poliinsaturadas aparecen más abundantemente en las plantas. Los aceites vegetales, como el de soja, cártamo, girasol, semilla de algodón, maíz y linaza, están compuestos en su mayor parte por ácidos grasos poliinsaturados y, por lo tanto, normalmente se los denomina aceites poliinsaturados.

A algunos ácidos grasos se los clasifica como esenciales. Esto significa que nuestro organismo no puede sintetizarlos a partir de otros nutrientes, por lo cual hay que consumirlos para alcanzar y mantener un buen estado de salud. Nuestro organismo puede elaborar grasas saturadas y monoinsaturadas a partir de otros alimentos; sin embargo, carecemos de la capacidad de generar grasas poliinsaturadas. Por lo tanto, es *esencial* que las incluyamos en nuestra dieta.

Hay dos familias de ácidos grasos poliinsaturados importantes para la salud humana: los omega-6 y los omega-3. Existen varios ácidos grasos omega-6 y omega-3. Dos de ellos se consideran esenciales, ya que se cree que el cuerpo puede utilizarlos para crear el resto; nos referimos al ácido linoleico y el ácido alfa-linolénico. Estos son los ácidos grasos esenciales de los que tanto hablan los nutricionistas. El ácido linoleico pertenece a la familia omega-6 y el alfa-linolénico, a la familia omega-3.

En teoría, si consumes una fuente adecuada de ácido linoleico, el cuerpo puede generar los demás omega-6 que necesita. Del mismo modo, si tienes una fuente adecuada de ácido alfa-linolénico, puedes elaborar los demás omega-3.

El ácido láurico, un ácido graso saturado de cadena media, se considera condicionalmente esencial, lo que significa que es esencial en una etapa determinada de la vida. Este ácido tampoco lo produce el cuerpo humano más que en pequeña medida, y por lo tanto debe provenir de la alimentación. Los lactantes necesitan ácido láurico para el crecimiento y desarrollo adecuados así como para ayudar a establecer un microbioma intestinal saludable. Afortunadamente, la leche materna es una buena fuente de este ácido graso. De hecho, todas las leches de los mamíferos contienen ácido láurico por las mismas razones. En el caso de que un bebé no pueda ser amamantado, las fórmulas infantiles comerciales contienen ácido láurico para proporcionar este nutriente esencial. Asimismo, hay otros dos ácidos grasos saturados de cadena media, los ácidos caprílico y cáprico, que pueden ser condicionalmente esenciales, ya que en gran parte tienen los mismos efectos que el ácido láurico y también se encuentran en la leche materna. Las fuentes dietéticas más ricas de estos tres ácidos grasos de cadena media son el aceite de coco y el de palmiste. Aunque los ácidos grasos de cadena media no se consideran esenciales para los adultos, tienen muchas funciones importantes que benefician a la salud.

Los ácidos linoleico y alfa-linolénico pueden incorporarse al interior de las membranas celulares con otros ácidos grasos o utilizarse como fuente de energía; sin embargo, su función más importante es la de precursores para la producción de eicosanoides, sustancias de tipo hormonal que participan en la regulación de la inflamación, la presión arterial, la función renal, la síntesis de colesterol y otros procesos fisiológicos.

Tanto los peces, los mariscos y los pollos de corral como los animales que se alimentan de pasto y vegetación frondosa transforman los ácidos grasos linoleico y alfa-linolénico de las algas y plantas que comen en ácidos grasos omega-3 y omega-6 de cadena más larga que al final se convierten en eicosanoides. Hay dos omega-3 de cadena larga que son componentes esenciales de nuestro cerebro y nuestros ojos: el ácido eicosapentaenoico (EPA) y el ácido docosahexaenoico (DHA).[1-2] Una deficiencia de estos importantes ácidos grasos puede afectar gravemente a la función cerebral y la visión. Los ácidos grasos esenciales también son necesarios para la salud de la piel, el cabello y las membranas mucosas. Su deficiencia puede causar numerosos síntomas, como piel seca y pálida, dermatitis escamosa, aspecto irregular o acolchado de la piel, callosidades gruesas o agrietadas, uñas débiles o quebradizas, cabello seco o endeble, pérdida de cabello y sequedad en los ojos y la boca. Otros síntomas son edema, disfunción renal, presión arterial alta, entumecimiento de las extremidades, hinchazón articular, malestar gastrointestinal, disfunción inmunitaria, colesterol elevado y aterosclerosis.

El ácido alfa-linolénico se utiliza principalmente para la producción de energía en el cuerpo humano, ya que la conversión de este ácido graso a EPA y DHA no es muy eficiente. Estudios llevados a cabo con seres humanos han demostrado que solo el 5 % del ácido alfa-linolénico se convierte en EPA y menos del 0,5 % en DHA, el principal ácido graso esencial necesario para el funcionamiento adecuado del cerebro.[3] Por lo tanto, para satisfacer nuestros requisitos de omega-3 es necesario incluir en nuestra dieta alimentos animales ricos en estos ácidos grasos esenciales de cadena larga.

Por lo general, las deficiencias de ácidos grasos esenciales son poco habituales; se observan con mayor frecuencia en estudios con dietas experimentales o restringidas, en casos de alimentación infantil inadecuada, como síntoma de desnutrición o como consecuencia de una dieta de moda. En los últimos años la popularidad de las dietas bajas en grasas, especialmente las muy bajas en grasas, ha incrementado en gran medida el número de personas afectadas.

Nathan Pritikin, un médico que se adentró en el campo de la nutrición, se hizo famoso en los años setenta y ochenta del siglo pasado por ser uno de los principales defensores de la dieta baja en grasas para lograr una salud óptima. Para promover su dieta fundó el Pritikin Longevity Center ('centro de longevidad Pritikin'). Defendía fanáticamente la alimentación sin grasas y afirmaba que había suficiente grasa en la lechuga y en otros vegetales para satisfacer las necesidades del organismo. Su dieta limitaba el consumo de grasas a un mero 10 % del total de calorías. Es cierto que quienes seguían la dieta perdían peso, pero también desarrollaban problemas de salud debido a la falta de grasa. En su libro *Heart Frauds* [Fraudes sobre el corazón], el doctor Charles T. McGee habla de los pacientes que acudieron a él para tratarse tras haber seguido la dieta baja en grasas Pritikin. «Sus seguidores se volvían deficientes en ácidos grasos esenciales a los dos años de alimentarse con esta dieta —afirma el doctor McGee—. Cuando entraban en la consulta tenían un aspecto demacrado, con la piel seca, flácida, pálida, gris y escamosa (signos clásicos de deficiencia de ácidos grasos esenciales). Afortunadamente, estas complicaciones no eran nada frecuentes ya que a la mayoría de las personas les cuesta mucho reducir la ingesta de grasa hasta el nivel del 10 % sin hacer trampa».

Pritikin aseguraba que su manera de comer con bajo contenido en grasa mejoraba la salud, eliminaba el exceso de peso y evitaba las enfermedades degenerativas. Por desgracia, a él no le funcionó. Desarrolló leucemia, entró en una depresión profunda y se suicidó. La función inmunitaria baja, la depresión y el suicidio son efectos secundarios bien conocidos de la dieta con bajo contenido en grasa.[4-5] Incluso las dietas que permiten el 25 % de calorías como grasa, más del doble que la recomendada por Pritikin, pueden afectar gravemente a la salud mental.[6] La misma dieta que defendía para tener una salud óptima, aumentar la longevidad y alcanzar la felicidad fue lo que lo hundió mentalmente y lo condujo a una muerte prematura.

Otro famoso defensor de la dieta baja en grasas fue el doctor Roy L. Walford, profesor de Medicina de la Facultad de Medicina de la UCLA. Walford era considerado uno de los principales expertos del mundo en restricción de calorías y longevidad. Desde la pasada década de los treinta, los investigadores habían observado que la vida útil de los animales podría extenderse hasta un 50 % al restringir el número total de calorías que consumen. Walford creía que la vida humana podría extenderse a ciento veinte años con una dieta restringida en calorías. Escribió varios libros sobre el tema, entre ellos *La dieta de los 120 años* y *The Anti-Aging Plan* [El régimen antiedad]. Este régimen se basaba en el concepto de «restricción calórica con una nutrición óptima», y lo denominó CRON. Afirmaba que «retrasaría el ritmo básico de envejecimiento en los seres humanos, extendiendo enormemente el período de la juventud y la edad madura; aplazaría la aparición de afecciones tardías como las enfermedades del corazón, la diabetes y el cáncer, e incluso reduciría la vulnerabilidad general a la enfermedad a cualquier edad».

En el programa de Walford era fundamental restringir el número de calorías consumidas. La grasa se eliminó casi por completo de su dieta porque contiene más del doble de calorías que los carbohidratos o las proteínas. Walford comenzó a comer de esta manera cuando tenía sesenta y pocos años y esperaba vivir como mínimo hasta los cien. Pero las cosas no funcionaron como las había planeado. Desarrolló esclerosis lateral amiotrófica (ELA), una enfermedad cerebral degenerativa irreversible, y murió a los setenta y nueve años. En aquel momento, la esperanza de vida media de un hombre blanco estadounidense era de setenta y ocho años.[7] De manera que, tras seguir una dieta restringida en calorías y baja en grasas durante casi veinte años, solo añadió uno más a su vida y pasó sus últimos años con una enfermedad cerebral degenerativa incapacitante. Al final, su dieta baja en grasas, en lugar de protegerlo de una enfermedad degenerativa, fue la causa de esta.

La restricción de calorías con una buena nutrición podría muy bien prolongar la vida útil y prevenir el envejecimiento, pero el problema de la dieta de Walford fue que no entendía la importancia de las grasas y lo necesarias que son para una nutrición óptima. Los estudios han demostrado que quienes siguen dietas bajas en grasas tienen una tasa de muerte más alta debido a enfermedades degenerativas que quienes consumen más grasas.[8] Se sabe que las dietas ricas en carbohidratos y bajas en grasas aumentan el riesgo de padecer ELA, la enfermedad que finalmente acabó con la vida del doctor Walford.[9]

Uno de los síntomas típicos de la mayoría de las enfermedades neurodegenerativas es la inflamación crónica. La inflamación crónica es destructiva. Pese a que los fármacos antiinflamatorios se sugirieron como posible solución, se ha demostrado que son casi totalmente ineficaces. De hecho, algunos incluso aceleran el ritmo de la degeneración neurológica. Los investigadores siguen buscando nuevos fármacos. Sin embargo, la solución ya está disponible y no requiere ningún medicamento. Se puede reducir la inflamación por medio de la dieta. En un estudio realizado en la Universidad de Connecticut, se descubrió que una dieta baja en carbohidratos y rica en grasas cumple admirablemente la tarea de reducir la inflamación descontrolada. Se demostró que una dieta alta en grasas (59 % de calorías en forma de grasa) reduce en gran medida la inflamación y es mucho más eficaz que una dieta baja en grasas (24 % de grasa).[10-11]

Como el cuerpo puede fabricar grasa a partir de carbohidratos, algunos opinan que no es necesario añadir nada de grasa a nuestra dieta y que la que se encuentra de forma natural en los cereales y las verduras basta para satisfacer nuestras necesidades. Este es un error fatal: hay quienes mueren por deficiencia de grasa. La causa de la defunción podría atribuirse a enfermedades crónicas o infecciosas, como la ELA, a la leucemia o incluso al suicidio; sin embargo, en último término, la verdadera causa es una deficiencia de grasa. Esto fue lo que sucedió en el caso de Sergine y Joel Le Moaligou. Cuando su hija pequeña, Louise, quedó inerte, los padres llamaron frenéticamente una ambulancia para que acudiera a su casa, a ciento cuarenta y cinco kilómetros al norte de París. Para cuando llegaron los paramédicos, Louise ya había fallecido.

Los examinadores médicos observaron que la niña estaba pálida y delgada. Tenía once meses de edad y pesaba solo 5,7 kilogramos, cuando debería haber pesado unos 9 kilogramos. Estaba claramente desnutrida. En un examen más detenido, descubrieron que sufría de desnutrición grave, lo cual al parecer la volvió vulnerable a la infección. Murió de una enfermedad relacionada con la neumonía.

Los padres quedaron desconcertados al enterarse de las deficiencias nutricionales de su hija porque la habían alimentado exclusivamente con leche materna. Como creían que la lactancia era la mejor nutrición que podían proporcionarle a su hija, no podían entender por qué no logró salir adelante. El problema no era tanto la lactancia materna en sí, sino un problema con la leche que su madre producía. Los padres de la niña eran veganos y evitaban consumir cualquier producto animal, así como cualquier grasa añadida. Debido a esto, la leche materna era deficiente en grasas y en varios nutrientes importantes. La estricta dieta vegana baja en grasa de la madre fue lo que finalmente llevó a la muerte de su hija.

No se ha establecido un requisito mínimo diario para ninguno de los dos ácidos grasos esenciales. Sin embargo, existen recomendaciones seguras y adecuadas. No se trata de los mínimos para evitar enfermedades causadas por su deficiencia, sino de las cantidades que aparentemente no solo previenen estas enfermedades, sino que no son tan elevadas como para causar efectos indeseables o tóxicos. La International Society for the Study of Fatty Acids and Lipids ('sociedad internacional para el estudio de los ácidos grasos y los lípidos') recomienda como cantidad adecuada de ácido linoleico el 2 % de las calorías totales y como cantidad saludable de ácido alfa-linolénico el 0,7 % de estas.[12] Suponiendo que estemos hablando de una dieta de dos mil calorías, esto equivaldría a 4,4 gramos de ácido linoleico y 1,5 gramos de ácido alfa-linolénico. Una cucharadita contiene 5 gramos, así que en total sería un poco más de una cucharadita. Por término medio el consumo actual de ácido linoleico en hombres adultos en los Estados Unidos es de 16,0 g/día y en mujeres adultas, 12,6 g/día.[13] No hay ningún límite superior que esté aceptado de forma general; no obstante, se sabe que los niveles de ácido linoleico superiores al 10 % tienen efectos tóxicos. En una dieta de dos mil calorías esto equivaldría a veintidós gramos.

Tanto los ácidos grasos omega-3 como los omega-6 compiten por las mismas enzimas en nuestro cuerpo; por esta razón, consumir demasiada cantidad de uno puede causar una deficiencia en el otro. Se cree que, para una salud óptima, deberíamos consumir una proporción de ácidos grasos omega-6/omega-3 aproximada de 6 a 1. Sin embargo, la dieta occidental típica está desequilibrada a favor de los omega-6, con una proporción de hasta 20 a 1. Por consiguiente, muchas personas tienen deficiencia de omega-3. La principal fuente de omega-6 de nuestra dieta es el ácido linoleico, el ácido graso dominante que se encuentra en la mayoría de los aceites vegetales poliinsaturados. El ácido linoleico también se encuentra en carnes, cereales, legumbres, frutos secos, semillas y prácticamente en todos los alimentos que comemos. Los alimentos procesados son otra fuente importante de aceite vegetal poliinsaturado. Por esta razón, es una buena idea limitar la cantidad de aceites vegetales poliinsaturados que obtenemos en nuestra dieta.

Aceites ricos en ácido linoleico omega-6.	• Colza • Semilla de algodón • Cacahuete • Sésamo • Girasol • Maíz • Semilla de uva • Cártamo • Soja
Buenas fuentes de ácido alfa-linolénico omega-3.	• Semillas de chía • Linaza • Verduras de hojas verdes (coles de Bruselas, espinacas, acelgas, etc.) • Algas marinas • Frutos secos
Buenas fuentes de EPA y DHA ácidos grasos omega-3.	• Aceite de algas • Pescado • Aceite de perilla • Yemas de huevos (de corral) • Ternera alimentada con pasto • Marisco

Fuentes de triglicéridos de cadena media.	• Mantequilla • Leche y mantequilla de cabra • Aceite de palmiste • Coco/aceite de coco • Aceite de MCT (aceite de coco fraccionado)

Normalmente, para equilibrar la relación omega-6/omega-3, es preferible reducir el exceso de fuentes de omega-6 en la dieta, en lugar de consumir mayores cantidades de omega-3. Consumir demasiados ácidos grasos poliinsaturados de cualquier fuente puede crear nuevos problemas.

Es bien sabido que no obtenemos más de un 10 % de nuestras calorías diarias de los ácidos grasos poliinsaturados. Una de las razones es que estos ácidos grasos son altamente vulnerables a la oxidación, incluso en nuestro cuerpo. Las grasas que consumimos se utilizan, en gran medida, para construir los tejidos corporales. Si comemos muchos ácidos grasos poliinsaturados, tendremos una gran cantidad de estas grasas en el cuerpo y cuantos más ácidos grasos poliinsaturados haya en nuestro organismo, más probabilidades habrá de que se oxiden y produzcan radicales libres destructivos.

La mejor manera de obtener los ácidos grasos esenciales es como lo hacían nuestros antepasados: ¡por medio de los alimentos! Para satisfacer nuestras necesidades diarias de ácidos grasos esenciales (EFA, por sus siglas en inglés) no es necesario consumir aceites vegetales procesados; podemos conseguirlos con nuestros alimentos. Esta es, con diferencia, la mejor manera de obtener los EFA, ya que mientras se encuentran en sus envases celulares originales, están a salvo de los efectos dañinos del oxígeno y protegidos por antioxidantes naturales que los mantienen frescos.

Los ácidos grasos poliinsaturados esenciales omega-6 se encuentran en casi todos los alimentos vegetales y animales: carne, huevos, frutos secos, cereales, legumbres y hortalizas. Incluso las grasas animales contienen suficientes omega-6 para satisfacer tus necesidades de EFAs. Estos ácidos grasos son tan abundantes en la dieta que no es probable que se produzca deficiencia. Menos comunes son los ácidos grasos poliinsaturados omega-3. Puedes obtener todos los omega-3 que necesitas asegurándote de incluir algo de pescado, huevos de corral y verduras de hoja verde en tu menú semanal. La carne de vacuno alimentada con pasto y las carnes de caza también suministran ácidos grasos omega-3. El ganado que se alimenta de hierba, que es rica en ellos, los incorpora a sus propios tejidos. Sin embargo, la carne de vacuno alimentada con cereales es una fuente deficiente de omega-3.

Toxicidad de los ácidos grasos esenciales

En lo referente a los EFA, un poco está bien, pero mucho puede ser perjudicial. Numerosos nutrientes esenciales e indispensables, como el zinc, el selenio, el hierro y las vitaminas A y D, pueden volverse tóxicos si se consumen en dosis muy elevadas. Los necesitamos en pequeñas cantidades, pero tomarlos en exceso puede causar problemas. Por el contrario, otros nutrientes son relativamente inocuos incluso en grandes cantidades. Las grasas saturadas y monoinsaturadas pertenecen a esta categoría.

Las grasas poliinsaturadas han de consumirse procurando respetar el equilibrio entre ellas. Esto es lo que se conoce como la proporción omega-6/omega-3. Los ácidos linoleico y alfa-linolénico utilizan las mismas enzimas para alargarse y, finalmente, convertirse en eicosanoides. Para mantener la homeostasis es necesario el equilibrio. Por ejemplo, algunos eicosanoides (derivados del ácido linoleico) son proinflamatorios, mientras que otros (derivados del ácido alfa-linolénico) son antiinflamatorios. Tenemos que disponer de la capacidad de provocar la inflamación cuando sea necesario, para combatir una infección y estimular la curación; sin embargo, una inflamación excesiva puede causar lesiones en los tejidos e impedir la cicatrización. Por lo tanto, un exceso de uno causará una deficiencia del otro.

Si bien una cantidad excesiva de ácidos grasos tanto omega-6 como omega-3 puede ocasionar problemas, el ácido linoleico es el más problemático. Las cantidades excesivas de ácido linoleico se han relacionado con un mayor riesgo de deficiencia de nutrientes o antioxidantes, inflamación elevada, agregación plaquetaria, cáncer y deficiencia de ácidos grasos esenciales omega-3.[14-17]

A principios del siglo xx, la grasa de origen animal dominaba la dieta en casi todo el mundo. En las regiones tropicales los aceites de coco y de palma solían ser las grasas más consumidas. A lo largo de toda la historia las grasas saturadas y monoinsaturadas han sido las principales grasas en la alimentación de los seres humanos. El pescado, el ganado y la caza proporcionaban gran parte de los EFA, en particular los ácidos grasos omega-3 de cadena larga: EPA y DHA.

Aunque estas fuentes contenían solo pequeñas cantidades del ácido linoleico omega-6, aparentemente el nivel era suficiente para prevenir la deficiencia de ácidos grasos esenciales. Durante el transcurso del siglo xx, el consumo de aceites vegetales se multiplicó por veinte, por lo que aumentó notablemente la ingesta de ácido linoleico.[18] Esto se debió a su mayor disponibilidad, gracias a una mejora de los métodos de procesamiento y extracción. Era una alternativa más barata y saludable a las grasas saturadas; asimismo, fue consecuencia de las recomendaciones de consumir estos aceites para reducir los niveles de colesterol en la sangre.

Ancel Keys jugó un papel crucial en este paso de las grasas saturadas a los aceites vegetales y el ácido linoleico. Su Seven Countries Study ('estudio de los siete países') culpaba principalmente al consumo de grasas saturadas del creciente aumento de las enfermedades cardíacas. Esto provocó que los consumidores rechazaran las grasas animales y los aceites tropicales. Keys también realizó estudios dietéticos que demostraban que el ácido linoleico podía disminuir los niveles totales de colesterol en sangre y promocionó aceites vegetales ricos en ácido linoleico como medio para reducir el riesgo de enfermedad cardíaca. Afirmaba que un incremento del 10 % en calorías de ácido linoleico suponía una disminución de 13 mg/dl (0,72 mmol/l) de colesterol en la sangre.[19] Los primeros medicamentos utilizados por los médicos para bajar el colesterol se basaron en sus estudios y consistieron en aceites vegetales ricos en ácido linoleico, así como en ácido linoleico purificado.

Esta reducción del colesterol incluía una bajada de ambos tipos de colesterol, el LDL y el HDL, que a finales de la pasada década de los cincuenta y principios de los sesenta no se medían por separado. La mayoría de los médicos de la época no sabían que había más de un tipo de colesterol. Curiosamente, más tarde se averiguó que el ácido linoleico reducía significativamente el HDL y en realidad aumentaba la proporción de colesterol (colesterol total/HDL), con lo que, de hecho, incrementaba el riesgo de enfermedades del corazón.

Investigaciones posteriores descubrieron que reducir el colesterol con el consumo de ácido linoleico no disminuye el riesgo de muerte por enfermedades cardíacas. Según los resultados de un metaanálisis reciente que combina los datos de más de quinientos treinta mil participantes y setenta y seis estudios, reemplazar las grasas saturadas por aceites vegetales poliinsaturados no reduce el riesgo de enfermedades cardíacas.[20] Un estudio publicado aún más recientemente realizado con 9.423 hombres y mujeres que vivían en centros de atención y cuya dieta fue cuidadosamente vigilada, mostró resultados similares. Los investigadores descubrieron que el ácido linoleico reducía los niveles de colesterol en la sangre en un 13,8 %; sin embargo, hubo un aumento del 22 % en el riesgo de muerte por cada 30 mg/dl (1,7 mmol/l) de reducción del colesterol sérico. En realidad, disminuir los niveles de colesterol total de los pacientes con aceites vegetales poliinsaturados aumentó su riesgo de morir de enfermedades del corazón.[21]

El consumo de ácidos grasos omega-6 y omega-3 cambió notablemente durante el siglo pasado. Disminuyó el consumo de grasa animal mientras que aumentó drásticamente el de aceite vegetal. Investigadores de los US National Institutes of Health ('institutos nacionales de salud de los Estados Unidos') calcularon el consumo per cápita de productos alimenticios y la disponibilidad de ácidos grasos esenciales para cada año desde 1909 hasta 1999.[22] En 1909 el consumo de aceite de soja en los Estados Unidos era mínimo. Tras la Segunda Guerra Mundial ese consumo se incrementó, y para 1969 había aumentado a alrededor de tres kilos por persona al año; se convirtió en el aceite vegetal más consumido del país. En la década de los setenta el consumo aumentó drásticamente, y para 1999 se había elevado, por término medio, a doce kilos por persona al año. En cambio, en 1999 el consumo de grasas animales (mantequilla, manteca de cerdo y sebo de ternera) estaba, por término medio, en unos dos kilos por persona al año. Durante este tiempo, el consumo de ácido linoleico aumentó del 2,79 % de calorías al 7,21 %. La disponibilidad del ácido alfa-linolénico subió de 0,39 a 0,72 %. Este cambio alteró la proporción entre el ácido linoleico y el ácido alfa-linolénico, que pasó de 6,4 en 1909 a 10,0 en 1999.

Dado que estos dos ácidos grasos compiten por las mismas enzimas en el proceso de elongación y posterior conversión en eicosanoides, se ha reducido la cantidad de eicosanoides derivados de los EPA, los DHA y los omega-3. El consumo de ácido linoleico se ha triplicado y la cantidad de ácido alfa-linolénico se ha duplicado, mientras que el consumo de EPA y DHA a base de alimentos de origen animal se ha mantenido relativamente inalterado. A pesar del incremento de la cantidad total de ácidos grasos omega-3, el mayor aumento del ácido linoleico dietético (omega-6) ha disminuido el nivel total de ácidos grasos omega-3 del cuerpo. El aumento del ácido linoleico, en esencia, ha incrementado el riesgo de deficiencia de omega-3. Hay un remedio sencillo para esto que consiste básicamente en reducir el consumo de aceite vegetal.

Grasas monoinsaturadas y saturadas
Las otras grasas esenciales

Dado que a menudo nos referimos a los ácidos grasos poliinsaturados como ácidos grasos «esenciales», tendemos a considerarlos como las grasas más importantes. Sin embargo, los ácidos grasos monoinsaturados y saturados son igualmente importantes para nuestra salud, si no más. De hecho, las grasas monoinsaturadas y saturadas lo son tanto que nuestro cuerpo tiene la capacidad de fabricarlas a partir de otros nutrientes. Obtener la cantidad adecuada de estos ácidos grasos es tan vital que no puede dejarse al azar. Nuestro organismo necesita muchos más ácidos grasos monoinsaturados y saturados que EFA, aproximadamente unas diez veces más. Los que no obtiene directamente de la dieta, trata de fabricarlos. Aunque el cuerpo puede elaborar grasas saturadas y monoinsaturadas, si la ingesta de grasa dietética es muy baja, no será capaz de generar por sí mismo la cantidad suficiente para disfrutar de una salud óptima. Para evitar deficiencias nutricionales seguimos necesitándolas en nuestra dieta.[23-24]

Los alimentos que comemos proporcionan los elementos básicos que constituyen nuestras células y nuestros tejidos. Lo mismo se puede decir también acerca de las grasas que consumimos. Un cuerpo humano sano tiene alrededor de un 45 % de grasas saturadas, un 50 % de grasas monoinsaturadas y solo alrededor del 5 % de grasas poliinsaturadas. Así es, solo aproximadamente el 5 % de la grasa de un cuerpo humano sano es poliinsaturada. Por lo tanto, nuestra necesidad de grasa poliinsaturada o EFA es minúscula, mientras que nuestra necesidad de grasa monoinsaturada y saturada es mucho mayor.

Por estas razones, la mayor parte de las grasas que comemos debe consistir en ácidos grasos monoinsaturados y saturados. Estas son las grasas necesarias para construir las membranas celulares, los tejidos corporales y las hormonas, y si es necesario, para servir como fuente de energía. Las grasas saturadas también funcionan de algún modo como antioxidantes protectores, ayudando a evitar que se oxiden las grasas insaturadas.

Si sigues una buena dieta, rica en ácidos grasos saturados y nutrientes antioxidantes, los radicales libres que se generan normalmente como parte de la vida cotidiana desaparecerán rápidamente sin causar muchos problemas. Sin embargo, si comes pocas frutas y verduras frescas y una cantidad excesiva de aceites vegetales poliinsaturados, la generación de radicales libres puede superar tus reservas de antioxidantes, lo que llevaría a deficiencias de vitaminas, envejecimiento prematuro y otros problemas de salud.

Buenas fuentes de ácidos grasos monoinsaturados y saturados con ácido linoleico limitado

- Aceite de aguacate.
- Aceite de almendra.
- Aceite de coco.
- Aceite de nuez de macadamia.
- Aceite de oliva.
- Aceite de palma.
- Aceite de palmiste.
- Grasas animales.
- Leche/nata de coco.
- Mantequilla.
- Nata.

Las grasas saturadas no fomentan las enfermedades cardiovasculares

Probablemente ninguna sustancia alimenticia ha sido tan malinterpretada y calumniada a lo largo de la historia como la grasa saturada. Se la considera la causa de casi todos los problemas de salud de la civilización moderna. Si realmente fuera tan peligrosa como dicen, sería un verdadero milagro que nuestros antepasados hubieran sobrevivido durante miles de años siguiendo una dieta cuyo principal ingrediente eran las grasas saturadas. Las grasas que más se han consumido de forma habitual durante toda la historia han sido las grasas animales, la mantequilla y los aceites de palma y coco. Curiosamente, cuando nos alimentábamos principalmente de grasas saturadas, las denominadas enfermedades de la civilización moderna —enfermedades cardiovasculares, diabetes, etc.– eran poco frecuentes. Al sustituir las grasas saturadas por más azúcar, carbohidratos refinados y aceites poliinsaturados, estas enfermedades han caído sobre nosotros como una plaga. Desde un punto de vista histórico es fácil ver que las grasas saturadas no causan estas enfermedades.

La grasa saturada, en lugar de ser un veneno, como a menudo se la representa, es un nutriente vital. Es necesaria para estar sanos y conservar la salud. Constituye una fuente importante de energía para el cuerpo y ayuda a la absorción de vitaminas y minerales. Como ingrediente alimenticio, la grasa nos ayuda a sentirnos saciados y le proporciona a la comida consistencia, estabilidad y sabor. La grasa saturada es necesaria para el crecimiento, la reparación y el mantenimiento adecuados de los tejidos corporales. Es esencial para la buena función pulmonar y constituye la fuente preferida de energía para el corazón.

A lo largo de los años, muchos estudios han tratado de demostrar la hipótesis del colesterol y las enfermedades del corazón, es decir, que las dietas altas en grasas saturadas y colesterol fomentan las enfermedades cardiovasculares. Los resultados de estos estudios han sido contradictorios. Algunos parecían apoyar esa hipótesis mientras que otros no. Sin embargo, la mayor parte de la comunidad médica, junto con las industrias azucarera y farmacéutica (que se benefician en gran medida de la idea de la enfermedad del corazón saturado de grasa), defiende la teoría del colesterol. Los estudios que la apoyan obtienen un enorme respaldo de las industrias azucarera y farmacéutica y, por lo tanto, reciben cobertura de la prensa nacional y se utilizan como justificación para establecer políticas sanitarias gubernamentales. En cambio, los estudios que no apoyan la hipótesis carecen del respaldo y la promoción de un gran sector industrial, y generalmente son ignorados y olvidados.

Las pruebas a favor de la hipótesis del colesterol no son mayores que la evidencia que la contradice. De hecho, hay una cantidad sustancial de datos empíricos que la desafían.[25] El número de estudios a favor o en contra no es una cuestión importante; algunos han utilizado relativamente pocos participantes, mientras que otros han contado con una participación mucho más numerosa. Obviamente, los resultados de un estudio en el que participen cincuenta mil sujetos tienen más peso que los de uno en el que solo participen mil. Un estudio amplio con cincuenta mil participantes produce resultados más fiables que diez estudios pequeños con un número total combinado de diez mil participantes. Por lo tanto, el número total de estudios no es tan importante como el número de personas que participan *en* ellos. Si se juntara a *todos* los sujetos de los diversos estudios y se los evaluara por igual, ¿cuál sería el resultado final? ¿Demostraría la hipótesis del colesterol o la refutaría?

Investigadores del Children's Hospital Oakland Research Institute ('instituto de investigación del hospital infantil de Oakland'), de California, se propusieron encontrar la respuesta. Para ello analizaron todos los estudios previos con datos sobre la ingesta de grasas saturadas dietéticas y el riesgo de enfermedad cardiovascular. Los estudios debían ser de alta calidad y fiables. Se identificaron veintiuno que se ajustaban a esos criterios. Este metaanálisis incluyó datos sobre casi trescientos cincuenta mil sujetos. Con una base de datos tan amplia, los resultados serían mucho más fiables que un estudio que constase de solo diez mil o incluso cien mil sujetos. El enfoque de los investigadores consistía en determinar si existían suficientes pruebas que vincularan el consumo de grasas saturadas a las enfermedades cardiovasculares. Los resultados indicaron que no. La ingesta de grasas saturadas no guardaba relación con un mayor riesgo de enfermedad cardiovascular. Quienes consumían una mayor cantidad de grasas saturadas no tenían más probabilidades de sufrir un ataque cardíaco o un derrame cerebral que quienes consumían menos. La incidencia de cardiopatía no se veía afectada por cuánta grasa saturada se consumiera.[26] Este estudio demostró que los datos combinados de todos los estudios disponibles en la literatura médica refutaban la hipótesis del colesterol. Desde su publicación en 2010, se han llevado a cabo otros muchos estudios que confirman estos resultados: el consumo de grasas saturadas no fomenta las enfermedades cardiovasculares.[27-28]

Un estudio reciente realizado por un equipo de investigadores internacionales evaluó la relación entre la ingesta de grasas y carbohidratos y las enfermedades cardiovasculares y la mortalidad general en dieciocho países.[29] El estudio, que incluía a 135.335 personas con un seguimiento medio de 7,4 años, reveló que el riesgo de muerte aumenta a medida que se incrementa el consumo de carbohidratos. La ingesta de grasa total, grasa saturada y grasa monoinsaturada se asoció con un menor riesgo de muerte. En otras palabras, la ingesta de grasa total, grasa saturada y grasa monoinsaturada tuvo un efecto protector contra todas las causas de la mortalidad. Las grasas poliinsaturadas tenían un efecto neutro, no eran protectoras ni tampoco favorecían la mortalidad. El consumo de grasas saturadas demostró tener un efecto protector pronunciado contra el derrame cerebral. Este estudio proporcionó más pruebas de que las grasas, incluidas las saturadas, no causan enfermedades cardíacas. También demostró que una dieta alta en carbohidratos aumenta el riesgo de muerte por todas las causas. Los treinta y siete investigadores que participaron en él concluyeron que la ingesta de grasa dietética no estaba asociada con enfermedades cardiovasculares y que las directrices dietéticas actuales de la Organización Mundial de la Salud (OMS), la American Hearth Association y otras organizaciones que recomiendan limitar la ingesta de grasas y grasas saturadas eran infundadas. Asimismo, concluyeron que eliminar las restricciones actuales sobre la ingesta de grasas y limitar la ingesta de carbohidratos mejoraría la salud general.

No todas las grasas son sanas
Aceites vegetales oxidados

Algunas de las principales fuentes de grasa de nuestra dieta provienen de comidas de restaurantes y alimentos procesados. La mayoría de las grasas que se obtienen de estas fuentes no son saludables. Para empeorar las cosas, en casa a menudo dañamos los aceites al cocinar los alimentos, lo que hace que pierdan sus beneficios para la salud e incluso generen productos de desecho nocivos.

Las grasas insaturadas y, en particular, las poliinsaturadas son muy vulnerables a la oxidación. Cuando el oxígeno reacciona normalmente con un compuesto, este se «oxida». Las grasas insaturadas se oxidan en un proceso que los bioquímicos llaman *peroxidación lipídica*. La peroxidación es un proceso de oxidación en el que participan grasas que producen radicales libres de peróxido.

Cuando los aceites insaturados se exponen al calor, la luz o el oxígeno, empiezan a oxidarse y a formar radicales libres destructivos. Una vez formados, los radicales libres pueden atacar a otros ácidos grasos insaturados y proteínas, causar su oxidación y generar más radicales libres. Es un proceso que se retroalimenta a sí mismo.

La mayoría de los cocineros recomiendan aceites vegetales poliinsaturados en la cocina y la preparación de alimentos como una alternativa «sana» a las grasas saturadas. Irónicamente, estos aceites vegetales insaturados, cuando se utilizan en la cocina, generan una variedad de compuestos tóxicos que son mucho más perjudiciales para la salud que cualquier grasa saturada. Los aceites vegetales poliinsaturados son los menos aptos para cocinar.[30] Las temperaturas utilizadas en la cocción ordinaria aceleran el proceso de oxidación. Cuanto mayor sea la temperatura y más larga la exposición, mayor será la oxidación. Los aceites vegetales utilizados en los restaurantes y en la preparación de alimentos se someten a altas temperaturas. En las freidoras se suele usar continuamente el mismo aceite durante semanas, sin cambiarlo, lo que hace que se acumulen altos niveles de desechos de radicales libres.

Los ácidos grasos poliinsaturados se transforman fácilmente en peróxidos lipídicos nocivos. Los monoinsaturados son más estables químicamente y pueden soportar temperaturas más elevadas;

sin embargo, también pueden oxidarse y generar subproductos tóxicos si se calientan a altas temperaturas. Los ácidos grasos saturados son muy estables al calor y pueden soportar temperaturas relativamente altas con mucha menos oxidación. Todas las grasas y aceites contienen diferentes mezclas de ácidos grasos poliinsaturados, monoinsaturados y saturados. Por lo tanto, todos responden de forma ligeramente diferente a la exposición al calor. Generalmente, los aceites vegetales poliinsaturados contienen la mayor cantidad de ácidos grasos poliinsaturados y, por lo tanto, son los más vulnerables a la peroxidación lipídica. A medida que aumenta el contenido de ácidos grasos monoinsaturados y saturados, el aceite se vuelve más estable al calor. A partir de la composición de ácidos grasos (ver la tabla de la página 203), se puede ver que el aceite de oliva es más estable al calor que el aceite de maíz y que la manteca de cerdo es más estable que el aceite de oliva. El aceite de coco, con un contenido de ácidos grasos saturados del 92 %, es el más estable de todos ellos.

El doctor Martin Grootveld, profesor de Química Bioanalítica y Patología Química de la Universidad de Montfort en Leicester, llevó a cabo una serie de experimentos sobre la peroxidación lipídica. Descubrió que un plato normal de pescado y patatas fritas con aceite vegetal contiene de cien a doscientas veces más subproductos oxidados tóxicos que el límite diario seguro fijado por la OMS. En cambio, al calentar mantequilla, aceite de oliva o manteca de cerdo en las pruebas se produjeron niveles muy inferiores. El aceite de coco es el que producía los niveles más bajos. «Durante décadas, las autoridades sanitarias nos han estado advirtiendo de lo malas que son la mantequilla y la manteca —afirmó Grootveld—. Pero hemos descubierto que la mantequilla es muy buena para freír y lo mismo se puede decir de la manteca de cerdo. Nos decían que las grasas poliinsaturadas del aceite de maíz y el aceite de girasol eran muy sanas, pero cuando empiezas a usarlas, sometiéndolas a altas temperaturas en la sartén o el horno, desarrollan una compleja serie de reacciones químicas que se traduce en la acumulación de grandes cantidades de compuestos tóxicos». Su recomendación es evitar comer alimentos cocinados con aceites poliinsaturados.[31] Por lo tanto, las grasas saturadas son las más seguras de usar para cocinar y hornear en el día a día. Cuanto mayor sea la temperatura y más larga la exposición, mayor será el número de peróxidos lipídicos producidos. Cuanto mayor sea el contenido de ácidos grasos poliinsaturados del aceite, más vulnerable será a la oxidación.

Utiliza grasas saturadas, como manteca de cerdo y aceite de palma, para cocinar a fuego medio-alto; aceites monoinsaturados, como el aceite de oliva, para cocinar a baja temperatura y preparar ensaladas, y aceites poliinsaturados cuando no se requiera cocción o, mejor aún, no los uses en absoluto. Nunca cocines ni hornees a ninguna temperatura usando aceites vegetales poliinsaturados y evita todos los alimentos de restaurante y procesados comercialmente que los contengan.

Aceites vegetales hidrogenados

Muchos alimentos envasados se fabrican utilizando aceite vegetal parcialmente hidrogenado. Probablemente se trata de una de las grasas más perjudiciales para la salud que puedes comer en tu vida, tan malas, si no peores, que las grasas poliinsaturadas oxidadas.

La hidrogenación es un proceso en el que el aceite vegetal poliinsaturado se altera químicamente para formar una grasa más saturada. El aumento de la saturación hace que el aceite sea menos propenso al deterioro y resulta más económico que el uso de grasas animales o aceites tropicales. La hidrogenación implica calentar los aceites vegetales a altas temperaturas mientras se bombardean con átomos de hidrógeno utilizando un catalizador de níquel. Sin embargo, en el proceso se crea un nuevo tipo de ácido graso, conocido como trans. Los ácidos grasos trans son grasas artificiales. Tienen una estructura diferente de las grasas naturales. Nuestro organismo puede digerir las grasas naturales, pero los ácidos grasos trans no se generan en nuestro cuerpo y están relacionados con numerosos problemas de salud. La manteca vegetal y la margarina son dos aceites hidrogenados que debes eliminar por completo de tu dieta.

«Estas son probablemente las grasas más tóxicas que se han conocido nunca», afirma el doctor Walter Willett, profesor de Epidemiología y Nutrición de la Harvard School of Public Health ('facultad de salud pública de Harvard').[32] Los estudios demuestran que los ácidos grasos trans pueden contribuir a la aterosclerosis y las enfermedades cardíacas. Aumentan el LDL y disminuyen el HDL en la sangre; ambos cambios se consideran negativos.[33] Actualmente, los investigadores creen que estas grasas tienen una mayor influencia en el riesgo de enfermedad cardiovascular que cualquier otra grasa dietética.[34]

Los ácidos grasos trans no solo afectan a nuestra salud cardiovascular. Guardan relación con diversos trastornos de salud, como el cáncer, la esclerosis múltiple, la diverticulitis, la diabetes y otras afecciones degenerativas.[35] Además, interrumpen la comunicación cerebral. Los estudios demuestran que los ácidos grasos trans que comemos se incorporan a las membranas celulares cerebrales, entre ellas la vaina de mielina que aísla las neuronas. Alteran la actividad eléctrica de las células cerebrales, causando degeneración celular y disminución del rendimiento mental.[36]

Sometido a la presión de muchas organizaciones sanitarias y del público, el US Institute of Medicine ('instituto de medicina de los Estados Unidos') revisó durante tres años todos los estudios publicados sobre los ácidos grasos trans. Finalizado el estudio, este organismo emitió una declaración en la que afirmaba que ningún nivel de consumo de estos ácidos grasos era seguro. Lo que sorprendió a todos fue que no ofreció ninguna recomendación acerca de porcentajes de grasas trans que se pudieran consumir de forma segura, como suele hacer con los aditivos alimentarios, sino que de manera tajante declaró que *ningún nivel* de grasas trans es seguro. Si ves un alimento empaquetado que contenga aceite, margarina o manteca hidrogenados, no lo toques. Si comes fuera, pregúntale al encargado del establecimiento qué tipo de aceite utilizan para cocinar. Si te dice aceite vegetal, casi con toda seguridad es hidrogenado: evítalo. La razón por la que puedes afirmar con seguridad que es aceite vegetal hidrogenado es que el aceite vegetal corriente se descompone enseguida y se vuelve rancio. En los restaurantes se reutilizan los aceites todo lo posible antes de desecharlos. Los aceites vegetales corrientes tienen una vida útil demasiado corta.

Muchos de los alimentos de las tiendas y los restaurantes se cocinan o preparan con aceite hidrogenado. Para los alimentos fritos generalmente se utiliza aceite hidrogenado porque este hace que su textura sea crujiente y es más resistente al deterioro que los aceites vegetales corrientes. Muchos alimentos procesados congelados también se preparan con aceites hidrogenados. Los aceites hidrogenados se utilizan en la elaboración de patatas fritas, galletas, bollos, galletas saladas, pasteles congelados, *pizzas*, mantequilla de cacahuete, glaseado de pasteles y helado, especialmente el helado cremoso.

La OMS ha propugnado la eliminación global de los aceites hidrogenados. Algunos países, como Dinamarca, Suiza y los Estados Unidos, han tomado medidas para prohibir los ácidos grasos trans en sus países. La Food and Drug Administration exigió el etiquetado de las grasas trans artificiales en los productos alimenticios y su final eliminación del suministro de alimentos. Poco a poco las empresas de alimentación están eliminando estas grasas peligrosas de sus productos. No obstante, aunque se están tomando medidas para reducir nuestra exposición a los ácidos grasos trans, probablemente pasará algún tiempo antes de que las cumplan todos los países y fabricantes de alimentos.

8

La grasa es un superalimento

La grasa es buena para la salud

Hay alimentos a los que se los denomina «superalimentos» porque están repletos de vitaminas, minerales, antioxidantes y otros nutrientes importantes y porque se ha demostrado que ayudan a prevenir, y en algunas ocasiones incluso a revertir, diversos problemas de salud. Estos alimentos se promocionan ampliamente como elementos indispensables de una dieta saludable. Algunos de los que reciben una mayor atención son la col rizada (kale), los arándanos, la remolacha, las algas, la cúrcuma, las bayas de goji y el zumo de *noni*. No obstante, hay un superalimento que no se suele incluir en la lista a pesar de ser enormemente beneficioso y de que probablemente sea el más poderoso de todos: la grasa.

La grasa puede proporcionar más nutrientes, más beneficios y más protección contra la enfermedad que los superalimentos más aclamados. Si la grasa fuera algún tipo de verdura o hierba exótica, se proclamarían a los cuatro vientos sus virtudes como alimento maravilloso que posee infinidad de beneficios para la salud. La comunidad médica la ensalzaría por su valor nutricional y medicinal. Se convertiría en el superalimento más popular de todos los tiempos.

Desafortunadamente, a consecuencia de los esfuerzos de la industria azucarera y al desconocimiento general, le hemos echado a la grasa la culpa de nuestros vientres abultados, nuestros muslos gruesos y nuestros traseros protuberantes, por no mencionar las enfermedades cardiovasculares, de las que se considera la causa principal. Se acusa a la grasa dietética, y en particular a la saturada, de contribuir a todos los problemas de salud que azotan a la humanidad. Para muchos es solo un veneno; la consideran una especie de monstruo que acecha en nuestros alimentos con el único fin de hacernos daño y creen que estaríamos mucho mejor si la elimináramos por completo de nuestra alimentación.

Eliminarla sería un desastre: la grasa dietética es un nutriente esencial que necesitamos para lograr y mantener una buena salud. De hecho, no podríamos vivir sin ella. Es mucho más importante que los carbohidratos, que constituyen la mayor parte de las dietas de casi todas las personas. Se puede vivir una vida larga y sana sin carbohidratos; sin embargo, no se puede vivir sin grasa. El único propósito de los carbohidratos es proporcionarnos energía. Cosa que también pueden hacer las grasas, pero además hacen mucho más que eso.

En pocas palabras, la grasa es buena para la salud. Nutre el cuerpo y puede ayudar a proteger de la enfermedad. Contrariamente a lo que se suele pensar, no causa enfermedades, sino que ayuda a proteger contra ellas. La mayoría de la gente se sorprende al conocer lo importante que es la grasa para nuestra salud en general. Veamos algunas de las formas en que las grasas nos ayudan a estar sanos y los motivos por los que pueden considerarse, con toda razón, un superalimento.

Fuente de energía

La grasa es combustible. Del mismo modo que la gasolina proporciona energía a nuestros coches, la grasa proporciona energía a nuestros cuerpos. Esta sustancia es uno de los tres nutrientes que producen energía. Los otros dos son las proteínas y los carbohidratos. Nuestro organismo utiliza la grasa como fuente de energía para alimentar los procesos metabólicos y mantener la vida. Este nutriente cubre alrededor del 60 % de las necesidades energéticas del cuerpo.

Cada célula de nuestro cuerpo debe tener una fuente constante de energía para funcionar apropiadamente y mantenerse viva. Nuestra primera opción de combustible son los carbohidratos. Cuando en la dieta hay carbohidratos adecuados para satisfacer las necesidades energéticas, la grasa se deposita en las células adiposas. El exceso de carbohidratos y proteínas se convierte en grasas y se almacena también en las células adiposas para su uso posterior. Esta grasa se extrae de su lugar de almacenamiento entre comidas o en épocas de escasa ingesta de alimentos y se utiliza para satisfacer las constantes necesidades energéticas del organismo.

La grasa, al ser una fuente compacta de energía que se puede almacenar y utilizar más tarde, tiene más calorías por gramo que cualquier carbohidrato o proteína. La energía se mide en términos de calorías. El cuerpo puede almacenar más calorías en forma de grasa que como carbohidratos o proteínas. Si almacenara proteínas en lugar de grasa, parecería una salchicha de cerdo hinchada porque sus células de almacenamiento duplicarían su tamaño. De manera que puedes estar agradecido por el hecho de almacenar grasa en lugar de proteína.

Si no tuvieras grasa o cantidades adecuadas de grasa almacenada en las células adiposas, entre las comidas y durante períodos prolongados de ayuno, tu organismo recurriría a la utilización de proteínas, como el tejido muscular, para obtener energía. Tu cuerpo se consumiría literalmente para obtener la energía que necesita para mantenerse con vida.

Los elementos básicos

Tendemos a pensar que la grasa corporal es como un exceso de equipaje, sin ninguna utilidad, que nos cuelga alrededor del estómago y los músculos. Sin embargo, esta sustancia se encuentra en otros lugares aparte de en las células adiposas. La grasa es un importante componente estructural de la totalidad del organismo. Podríamos pensar que nuestro cuerpo está constituido principalmente por agua y proteínas, pero una porción importante de nuestras células y tejidos está formada por grasa.

Los ácidos grasos son un importante elemento de la estructura de la totalidad de las células corporales. Las células cardíacas, pulmonares, renales, hepáticas y de los demás órganos dependen de la grasa para mantenerse cohesionadas. Los ácidos grasos son el componente dominante de la membrana celular, la piel que mantiene unidas las células. Los orgánulos —los diminutos órganos celulares del interior de las células—, como el núcleo y las mitocondrias, también están rodeados de una membrana adiposa.

Las membranas celulares envuelven los orgánulos y el citosol (líquido dentro de la célula) y los mantienen separados de los líquidos, las sustancias químicas, las proteínas, los microorganismos y las demás sustancias que hay fuera de la célula. Estas membranas regulan qué sustancias entran y salen de ella. Por ejemplo, puede bloquear la entrada de bacterias, pero permitir que entren el oxígeno y la glucosa y que salga el dióxido de carbono. También contiene receptores para las hormonas que controlan la actividad celular.

La membrana de la célula está formada por una doble capa de moléculas de grasa llamadas *fosfolípidos* en la que hay proteínas y colesterol incrustados. Los fosfolípidos se parecen a los triglicéridos en el hecho de que se componen de ácidos grasos unidos a una molécula de glicerol. Sin embargo, el fosfolípido solo tiene dos ácidos grasos; en lugar del tercer ácido graso hay un compuesto de fosfato y nitrógeno. Existen múltiples tipos de fosfolípidos, lo mismo que sucede con los triglicéridos, dependiendo del compuesto de nitrógeno y el tipo de ácidos grasos que contienen. Dos que han despertado cierto grado de interés son la *fosfatidilcolina* y la *fosfatidilserina*, ambos fosfolípidos esenciales para una función cerebral y digestiva adecuadas. Los estudios han demostrado que pueden ser útiles como suplementos dietéticos en el tratamiento de la demencia, la depresión, los cálculos biliares, los trastornos hepáticos y la colitis ulcerosa, así como para contrarrestar los efectos secundarios adversos de los fármacos antiinflamatorios no esteroideos.[1-4]

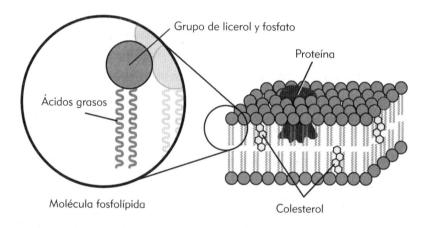

La pared celular se compone principalmente de fosfolípidos dispuestos en una doble capa.

Al parecer el mayor beneficio es para la salud cerebral. La función nerviosa depende en un alto porcentaje de la grasa, y por eso el cerebro está compuesto en un 60 % de grasa y colesterol. Para decirlo sin rodeos, un cerebro sano e inteligente está lleno de grasa.

Las grasas dietéticas no solo se utilizan para generar los elementos estructurales de las células, sino también para fabricar el colesterol, las hormonas y las prostaglandinas que controlan y regulan las funciones corporales. La vitamina D, el estrógeno, la progesterona, la testosterona, la DHEA* y muchas otras hormonas se

* N. del T.: dehidroepiandrosterona.

elaboran a partir del colesterol. Este es esencial para la integridad de la membrana celular y ayuda en la comunicación y la función celular.

Los mensajeros químicos

Los ácidos grasos suministran los elementos básicos para construir nuestras hormonas, son nuestros mensajeros químicos especiales que controlan la mayoría de las funciones corporales. Las hormonas desempeñan un papel crítico en la química y la fisiología del cuerpo humano. Afectan a múltiples funciones, desde el crecimiento y el desarrollo sexual hasta el estado de ánimo, pasando por lo bien que dormimos, cómo gestionamos el estrés y cómo descompone y procesa los alimentos nuestro cuerpo.

Las hormonas mantienen la homeostasis, un estado en el que el organismo está en equilibrio química y fisiológicamente. La falta de grasa adecuada en la dieta puede afectar negativamente a la homeostasis. Por ejemplo, el desarrollo y la función sexuales pueden retardarse o alterarse. También la función mental, el estado de ánimo, el hambre y el apetito, y otros aspectos pueden verse afectados.

Las grasas no solo suministran la materia prima para la construcción de hormonas, sino que pueden tener efectos hormonales por sí mismas. Los más notables son los ácidos grasos esenciales. Los ácidos grasos poliinsaturados pueden transformarse en moléculas de señalización llamadas *eicosanoides*. Entre las subcategorías de la familia eicosanoides figuran las prostaglandinas, las prostaciclinas, los leucotrienos y los tromboxanos. La síntesis de eicosanoides implica una serie de pasos controlados por enzimas especiales. Estas enzimas causan reacciones de oxidación que se producen en solo una manera determinada de generar cierto tipo de eicosanoide. Normalmente, estos eicosanoides no se almacenan dentro de las células, sino que se sintetizan cuando sea necesario.

Los eicosanoides ejercen una gran influencia sobre el funcionamiento de nuestro organismo y, por esta razón, tienen una gran importancia. Participan en la regulación de la función inmunitaria, la presión arterial, la inflamación, la síntesis del colesterol, la agregación plaquetaria (capacidad de coagulación), el crecimiento celular, la percepción del dolor y la secreción de la mucosidad, por mencionar solo algunas funciones. Como los eicosanoides afectan a tantas funciones vitales del cuerpo, la falta de una grasa dietética adecuada puede tener consecuencias sanitarias de largo alcance.

Aunque los ácidos grasos saturados y monoinsaturados no se utilizan para producir eicosanoides, aun así pueden causar efectos hormonales. Hay receptores de ácidos grasos por todo el cuerpo, especialmente en los intestinos, el páncreas y el cerebro. Estos receptores son activados por ácidos grasos específicos, que desencadenan una reacción similar a la hormonal. Se los denomina receptores acoplados a la proteína G (GPR, por sus siglas en inglés). Se conocen alrededor de doscientos cincuenta de estos receptores y se cree que quedan otros por descubrir. A cada receptor se lo identifica con un número. El GPR41 y el GPR43, que se encuentran en el tracto digestivo, se activan con ácidos grasos de cadena corta. El GPR84 es un receptor para ácidos grasos de cadena media, el GPR40 para ácidos grasos de cadena larga, el GPR120 se activa con ácidos grasos omega-3 y así sucesivamente. Se sabe que los cuerpos cetónicos, derivados principalmente de la grasa corporal almacenada, activan el GPR41.[5] Los GPR participan en la regulación de las hormonas intestinales y la función digestiva, la función inmunitaria, la respuesta inflamatoria, la secreción de insulina y la sensibilidad a ella, la actividad del sistema nervioso simpático y muchos otros aspectos de la homeostasis metabólica.

Al contrario de lo que erróneamente se suele pensar, las grasas dietéticas no son solo fuentes de calorías, sino que participan en la regulación de muchas funciones fisiológicas fundamentales y son necesarias para mantener la homeostasis y disfrutar de una buena salud.

La gestión del peso

Una de las razones por las que la gente tiene sobrepeso o problemas para perder peso es que no come suficiente grasa. Lo creas o no, la grasa dietética puede ser una ayuda para adelgazar cuando reemplaza a los carbohidratos en la dieta.

La mayor parte de nuestra grasa corporal no proviene de la grasa de nuestra dieta, sino de los carbohidratos que consumimos. Todos los carbohidratos que ingerimos y que no se utilizan inmediatamente para obtener energía se convierten en grasa y se almacenan en nuestras células adiposas. La gran mayoría de los alimentos que comemos son carbohidratos. Por término medio consumimos aproximadamente el 60 % de nuestras calorías diarias en forma de carbohidratos y solo alrededor del 40 % proviene de la proteína y la grasa. La mayoría de las proteínas y grasas que consumimos se utilizan como materia prima para construir y mantener los músculos, los huesos y otros tejidos. Normalmente, solo una pequeña fracción de esas proteínas y grasas se emplean para producir energía o se almacenan como grasa. El cuerpo no necesita usar las proteínas y grasas de nuestra dieta para obtener energía porque hay muchos carbohidratos disponibles, incluso demasiados. Este exceso de carbohidratos es lo que termina convertido en grasa corporal.

Los estudios realizados sobre el tema han demostrado que una dieta rica en carbohidratos, como la que normalmente seguimos, aumenta la síntesis de grasa y colesterol. Cuando algunos de los carbohidratos se sustituyen por grasa, ¡disminuye la producción de grasa y colesterol en el cuerpo![6] Estos estudios refutan la teoría de que todas las calorías son iguales. Por lo tanto, reemplazar la mayor parte de los carbohidratos de la dieta por grasa causa una disminución de la producción de grasa y del peso corporal (y los niveles de colesterol también mejoran). Realmente es así de sencillo.

Investigadores de la Universidad de Londres llevaron a cabo una serie de estudios de gran interés. Estudiaron los efectos relativos de las grasas, las proteínas y los carbohidratos en la pérdida de

peso de una dieta baja en calorías. Para ello les asignaron sucesivamente cuatro dietas diferentes a catorce pacientes obesos durante
un período de tiempo. Cada una de las dietas proporcionaba mil
calorías diarias, pero difería en la cantidad de grasa, proteínas y
carbohidratos. Una dieta tenía un 90 % de grasa, otra un 90 % de
proteína, la siguiente un 90 % de carbohidratos y la última era una
dieta mixta normal. Los pacientes rotaron a través de cada una de
ellas mientras permanecían en un hospital para poder ser sometidos a observación constante y garantizar el cumplimiento estricto
de la dieta.

Pese a que el consumo de calorías era exactamente el mismo
en cada uno de los grupos, la dieta con un 90 % de grasa (alto contenido en grasa, bajo en carbohidratos) produjo la mayor pérdida
de peso, seguida de cerca por la dieta de un 90 % de proteínas. Luego venía la dieta mixta. Por último, la dieta muy baja en grasas, de
un 90 % de carbohidratos.[7] En esencia, cuanto mayor es el contenido de carbohidratos, menor es la pérdida de peso y cuanto mayor
es el contenido de grasa, mayor es la pérdida de peso.

En un estudio de seguimiento, los investigadores compararon
la pérdida de peso de sujetos obesos en una dieta alta en carbohidratos y en una dieta alta en grasas, comiendo el doble de calorías
que en el estudio anterior. Los sujetos con una dieta alta en carbohidratos de dos mil calorías no lograron perder peso. Los mismos
sujetos con una dieta alta en grasas no solo perdieron peso con dos
mil calorías, ¡sino que siguieron perdiéndolo incluso cuando el
consumo de calorías aumentó a dos mil seiscientas![8] Un ejemplo
típico de los sujetos de este estudio fue BJ. Tras ocho días siguiendo
la dieta alta en carbohidratos dedos mil calorías, BJ no perdió un
solo gramo; en cambio, adelgazó cuatro kilos en tres semanas con
la dieta alta en grasas de dos mil seiscientas calorías.

Los investigadores descubrieron que una dieta alta en grasas
ayuda a descomponer y quemar la grasa corporal, lo que lleva a una
mayor pérdida de peso. Por lo tanto, la adición de grasa en la dieta

estimula la quema de grasa corporal. La conclusión es que comer grasa incrementa la utilización de la grasa almacenada en el cuerpo y provoca una pérdida de peso. Es por eso por lo que consumir grasa adelgaza más que comer carbohidratos o proteínas.

Este efecto de quema de grasa puede ser tan eficiente que seguir una dieta rica en grasas con calorías restringidas nos hace perder más peso que si no comiéramos nada en absoluto. Investigadores del US Naval Medical Research Institute ('instituto de investigación médica naval de los Estados Unidos') compararon dos grupos de sujetos con sobrepeso; un grupo siguió una dieta alta en grasas, mientras que el otro no consumió ningún alimento. Se midió la pérdida de peso de los sujetos a lo largo del tiempo. El grupo de alto contenido en grasa consumió mil calorías al día, el 90 % de las cuales provenían de grasas. Las calorías restantes provenían de aproximadamente 15 gramos de proteína y 10 gramos de carbohidratos. El otro grupo no consumió calorías en absoluto, solo agua. Después de diez días, el grupo de ayuno perdió 9,5 kilogramos por término medio, pero la mayor parte de este peso consistía en tejido corporal magro y agua; solo 3,4 kilogramos correspondían a una pérdida de grasa corporal. En comparación, el grupo de dieta alta en grasas perdió por término medio 6,57, de los cuales 6,35 consistían en grasa corporal.[9] El grupo que consumió mil calorías, principalmente de grasa, ¡perdió el doble de grasa corporal que el grupo que no comió nada! Además, este grupo perdió muy poco agua y tejido muscular magro. Una dieta reducida en calorías con abundante grasa y carbohidratos limitados producirá una pérdida de peso mucho mayor que cualquier dieta baja en grasas, independientemente de la cantidad de calorías consumidas, ¡incluso si la cantidad es cero! Por lo tanto, incluir una amplia cantidad de grasa en la dieta es esencial para una mayor pérdida de peso. Este es un concepto muy importante que ha de tener presente cualquier persona que se proponga adelgazar. Para perder grasa, hay que comer grasa.

La adición de grasa en un régimen de adelgazamiento también hará que la dieta sea mucho más satisfactoria y se lleve a cabo con éxito. El mayor obstáculo para seguir una dieta es el hambre constante y persistente que provoca. El hambre es lo que impulsa a las personas a saltarse la dieta y a dejarla. Reemplazar algunos de los carbohidratos con grasa produce una sensación mucho mayor de saciedad, con un nivel más elevado de cumplimiento y, por consiguiente, de éxito.

La grasa dietética ralentiza la digestión de los alimentos, con lo que el estómago se siente lleno durante más tiempo y se eliminan las punzadas de hambre. Esto lo hace estimulando la liberación de hormonas que disminuyen el ritmo al que el alimento sale del estómago y de esta forma prolongan la sensación de saciedad. El intestino delgado también tiene receptores de grasa que actúan en gran parte de la misma manera. Cuando comes alimentos grasos, estás saciado durante más tiempo y no sientes necesidad de picar o comer en exceso en la próxima comida. ¡Esta es una razón más por la que añadir grasa a tu dieta puede ayudarte a perder peso!

En un estudio, por ejemplo, los voluntarios comieron un desayuno con alto contenido o bajo contenido en grasa que incluía el mismo número de calorías. Quienes tomaron el desayuno alto en grasas se sintieron llenos durante más tiempo y retrasaron el momento de su siguiente comida, con lo que evitaron los aperitivos entre una y otra.[10]

La investigación ha demostrado que cuando tenemos hambre al poco tiempo de haber comido, tendemos a comer en exceso en la siguiente comida. Por lo tanto, un desayuno con alto contenido en grasa ayuda a evitar tanto los aperitivos entre comidas como comer en exceso. El resultado final es el consumo de menos calorías totales. Cuando se usa apropiadamente, la grasa puede ser una ayuda importante para perder peso y no volver a recuperarlo.

Los hidratos de carbono favorecen el almacenamiento de grasa y el aumento de peso porque elevan la glucosa en la sangre, lo que provoca un incremento de la insulina. La insulina fomenta el almacenamiento de grasa; cuanta más insulina tengamos en la sangre, mayor grado de almacenamiento de grasas se produce. Consumir grasa o proteína no causa un aumento de la glucosa en la sangre y, por lo tanto, tiene un efecto menor en los niveles de insulina. Si el consumo de carbohidratos en la dieta se mantiene bajo, ingerir grasa no contribuye al aumento de peso porque los niveles de insulina son demasiado bajos para promover el almacenamiento de grasa. De hecho, los niveles bajos de insulina extraen grasa almacenada y la queman para producir energía. Esta es otra razón por la que las dietas altas en grasas y bajas en carbohidratos son mucho más efectivas en el manejo del peso que las dietas bajas en grasas.

Se han publicado una serie de estudios que afirman que las dietas con alto contenido en grasa promueven el aumento de peso e incluso la resistencia a la insulina y la diabetes. Sin embargo, estas dietas altas en grasas tienen un contenido muy elevado en carbohidratos con grasa añadida. Son los carbohidratos de la dieta los que causan el problema, pero se culpa a la grasa. Los carbohidratos desencadenan la liberación de insulina. La adición de grasa a una dieta rica en carbohidratos eleva enormemente el número de calorías consumidas. Los niveles altos de insulina estimulan el organismo activando el modo de almacenamiento de grasa para que estas calorías, ya sea de carbohidratos o de grasa, queden almacenadas en el cuerpo. Por lo tanto, es verdad que cuando se añade grasa a una dieta alta en carbohidratos esto puede contribuir al aumento de peso. Para que podamos beneficiarnos de los efectos de reducción de peso de la grasa, la grasa añadida a la dieta debe ir acompañada de una disminución en la ingesta de carbohidratos. Hacer esto permitirá que se obtengan resultados beneficiosos aunque la ingesta total de calorías permanezca estable.

El superalimento nutricional

La grasa es un nutriente tan importante como las proteínas, la vitamina C o el calcio, y es necesaria para lograr y mantener una buena salud. En la pasada década de los sesenta los médicos comenzaron a dar nutrición parenteral (nutrientes administrados por vía intravenosa) a los pacientes cuyo estado de salud no les permitía consumir alimentos por vía oral. Se diseñaron fórmulas nutricionales especiales para proporcionarles todas las vitaminas, minerales, electrolitos, aminoácidos y carbohidratos necesarios para satisfacer sus necesidades. No se incluyeron los ácidos grasos porque se creía que el cuerpo podía generar todo lo que precisaba a partir de los demás nutrientes. Las fórmulas ayudaban durante cierto tiempo, pero al final, sin grasa, los pacientes desarrollaban deficiencia de EFA. En los lactantes y los niños pequeños esto venía acompañado por un deterioro del crecimiento, retrasos en el desarrollo, dermatitis y anormalidades renales y pulmonares. Los adultos también sufrían deficiencia de EFA. La adición de estos ácidos grasos esenciales ayudó, pero con el tiempo se descubrió que los pacientes mejoraban mucho más rápido cuando las fórmulas contenían una mezcla de ácidos grasos saturados e insaturados.

Las grasas, además de servir como nutrientes esenciales, cumplen otra función vital. Son lo que se denomina un «alimento funcional», es decir, un alimento especial que proporciona beneficios para la salud que van más allá de su contenido nutricional básico. La grasa no se limita a suministrar una fuente de ácidos grasos, sino que aumenta el valor nutritivo de otros alimentos. Es una sustancia necesaria para la digestión y la absorción de muchos nutrientes esenciales de nuestra dieta. Por ejemplo, es a través de la porción grasa de los alimentos como obtenemos nuestros nutrientes liposolubles, como las vitaminas A, D, E y K, así como la CoQ10 y los carotenoides (alfa-caroteno, beta-caroteno, licopeno, luteína y otros). Si nuestra dieta carece de la grasa adecuada, estos nutrientes no pueden absorberse.

La ingesta dietética de alimentos ricos en nutrientes liposolubles está relacionada con una disminución del riesgo de desarrollo de diversas afecciones comunes, entre las que figuran varios tipos de cáncer, enfermedades cardiovasculares, trastornos de la vejiga, cálculos renales, enfermedad fibroquística del seno, anemia, infecciones, degeneración macular, cataratas, artritis y osteoporosis, por nombrar solo algunas. Muchos nutrientes liposolubles actúan como antioxidantes protectores que bloquean los efectos perjudiciales de los radicales libres y los AGE destructivos y participan en la regulación del crecimiento y la diferenciación de las células, así como en la muerte celular programada (apoptosis).

La grasa mejora también la disponibilidad y la absorción de casi todos los demás nutrientes. Ralentiza el movimiento de la comida dentro del estómago y el sistema digestivo, lo que permite que esta se impregne durante más tiempo de los ácidos estomacales y las enzimas digestivas. Debido a esto se liberan más nutrientes de los alimentos, entre ellos vitaminas solubles en agua como las vitaminas B, y minerales, que normalmente se encuentran estrechamente ligados a otros compuestos y el cuerpo los absorbe. Aunque puede que las grasas no contengan todos estos nutrientes por sí mismas, hacen que aumente el valor nutricional de nuestros alimentos al incrementar la absorción de sus nutrientes.

Investigadores de la Universidad de Purdue alimentaron a voluntarios con ensaladas a las que habían añadido aderezos que contenían tres cantidades diferentes de grasa: 3, 8 o 20 gramos. Además, utilizaron tres tipos de grasa: mantequilla, aceite de colza y aceite de maíz. Para evaluar la cantidad de carotenoides absorbidos en el torrente sanguíneo tras la comida, se tomaron muestras de sangre de los sujetos antes y después de comer. Los investigadores llegaron a la conclusión de que cuanta más grasa consumían los sujetos, mayor era el contenido de carotenoides en su sangre, independientemente del tipo de grasa consumida. Cualquier fuente de grasa mejoraba la absorción de nutrientes.[11]

¿En qué medida afecta la grasa a la absorción de nutrientes? La afecta bastante, al parecer. En un estudio realizado en la Universidad Estatal de Ohio, los investigadores examinaron la absorción de cuatro carotenoides (alfa-caroteno, beta-caroteno, licopeno y luteína) en comidas a las que se había añadido grasa. Como fuente de grasa añadida se utilizó el aguacate.

Los sujetos de la prueba recibían una comida con salsa sin grasa y pan. Otro día recibían la misma comida, pero esta vez se añadía aguacate a la salsa, lo que aumentaba el contenido de grasa de la comida en alrededor de un 37 % de calorías. Los niveles sanguíneos de los sujetos de prueba mostraron que el beta-caroteno aumentó 2,6 veces y el licopeno 4,4 veces, lo que demuestra que añadir un poco de grasa a la comida puede elevar la absorción de nutrientes más del doble, el triple o el cuádruple.

Los investigadores realizaron una segunda prueba en la que los sujetos comieron ensalada con diversas cantidades de grasa. La primera ensalada incluía lechuga romana, espinacas *baby*, zanahorias ralladas y un aderezo sin grasa, con lo que su contenido graso era de alrededor del 2 %. El contenido de grasa se fue incrementando con tres ensaladas adicionales consumidas en diferentes días que incluían 75 gramos de aguacate, 150 gramos de aguacate o 24 gramos de aceite de aguacate (un poco menos de cinco cucharaditas). A medida que aumentaba el contenido de grasa de la ensalada, también se incrementaba la absorción de los carotenoides; el mayor aumento se produjo con la adición del aceite de aguacate. ¡La ensalada con un contenido más elevado de grasa aumentó los niveles sanguíneos de luteína 6,7 veces, de alfa-caroteno 8,9 veces y de beta-caroteno hasta 17,4 veces! Según este estudio, la adición de grasa a las verduras de la ensalada aumenta la cantidad de nutrición que obtienes de ellas hasta en un ¡1.740 %! ¡Esto es lo que yo llamo un superalimento funcional![12]

A los investigadores les sorprendió no solo cómo la adición de grasa mejora la absorción de nutrientes, sino también lo poco que se absorbe cuando no hay grasa. Para obtener todos los nutrientes posibles de un tomate, unas judías verdes, unas espinacas o cualquier alimento vegetal o bajo en grasa, hay que agregar algo de grasa. De hecho, comer verduras sin grasa añadida es igual que comer una comida nutricionalmente pobre. La adición de una buena fuente de grasa en la dieta es importante para obtener el mayor valor nutritivo de sus alimentos.

La grasa es lo que puede hacer que otros superalimentos como la col rizada, el brócoli, las espinacas y las algas sean tan poderosos. La mayoría de los superalimentos son naturalmente bajos en grasas y comerlos sin una fuente de grasa añadida disminuye en gran medida la disponibilidad de los nutrientes que contienen, lo que los hace tan poco nutritivos como cualquier alimento corriente. Sin grasa, estos llamados superalimentos ya no son tan extraordinarios. Es la grasa añadida lo que les permite alcanzar su potencial de alimento superior.

Muchas de las vitaminas liposolubles funcionan como antioxidantes que nos protegen del daño de los radicales libres. Las reacciones químicas de los radicales libres en nuestro cuerpo causan la destrucción de las células y su ADN. Los radicales libres se forman continuamente en el organismo y están asociados con la mayoría de las enfermedades agudas y degenerativas conocidas. Muchos investigadores creen que una de las causas principales del envejecimiento son sus reacciones. Cuanto más daño por parte de los radicales libres sufre tu cuerpo, más rápido envejeces. Al reducir la cantidad de grasa de tu dieta, limitas la cantidad de nutrientes antioxidantes protectores de que dispones para protegerte de las reacciones destructivas de los radicales libres. Las dietas bajas en grasas aceleran el proceso de degeneración y envejecimiento. Esta puede ser una de las razones por las que quienes siguen dietas muy bajas en grasas durante algún tiempo a menudo adquieren un aspecto demacrado y enfermizo, y parecen mayores de lo que realmente son.

Los carotenoides son nutrientes liposolubles que se encuentran en las frutas y verduras. El más popular es el beta-caroteno. Todos los carotenoides son conocidos por su capacidad antioxidante. Numerosos estudios han demostrado que estos y otros antioxidantes liposolubles, como las vitaminas A y E, proporcionan protección contra las enfermedades degenerativas y ayudan a mantener el funcionamiento del sistema inmunitario.

Las verduras como el brócoli y la zanahoria tienen beta-caroteno, pero si no comes aceite con ellas, no obtendrás el beneficio completo de las vitaminas liposolubles que contienen. Si comes una ensalada con un aderezo con bajo contenido en grasa o si prescindes de otras fuentes de grasa, como el aguacate o los frutos secos, pierdes la mayoría de las vitaminas presentes en las verduras.

Otro nutriente importante que necesita grasa para la absorción adecuada es el calcio. Puedes beber un montón de leche desnatada y de queso bajo en grasa y cantidades industriales de suplementos de calcio y aun así desarrollar osteoporosis. ¿Por qué? Porque para poder absorber el calcio se necesita grasa. Si bebes leche sin grasa para obtener calcio, estás tirando el dinero. Necesitas tomar leche entera, queso con toda su grasa y otros alimentos grasos con el fin de absorber el calcio. Muchas verduras también son buenas fuentes de calcio. Pero para aprovechar ese calcio, es necesario comerlos con mantequilla y nata u otros alimentos que contengan grasa.

La grasa, en lugar de dañar el corazón, lo alimenta y contribuye a su funcionamiento saludable. La fuente preferida de energía del corazón no es la glucosa, sino la grasa, especialmente la saturada. Las grasas son buenas para el corazón y el sistema circulatorio. Esto se demostró en un estudio realizado por la doctora nutricionista Mary Flynn. Veinte sujetos recibieron una dieta con un 37 % de calorías provenientes de la grasa y la doctora midió sus niveles de colesterol y triglicéridos. Luego el mismo grupo se sometió una dieta con menos grasa, un 25 % de calorías, pero se aumentaron los carbohidratos y así el número total de calorías se mantuvo exactamente igual. La doctora Flynn descubrió que la dieta baja en grasas reducía los niveles de colesterol bueno HDL (un cambio considerado perjudicial para el corazón y el sistema circulatorio), elevaba los niveles de triglicéridos (esto también se considera perjudicial) y prácticamente no alteraba los niveles de colesterol malo LDL (lo cual no es positivo ni negativo).[13] El efecto general era nocivo para el corazón. Si a esto le añadimos el hecho de que en una dieta baja en grasas se reducen las vitaminas liposolubles, como la vitamina E y el beta-caroteno, que ayudan a proteger contra las enfermedades cardíacas, vemos que este tipo de dietas pueden realmente fomentar las enfermedades cardíacas, justo lo contrario de lo que nos han hecho creer.

Uno de los factores de riesgo reconocidos para la cardiopatía es el elevado nivel de homocisteína. Los niveles de homocisteína aumentan cuando hay una deficiencia de vitaminas B_6, B_{12} o ácido fólico. Consumir una cantidad adecuada de grasa con tus alimentos mejorará la absorción de estas tres vitaminas B y te ayudará así a protegerte contra los niveles elevados de homocisteína y, por consiguiente, contra las enfermedades del corazón.

La vitamina A es un nutriente liposoluble que es más conocido por su relación con la salud ocular. Esta vitamina es necesaria para el correcto funcionamiento del cristalino, la córnea y la retina. Una deficiencia puede conducir a una forma de retinopatía que causa ceguera nocturna. Si no se trata, puede provocar una pérdida permanente de la visión. La deficiencia de vitamina A es la causa número uno de la ceguera infantil en el mundo. Una de las funciones de esta vitamina es la de antioxidante y proporciona protección al cristalino contra el daño de los radicales libres que puede ocasionar cataratas, la principal causa de pérdida de la visión en adultos en todo el mundo. Asimismo, la deficiencia de vitamina A también puede causar retraso mental y del crecimiento, disminuir la función inmunitaria y secar las membranas mucosas.

Obtenemos vitamina A a partir de las grasas de los productos de origen *animal*. Algunas buenas fuentes son el hígado de ternera, el aceite de hígado de bacalao, las ostras, la leche entera, la nata, el queso, la mantequilla, los huevos y la carne grasa. Quizá hayas oído decir que las zanahorias son buenas para la vista porque contienen vitamina A. Técnicamente, esto no es cierto, ya que solo los productos animales contienen vitamina A; sin embargo, las verduras están cargadas de carotenoides y nuestro organismo puede convertir muchos de estos carotenoides en vitamina A. De hecho, la que obtenemos de los animales estuvo en su día en forma de carotenoides en la hierba, las hojas y las plantas que estos comieron. Cuando los animales comieron esas plantas, algunos de los carotenoides que contenían se convirtieron en vitamina A. La vitamina A tiende a acumularse en los tejidos grasos.

Los carotenoides son pigmentos vegetales que les dan a las frutas y verduras rojas, amarillas, naranjas y verdes gran parte de su color. El color rojo de los tomates proviene de estos pigmentos, así como el color naranja de las zanahorias. Al carotenoide que se puede convertir en vitamina A se le denomina provitamina A o precursor de la vitamina A. La eficiencia con la que los carotenoides se transforman en vitamina A es limitada, por lo que, para igualar la cantidad de vitamina A que se obtiene de las fuentes animales, se debe consumir una cantidad mucho mayor de carotenoides. El beta-caroteno es el carotenoide con la tasa de conversión más alta. Se necesita aproximadamente doce veces más beta-caroteno, por peso, para igualar la cantidad de vitamina A de las fuentes animales y aproximadamente veinticuatro veces más de los otros carotenoides provitamina A (alfa-caroteno, gamma-caroteno y beta-criptoxantina) para hacer lo mismo. Los alimentos que son buenas fuentes de carotenoides son las frutas y hortalizas de colores intensos rojos, naranjas, amarillos y verdes, como las verduras de hoja verde (espinacas, acelgas, hojas de nabo, col china, etc.), las zanahorias, los boniatos, las calabazas, los mangos, los tomates, el perejil, los albaricoques, el brócoli, la col roja y los espárragos.

Desafortunadamente, no siempre basta con comer alimentos ricos en carotenoides para prevenir la deficiencia de vitamina A. La vitamina A es un nutriente liposoluble. Para convertir eficazmente el beta-caroteno o cualquier otra provitamina A carotenoide en vitamina A, hay que consumir también al mismo tiempo una cantidad adecuada de grasa. Consumir el beta-caroteno con grasa puede multiplicar por seis la tasa de conversión. En otras palabras, cuando se consume con una cantidad adecuada de grasa, solo se necesita el doble de beta-caroteno, en lugar de doce veces más, para igualar la cantidad de vitamina A que se obtiene de los alimentos de origen animal. La mayoría de las verduras y frutas no contienen suficiente grasa para una conversión eficiente, por lo que podemos comer grandes cantidades de verduras y frutas ricas en carotenoides, y aun así sufrir deficiencia de vitamina A. En Asia, por ejemplo, muchos niños siguen dietas con lo que debería ser una cantidad adecuada de carotenoides provitamina A, pero debido a la pobreza, no los combinan con suficientes fuentes adecuadas de grasa, como leche, huevos, grasa animal, frutos secos, coco o aceites vegetales (palma, oliva y coco). Por eso, a menudo sufren de deficiencia de vitamina A.

Del mismo modo, podemos comer un tazón lleno de frutas y verduras ricas en carotenoides, pero si no le añadimos grasa, no se producirá suficiente vitamina A para satisfacer nuestras necesidades.

Uno de los principales problemas de los alimentos y las dietas con bajo contenido en grasas es que pueden crear una deficiencia de nutrientes. Para que tu cuerpo asimile los nutrientes de los alimentos, tienes que comerlos acompañados de grasa. Si no ingieres suficiente grasa, estos nutrientes atravesarán inmediatamente el tracto digestivo aportándote pocos beneficios. Este es el motivo por el que las dietas bajas en grasas son peligrosas. Seguir una dieta baja en grasas durante cierto período de tiempo puede ocasionar deficiencias nutricionales que podrían aumentar en gran medida el riesgo de enfermedad y envejecimiento prematuro.

La grasa es el único superalimento que puede transformar los carotenoides en vitamina A y mejorar la absorción de todos los demás nutrientes de nuestros alimentos. Cuando agregas grasa a tus comidas, los alimentos se vuelven mucho más nutritivos; es como añadir un suplemento natural, vitamínico, mineral y antioxidante de alta potencia y espectro completo a tu alimentación.

Protección contra la infección

Vivimos rodeados de microorganismos; se encuentran en el aire que respiramos, la comida que comemos, el agua que bebemos e incluso viven en nuestros cuerpos. Algunos de estos microorganismos son relativamente inocuos y pueden ser beneficiosos, mientras que otros pueden causar enfermedad y muerte. En la mayoría de los casos, nuestro sistema inmunitario nos protege de la infección de las variedades más perjudiciales.

Cuando nace un niño, pasa del entorno relativamente estéril del útero a un mundo que está repleto de gérmenes potencialmente dañinos. En esta etapa de la vida el sistema inmunitario no está completamente desarrollado y el recién nacido es altamente vulnerable a la infección. Afortunadamente, los niños no nacen indefensos; la leche materna contiene varias sustancias que protegen a los lactantes de las infecciones durante este período crítico. Una cierta protección proviene de los anticuerpos de la leche de la madre, pero tal vez la mayor protección proviene de su contenido en grasa.

La leche materna es rica en grasas, en su mayoría saturadas y monoinsaturadas, con algunas grasas poliinsaturadas para abastecer las necesidades de EFA del niño. Estas grasas cumplen múltiples funciones: proporcionan nutrición, ayudan a establecer un microbioma intestinal saludable y previenen la infección y la enfermedad.

Los ácidos grasos de cadena larga (LCFA) de nuestros alimentos regulan la función inmunitaria intestinal, que es independiente del sistema inmunitario. La absorción de LCFA estimula la afluencia de linfocitos, un tipo de glóbulos blancos, a través de la pared intestinal. Este proceso nos ayuda a defendernos de los microorganismos potencialmente dañinos de los alimentos que puedan haber entrado en el tracto gastrointestinal.[14] Los gérmenes pueden entrar en el organismo por medio de cualquier tipo de alimento: leche, verdura, frutas, cereales, etc. Incluir algo de grasa en las comidas ayuda a protegerse contra la infección. La leche materna suministra naturalmente la grasa necesaria para hacerlo.

Además, muchos ácidos grasos, especialmente los de la leche materna, poseen potentes propiedades antimicrobianas capaces de eliminar bacterias, virus, hongos y parásitos perjudiciales. Estos ácidos grasos son lo suficientemente potentes como para destruir a los microorganismos intestinales patógenos, como la *E. coli*, la *H. pylori* y la *Candida albicans*, pero son completamente inofensivos para las células humanas. A diferencia de los antibióticos, que eliminan a todas las bacterias, los ácidos grasos son más selectivos y pueden destruir a las más nocivas pero no hacen daño a las benignas. De esta manera, se eliminan los microorganismos que podrían perjudicarnos mientras que a los beneficiosos se les permite desarrollarse y afianzarse en el tracto digestivo del bebé, lo que da lugar a un microbioma intestinal saludable.

Como recordarás del capítulo siete, las grasas que consumimos están compuestas de triglicéridos. Los triglicéridos están formados por tres ácidos grasos unidos entre sí con una molécula de glicerol. Una vez que consumimos y digerimos las grasas, los triglicéridos se dividen gradualmente en diglicéridos (dos ácidos grasos unidos por un glicerol), monoglicéridos (un ácido graso unido a un glicerol) y ácidos grasos individuales. Los monoglicéridos y los ácidos grasos son los que tienen propiedades antimicrobianas. Los triglicéridos y los diglicéridos carecen totalmente de ellas.

Algunos ácidos grasos son más efectivos que otros para destruir ciertos tipos de microorganismos. Algunos eliminan bacterias como la *E. coli*, otros acaban con el *Streptococcus* y el *Staphylococcus*, y otros destruyen levaduras y virus. Por ejemplo, el ácido cáprico, un ácido graso saturado de cadena de diez átomos de carbono, es más eficaz para destruir ciertas bacterias que el ácido caprílico, un ácido graso saturado de cadena de ocho átomos de carbono; sin embargo, el ácido caprílico es más eficaz que el cáprico para eliminar ciertos hongos. Las grasas naturales contienen una mezcla de diversos tipos de ácidos grasos, por lo que son eficaces contra una amplia variedad de patógenos.

El efecto antimicrobiano varía mucho entre los diferentes ácidos grasos. Algunos son muy fuertes, mientras que otros son bastante débiles (ver tabla más adelante). Los ácidos grasos de cadena media son los que muestran la mayor actividad antimicrobiana y, entre ellos, el ácido láurico y su monoglicérido —la monolaurina— son los que tienen el efecto más potente a nivel general. Los triglicéridos de cadena media son componentes importantes de la leche materna. Estos triglicéridos también estimulan la producción de glóbulos blancos, lo que aumenta la función inmunitaria. Estos y otros ácidos grasos son esenciales para el establecimiento del microbioma intestinal del recién nacido y lo protegen contra las infecciones sistémicas.

Los adultos también se benefician de una manera similar de las propiedades antimicrobianas de los ácidos grasos mediante el consumo de grasas y aceites. Tras el destete, dejamos de recibir los beneficios de la leche materna y de los MCT que contiene, pero podemos conseguir MCT por medio del consumo de lácteos, ya que todas las leches de mamíferos contienen estas grasas protectoras. Aparte de los productos lácteos, hay muy pocas fuentes dietéticas buenas de MCT. Las mejores fuentes naturales son los aceites de coco y de palma. El aceite de coco es con mucho la fuente natural más rica, incluso más que la leche materna. Se compone de un 63 % de MCFA, y dentro de estos el ácido láurico comprende casi el 50 %. El aceite de palmiste contiene un 53 % de MCFA, de los que el ácido láurico comprende alrededor del 45 %. En comparación, la mantequilla, que es la tercera fuente más rica, solo contiene un 8 % de MCFA. La mayoría de los demás ácidos grasos posee diversos grados de efecto antimicrobiano y cuando se consumen juntos, trabajan sinérgicamente para ayudar a protegernos de la infección.

CONCENTRACIÓN MÍNIMA INHIBITORIA DE ÁCIDOS GRASOS

Ácido graso	Neumococos	Estreptococos grupo A	Estreptococos be-tahemolítica no-A	Candida albicans	S. aureus
Caproico	NI	NI	NI	NI	NI
Caprílico	NI	NI	NI	NI	NI
Cáprico	1,45	1,45	2,9	2,9	2,9
Láurico	0,062	0,124	0,249	0,249	0,249
Mirístico	0,218	0,547	2,18	4,37	4,37
Miristoleico	0,110	0,110	0,110	0,552	0,441
Palmítico	0,48	3,9	3,0	NI	NI
Palmitoleico	0,024	0,098	0,049	0,491	0,983
Esteárico	NI	NI	NI	NI	NI
Oleico	NI	NI	NI	NI	NI
Elaidico	NI	NI	NI	NI	NI
Linoleico	0,044	0,089	0,089	0,455	NI
Linolénico	0,179	0,35	0,35	NI	1,79
Araquidónico	NI	NI	NI	NI	NI

La potencia antimicrobiana de los ácidos grasos varía según la concentración. Cuanto menor sea la concentración necesaria para inhibir el crecimiento de los microorganismos, más fuerte será el efecto. En la tabla anterior, cuanto menor es el número, más fuerte es su efecto antimicrobiano. Los resultados de la tabla se expresan en mmol. NI = no inhibitorio en las concentraciones probadas (1,0 mg/ml o 3 a 6,0 mM). Fuente: J. J. Kabara (ed). *The Pharmacological Effect of Lipids*. The American Oil Chemists'Society: Champaign, Illinois, 1978.

Hay gérmenes por todas partes. Por más que te esfuerces en fregar los platos, limpiarte las manos y lavar los alimentos, los gérmenes siempre estarán presentes. Los ácidos estomacales eliminan a la mayoría, pero algunos logran sobrevivir y alteran la microbiota intestinal o causan enfermedades. La grasa de los alimentos que tomamos actúa como una forma secundaria de protección. En el tracto digestivo destruye a los organismos causantes de enfermedades por medio del contacto. Los ácidos grasos del torrente sanguíneo ayudan a combatir las infecciones sistémicas. A diferencia de los antibióticos, que eliminan solo las bacterias, los ácidos grasos son eficaces además contra los virus, los hongos y algunos parásitos. Durante generaciones, las madres han dado a sus familias caldo de gallina casero para combatir el resfriado o la gripe (infecciones virales). Resulta que ahora un conjunto de estudios científicos ha demostrado que este caldo podría tener realmente un valor medicinal.[15-17] Aunque los estudios no han identificado con exactitud el ingrediente o los ingredientes del caldo que lo hacen efectivo, es posible que sea la grasa. Normalmente, el caldo de gallina casero es una fuente abundante de grasa.

Por lo tanto, cuando comes una comida que contiene grasa, estás comiendo alimentos que te protegerán de muchas formas de intoxicación alimentaria y enfermedades infecciosas. En cambio, si la evitas y comes alimentos con bajo contenido en grasa, estarás ayudando a los gérmenes a sobrevivir en el tracto digestivo y causarte problemas. Una dieta verdaderamente saludable siempre incluirá abundantes cantidades de grasa.

Tener un microbioma intestinal saludable fomenta una buena salud digestiva. Un desequilibrio en la microbiota podría causar inflamación crónica y diversos problemas intestinales como el síndrome del intestino permeable, el síndrome del intestino irritable, la enfermedad de Crohn y la colitis ulcerosa, entre otros. Las grasas dietéticas ayudan a mantener el microbioma en equilibrio y evitar este tipo de afecciones.

Investigadores de la Facultad de Medicina de la Universidad Case Western Reserve han demostrado que una dieta alta en grasas puede ocasionar cambios específicos en las bacterias intestinales que podrían combatir la inflamación dañina y aliviar afecciones como la enfermedad de Crohn, un tipo de afección inflamatoria intestinal que causa hinchazón debilitante del intestino, calambres y diarrea.

En el estudio que llevaron a cabo, una dieta de grasas «buenas», que incluía aceite de coco y manteca de cacao, redujo drásticamente ciertos tipos de bacterias en ratones con la enfermedad de Crohn. Ambas grasas contienen una gran cantidad de ácidos grasos saturados y el aceite de coco está compuesto predominantemente por ácidos grasos de cadena media. Los ratones alimentados con dietas grasas beneficiosas tenían hasta un 30 % menos tipos de bacterias intestinales que los alimentados con una dieta normal, que daba como resultado una flora intestinal con una composición muy diferente. Algunos de los cambios en los tipos de especies podían verse en las heces, mientras que otros cambios aparecían en el ciego, una porción del intestino que normalmente se inflama cuando se sufre la enfermedad de Crohn. Incluso los ratones a los que se administraron concentraciones bajas de aceite de coco o manteca de cacao tenían también una inflamación menos grave del intestino delgado.

«Este es un gran hallazgo porque significa que también los pacientes con la enfermedad de Crohn podrían obtener un efecto beneficioso en sus bacterias intestinales y en la inflamación con solo cambiar el tipo de grasa de su dieta —afirmó el doctor Alexander Rodríguez-Palacios, uno de los coautores del estudio—. Los pacientes solo tendrían que reemplazar una grasa "mala" por una "buena" y comer cantidades normales».

El estudio es uno de los primeros en identificar cambios específicos en las bacterias intestinales asociadas con la enfermedad de Crohn. También es el primero en mostrar cómo las dietas con alto contenido en grasa pueden alterar las bacterias intestinales para combatir la inflamación. Sus resultados podrían ayudar a los médicos a identificar las bacterias que deben utilizar en los probióticos para tratar a pacientes con trastornos intestinales de carácter inflamatorio.[18]

Las grasas dietéticas también nos protegen de las infecciones sistémicas. Las grasas saturadas, y en particular el ácido láurico, aumentan la producción de colesterol HDL.[19-20] Esto tiene importancia porque se ha demostrado que el HDL contribuye a la protección contra las enfermedades cardiovasculares, reduce la inflamación y ayuda al sistema inmunitario a combatir las infecciones. Asimismo, desempeña un papel importante en nuestra defensa al absorber las endotoxinas producidas por las bacterias y transportarlas al hígado, donde son neutralizadas y excretadas del cuerpo.[21-22]

Gran parte del daño causado por las infecciones bacterianas proviene de los efectos perjudiciales de las endotoxinas que estas producen. El HDL absorbe las toxinas y las elimina del organismo. Estudios realizados tanto con animales como con seres humanos han demostrado que los niveles más elevados de HDL aumentan la resistencia a las infecciones bacterianas y reducen el riesgo de mortalidad por esta causa.[23-24] El HDL no solo protege contra las bacterias, sino que se ha puesto también de manifiesto que inhibe la capacidad de ciertos virus para penetrar en nuestras células y que desempeña un papel importante en la defensa contra las infecciones parasitarias. Se ha demostrado que consumir grasa saturada o seguir una dieta baja en carbohidratos son las maneras más eficaces de aumentar los niveles de HDL.

Función inmune

Las propiedades antimicrobianas de las grasas dietéticas ayudan a preparar nuestro sistema inmunitario a lo largo de la infancia y a mantenerlo en buen funcionamiento durante toda la vida.

Cuando digerimos una comida, la proteína se descompone en aminoácidos y la grasa en ácidos grasos; estas partículas son lo suficientemente pequeñas como para penetrar en la pared intestinal. Dentro de la pared intestinal, los ácidos grasos y los aminoácidos se combinan en pequeños paquetes de grasa y proteínas llamados *quilomicrones*. Estos quilomicrones pasan del sistema linfático al torrente sanguíneo, donde circulan por todo el cuerpo llevando grasa y proteína a donde sean necesarias.

Cuando los triglicéridos se descomponen en el tracto gastrointestinal, se liberan los ácidos grasos. Ciertos ácidos grasos saturados e insaturados destruyen bacterias potencialmente nocivas, muchas de las cuales tienen una membrana celular externa compuesta de lipopolisacáridos (LPS). Algunos fragmentos de LPS de las bacterias destruidas son lo suficientemente pequeños para atravesar el revestimiento epitelial y penetrar en la pared intestinal. Aquí estos fragmentos son recogidos por medio de ácidos grasos, aminoácidos y otras sustancias, y agrupados en quilomicrones; finalmente, pasan al torrente sanguíneo.[25]

Cuando entran en el torrente sanguíneo, los LPS son reconocidos como elementos invasores –bacterias– y se activa una respuesta inmunitaria. Debido a este proceso, algunos investigadores han sugerido que seguir dietas altas en grasas promueve la inflamación sistémica que lleva al desarrollo de la obesidad, la diabetes, las enfermedades del corazón y otros trastornos acompañados de inflamación crónica. Afirman que la grasa dietética, en particular la saturada, es inflamatoria y por lo tanto causa enfermedades relacionadas con la inflamación crónica. En su celo por encontrar razones para condenar la grasa dietética, pasan por alto lo más obvio.

La grasa siempre ha sido una parte importante de la dieta humana. Algunas poblaciones, como los inuit, los siberianos nativos, los masáis de África y muchas otras más subsistieron y prosperaron a base de dietas muy altas en grasas. Durante el siglo pasado millares de personas adoptaron una alimentación muy alta en grasas, la dieta cetogénica, algunas durante muchos años, sin experimentar obesidad, diabetes ni enfermedades del corazón. De hecho, sucede lo contrario: normalmente quienes siguen dietas cetogénicas pierden exceso de peso, desarrollan un mejor control del azúcar en la sangre y reducen su riesgo de enfermedad cardíaca. La dieta alta en grasas no los perjudica, sino que hace que se vuelvan más sanos.

Las grasas son esenciales para establecer un microbioma intestinal saludable en los recién nacidos y para mantener una población microbiana sana a lo largo de toda la vida. La absorción de LPS es un proceso normal y universal que se produce tanto en seres humanos como en animales.[26] No es un defecto biológico ni ninguna anormalidad caprichosa causada por consumir grasa. En los animales el proceso es el mismo. Los carnívoros y algunos omnívoros, por ejemplo, comen grandes cantidades de carne y grasa, pero no se vuelven obesos ni desarrollan diabetes ni enfermedades cardíacas. Sin embargo, los perros y los gatos alimentados con alimentos para mascotas ricos en cereales procesados, soja y otros carbohidratos con solo un contenido moderado de grasa suelen desarrollar estas enfermedades humanas. Obviamente, la carne y la grasa no causan estos problemas en los animales ni en los seres humanos.

En el cuerpo, cuando un glóbulo blanco detecta la presencia de LPS, lo interpreta como una invasión de bacterias potencialmente dañinas e inicia una reacción inmunitaria activando una respuesta inflamatoria y estimulando la producción de más glóbulos blancos para defender el cuerpo. Esta es la reacción normal del organismo ante una amenaza potencial. Contrariamente a lo que suele creerse, la inflamación no es algo negativo o perjudicial, es el proceso normal con el que el cuerpo se defiende y combate la infección. En la mayoría de los casos, es un proceso beneficioso, ya que nos protege. Solo se convierte en un problema cuando se vuelve crónica y no desaparece nunca. Esto solo sucede cuando hay un estímulo que provoca constantemente la inflamación, como una infección o irritación crónica de los tejidos. Por lo general, la leve reacción inflamatoria de los LPS después de comer grasa es solo temporal y no un trastorno crónico, incluso cuando se consume grasa en cada comida. Curiosamente, quienes han seguido durante un tiempo dietas muy altas en grasas (60-80 % del total de calorías consumidas) suelen tener niveles óptimos de proteína C reactiva (PCR). La PCR es un marcador de la inflamación sistémica. Aquellas personas que son diabéticas, con sobrepeso o con alto riesgo de padecer enfermedades cardíacas tienen niveles de PCR claramente elevados, lo que indica inflamación crónica.

Aunque el consumo de algunos tipos de ácidos grasos eleva los niveles sanguíneos de LPS, los marcadores de la inflamación permanecen inalterables, lo que indica que las comidas con alto contenido en grasa no activan la inflamación sistémica, aunque puede producirse un aumento en la producción de glóbulos blancos.[27] Los LPS pueden desencadenar una respuesta inflamatoria, especialmente cuando están relacionados con bacterias vivas, pero aparentemente, cuando los lipopolisacáridos se generan como consecuencia de una comida grasa, producen muy poca o ninguna respuesta inflamatoria.

Estos fragmentos de LPS activan una ligera respuesta inmunitaria, que incluye el aumento de la producción de glóbulos blancos. Los glóbulos blancos son el caballo de batalla de nuestro sistema inmunitario y un aumento en su número mejora la función inmune. Más células inmunes en funcionamiento significa que hay más células trabajando, buscando y eliminando todos los elementos potencialmente nocivos, no solo bacterias, sino también virus, levaduras, parásitos, toxinas, células cancerosas y fragmentos de LPS.

La absorción de fragmentos de LPS derivados del intestino no es un defecto causado por una dieta alta en grasas, sino un proceso biológico normal e incluso necesario. Los LPS forman la membrana celular externa de numerosas bacterias patógenas y no constituyen la totalidad del organismo. Suelen utilizarse en la investigación médica para estimular una respuesta inmunitaria sin el peligro de causar una infección real. A diferencia de las bacterias vivas, no pueden multiplicarse y crecer. Están indefensos contra el sistema inmunitario.

Por esta razón, los LPS proporcionan una herramienta valiosa para acondicionar y entrenar sin peligro el sistema inmunitario. Esto es especialmente importante en los lactantes, cuyos sistemas inmunitarios siguen desarrollándose y aprendiendo a reconocer sustancias nocivas. La dieta de los lactantes es muy alta en grasas. Alrededor del 56 % del contenido de calorías de la leche materna humana proviene de la grasa y la mitad de esta es grasa saturada. Muchas de estas grasas tienen la capacidad de destruir las bacterias potencialmente dañinas del intestino. Los fragmentos de LPS de las bacterias muertas se absorben en el torrente sanguíneo e inician una respuesta inmune leve. De esta manera, el sistema inmunitario del bebé se entrena para reconocer microorganismos dañinos. El ligero aumento de glóbulos blancos incrementa la eficiencia inmunitaria y la eliminación de microbios y toxinas del torrente sanguíneo. Este proceso continúa en los adultos, manteniendo el sistema inmunitario preparado y listo para saltar a la acción cada vez que entren organismos invasores en el torrente sanguíneo.[28]

Los LPS en grandes cantidades, debido a una infección activa, pueden hacer enfermar, pero la minúscula cantidad que entra en la circulación sanguínea desde el tracto digestivo es demasiado pequeña para causar síntomas perceptibles o cualquier daño. La liberación de LPS en el cuerpo desde el intestino es un proceso normal, natural, inofensivo. No podría ser de otra manera, ya que ocurre en todos los bebés. Las grasas de la leche materna están ahí para nutrirlos y protegerlos, no para causar su muerte prematura. La grasa dietética desempeña un papel muy importante en el entrenamiento y mantenimiento de una función inmunitaria adecuada.

La salud digestiva

Ya hemos visto cómo las grasas dietéticas pueden ayudar a regular los tipos de microbiota que habitan en el tracto gastrointestinal. Para una buena salud digestiva es muy importante mantener en equilibrio la flora que vive en los intestinos. Otro aspecto importante que se debe tener en cuenta es la salud nutricional de estos. Puedes tener una gran cantidad de bacterias benignas viviendo en los intestinos, pero si estos están desnutridos y enfermos, no absorberás eficazmente los nutrientes y es posible que desarrolles una enfermedad inflamatoria intestinal u otros trastornos digestivos.

El proceso de digestión y absorción depende fundamentalmente de la energía; el sistema digestivo (intestinos, páncreas, bazo y estómago) constituye menos del 6 % del peso corporal, pero consume hasta un 35 % de su energía. Las células intestinales nunca duermen, jamás se van de vacaciones ni descansan; están continuamente activas y necesitan un suministro continuo de energía para funcionar correctamente y mantenerse sanas. ¿De dónde sale la energía de los intestinos? En gran medida de la grasa. Lo creas o no, se nutren de ella.

La fuente más importante de grasa para los intestinos son los ácidos grasos de cadena corta (SCFA).[29] Aunque en nuestra alimentación podemos encontrar una pequeña cantidad de SCFA, sobre todo en la grasa láctea, la fuente más importante es la que proviene de las bacterias que habitan en el tracto gastrointestinal. Ciertas bacterias intestinales descomponen la fibra dietética de nuestros alimentos en SCFA. La fibra contenida en las verduras, las frutas, los cereales y las semillas, que de otra manera sería indigerible, se transforma en SCFA. No tenemos la capacidad de descomponerla porque carecemos de las enzimas necesarias. Sin embargo, las bacterias intestinales pueden hacerlo, formando los SCFA butirato (C4), propionato (C3) y acetato (C2). Los SCFA son el alimento o combustible principal del que se nutren las células epiteliales que recubren la porción inferior del tracto intestinal. A diferencia de la glucosa, que requiere la ayuda de la insulina para entrar en las células y convertirse en energía, los SCFA se difunden fácilmente a través de la membrana de la célula intestinal sin necesidad de insulina, proporcionando una fuente rápida y fácil de combustible.

De hecho, aportan del 60 al 70 % de la energía consumida por las células epiteliales del colon.

En un principio, quizá te resulte extraño que la fibra dietética pueda ser convertida en grasa tan fácilmente. Sin embargo, teniendo en cuenta que la fibra es un carbohidrato y el hígado convierte continuamente carbohidratos en grasa, es algo totalmente normal.

Los SCFA son importantes para la salud de los intestinos y la integridad de la pared intestinal. Sin ellos, el revestimiento epitelial del tracto digestivo comenzaría a degenerar; las células se morirían literalmente de hambre. Esto causaría una inflamación crónica y una descomposición de los tejidos, lo que daría lugar al síndrome del intestino permeable, lesiones o úlceras, colitis ulcerosa, enfermedad de Crohn u otros trastornos digestivos. La absorción de nutrientes también podría verse afectada radicalmente y esto llevaría a la desnutrición. Es muy posible que muchos de los que sufren de enfermedad inflamatoria intestinal en realidad estén sufriendo de desnutrición del tracto digestivo.

Nuestra dieta moderna es terriblemente deficiente en fibra dietética. El azúcar no contiene fibra. Los cereales refinados carecen casi por completo de ella. La pequeña cantidad de fibra que obtenemos de la alimentación puede ser suficiente para evitar la inanición total de las células intestinales, pero no es saludable. Una dieta desprovista de la cantidad adecuada de alimentos ricos en fibra puede causar diversas formas de estrés digestivo, así como desnutrición. La función de los SCFA va mucho más allá de proporcionar alimentos para las células epiteliales intestinales. Investigaciones recientes revelan que estos ácidos grasos desempeñan un papel clave en la prevención y el tratamiento del síndrome metabólico, la resistencia a la insulina, la diabetes, los trastornos intestinales y el cáncer de colon.[30-33] Además, reducen el pH del colon, es decir, elevan su nivel de acidez), lo cual proporciona un ambiente adecuado para la microbiota benigna, protege el revestimiento de la formación de pólipos y aumenta la absorción de minerales dietéticos. Asimismo, estimulan la producción de células T colaboradoras, leucocitos y anticuerpos, que cumplen una función fundamental en la protección inmunitaria. Tienen efectos antiinflamatorios y pueden contribuir a aliviar la inflamación en el tracto digestivo causada por la disbiosis de la microbiota, las úlceras, las lesiones y otros trastornos por el estilo. En estudios clínicos se han utilizado terapéuticamente SCFA para tratar con éxito la colitis ulcerosa, la enfermedad de Crohn y la diarrea asociada a antibióticos.[34-36]

Los SCFA no son el único tipo de grasa que consumen las células intestinales. También les encantan los MCFA, que están en el aceite de coco, la leche materna y los productos lácteos. Los MCFA de la leche materna humana sirven para muchos propósitos. Aportan una fuente de nutrición para el bebé, alimentan las células epiteliales intestinales, destruyen la microbiota potencialmente perjudicial, calman la inflamación y básicamente cumplen las demás funciones que señalamos al hablar de los SCFA. Quizá esta sea la razón por la que los MCFA dietéticos del aceite de coco tienen un efecto tan positivo en muchos trastornos intestinales.

En numerosos aspectos de la salud digestiva los MCFA podrían ser incluso más beneficiosos que los SCFA. Estos poseen algunos efectos antimicrobianos leves, pero los MCFA son mucho más potentes y pueden destruir numerosos microorganismos potencialmente dañinos y ayudar a mantener una ecología intestinal sana. Como los SCFA, los MCFA también se difunden fácilmente a través de la membrana de la célula epitelial, sin necesidad de insulina. Los estudios han demostrado que los MCFA se absorben incluso mejor que los SCFA.[37] La adición de aceite de coco a la dieta puede aportar una ayuda nutricional a la salud del colon. Esta, junto con sus propiedades antimicrobianas y antiinflamatorias, podría ser una de las razones por las que se ha señalado que el aceite y otros productos de coco tienen un efecto tan positivo sobre la salud gastrointestinal. Los resultados de investigaciones apoyan esta observación. Por ejemplo, una serie de estudios ha inducido experimentalmente colitis en animales utilizando sustancias químicas tóxicas administradas con un enema. Se ha demostrado que alimentarlos con una dieta que contenga MCFA reduce en gran medida la inflamación y el daño causado por estas toxinas.[38-39] Además, los MCFA pueden aliviar la colitis causada por otros trastornos. En el estudio sobre la enfermedad inflamatoria intestinal, en lugar de utilizar productos químicos tóxicos para inducir la lesión, los investigadores pueden emplear ratones genéticamente manipulados que desarrollan de forma natural inflamación intestinal crónica y úlceras profundas similares a las de la enfermedad de Crohn en los seres humanos. Al añadir MCFA a su dieta, se observa una marcada disminución en la incidencia de colitis y una reducción de los marcadores inflamatorios.[40] Los estudios realizados con los seres humanos con la enfermedad de Crohn han demostrado que la adición de MCT en las fórmulas de alimentación hospitalaria puede inducir una remisión clínica.[41-42]

Los aceites de coco y de palmiste contienen aproximadamente un 63 % y un 53 % de MCFA, respectivamente. La grasa láctea contiene tantos SCFA como MCFA. La mantequilla está compuesta por un 4 % de SCFA, principalmente butirato y un 8 % de MCFA. El 88 % restante de los ácidos grasos son LCFA. En la mayoría de las carnes y alimentos vegetales el 100 % de las grasas son LCFA. Estas grasas de cadena larga también pueden proporcionar combustible a las células intestinales, pero no como lo hacen los MCFA o los SCFA. Los ácidos grasos de cadena más larga, al igual que la glucosa, requieren que la insulina atraviese una membrana celular y sirva como combustible.

Cuando consumes grasas que contienen triglicéridos de cadena larga, estos se descomponen lentamente en ácidos grasos individuales al llegar al intestino delgado. Una vez que un triglicérido está completamente digerido, produce una molécula de glicerol y tres ácidos grasos. El glicerol es un alcohol orgánico. Si los ácidos grasos son de cadena corta o de cadena media, pueden usarse para alimentar las células intestinales. En cambio, los ácidos grasos de cadena larga no; son absorbidos en el revestimiento intestinal y finalmente liberados en el torrente sanguíneo. Sin embargo, el glicerol, como los ácidos grasos de cadena corta y media, puede atravesar fácilmente la membrana de la célula intestinal y convertirse en energía sin la ayuda de la insulina.[43] Además, algunas bacterias consumen glicerol y producen ácido butírico. A medida que los triglicéridos viajan por el tracto digestivo, se libera glicerol, que proporciona una fuente adicional de alimento para la pared intestinal y las bacterias residentes. Por esta razón, una dieta alta en grasas puede ser muy nutritiva para el tracto digestivo e incluso proporcionar parte de la nutrición que necesita el epitelio a falta de fibra dietética.

Aunque los intestinos se nutren de grasa, no todas las grasas son iguales. Los médicos suelen recomendar una dieta baja en grasas a los pacientes con trastornos intestinales inflamatorios. Una de las razones por las que lo hacen es que un exceso de grasas poliinsaturadas, ricas en ácido linoleico, puede empeorar estas afecciones. El ácido linoleico es proinflamatorio y puede agravar las enfermedades inflamatorias.[44] Es el principal ácido graso de la mayoría de los aceites vegetales poliinsaturados, como el de maíz y el de soja, dos de los aceites más utilizados en la industria de la alimentación. Por eso, las grasas saturadas y monoinsaturadas son preferibles para la salud digestiva.

La salud de tu tracto gastrointestinal no solo afecta a la función digestiva, sino también a otros aspectos de la salud y la vida. La investigación al respecto muestra que el estado del sistema digestivo ejerce una influencia directa sobre la salud mental y el estado de ánimo, las hormonas, la densidad ósea, la salud articular, el metabolismo de la glucosa, el peso corporal, los niveles de azúcar en la sangre, la función renal y muchos otros aspectos.[45-52] Comer la suficiente cantidad de grasa del tipo adecuado y buenas fuentes de fibra puede tener un efecto muy pronunciado sobre la función digestiva y la salud en general.

Mejora el rendimiento físico y mental

Los alimentos que comemos pueden tener un efecto significativo en nuestra salud mental. El sistema nervioso contiene un porcentaje muy elevado de grasa; el cerebro está formado en un 60 % por grasa. Es razonable suponer que la cantidad de grasa de nuestra dieta puede afectar a nuestra salud mental. Si es así, las dietas de aquellos cuyo trabajo afecta a la vida y la seguridad de los demás deberían ser de la mejor calidad para asegurar su máximo rendimiento mental. Este fue el enfoque de un estudio encargado por el Ejército de los Estados Unidos.

El estudio realizó un seguimiento de cuarenta y cinco pilotos en formación para evaluar cómo afectaban a su rendimiento mental los diferentes alimentos. Cada tres semanas, cada uno de los futuros pilotos recibía una dieta diferente durante una semana. Había cuatro: alta en grasas, alta en carbohidratos, alta en proteínas y una dieta de control. Las dietas se le daban a cada uno en orden aleatorio y los menús eran similares por lo que los participantes no podían distinguir claramente el tipo de dieta que recibían.[53]

En el estudio se utilizaba un simulador de vuelo y se pedía a los estudiantes que navegaran y descendieran en climas nublados cuando la pista no era visible, usando solo los ordenadores del avión. También se realizaron pruebas que requerían memorizar y repetir cifras y comparar formas. Aunque los pilotos no eran conscientes de las diferencias en su alimentación, sí notaban la diferencia en su propio rendimiento. En palabras de uno de los pilotos en formación, Jeremy Ternes: «Podía notar cómo cambiaba mi rendimiento con las distintas dietas. Había momentos en que pensaba: "¡Hoy estoy mucho más en forma que la semana pasada!"».

Basándose en los resultados obtenidos por los pilotos en las pruebas, los investigadores descubrieron que quienes comían los alimentos con más grasa, como mantequilla y salsa, tenían la mayor velocidad de respuesta en las pruebas mentales y cometían el menor número de errores al volar en condiciones complicadas. Su rendimiento mental era significativamente mejor con la dieta alta en grasas que con las demás dietas. Este ha sido un hallazgo importante ya que puede ayudar a disminuir el número de accidentes de aviación debidos a errores humanos, lo que es especialmente importante para los pilotos de combate.

Asimismo, tiene importancia para quienes no son pilotos. Significa que obtener la grasa apropiada en la dieta es importante para la función mental adecuada. Los estudiantes podrían aumentar su rendimiento en la escuela y los adultos desempeñarían mejor su trabajo y tal vez también habría menos accidentes automovilísticos.

No solo la mente se agudiza y los reflejos se vuelven más rápidos, sino que la resistencia física y el rendimiento atlético pueden mejorar con una dieta alta en grasas en comparación con los resultados obtenidos con una dieta baja en grasas. Esto lo demostró el doctor Peter J. Horvath, profesor asociado del Department of Physical Therapy, Exercise and Nutrition Sciences ('departamento de fisioterapia, ejercicio y ciencias de la nutrición') de la Universidad de Búfalo, en Nueva York. Sus primeras investigaciones demostraron que los corredores de competición, tanto masculinos como femeninos, mostraban una mejoría de su rendimiento atlético cuando seguían dietas con un mayor contenido en grasa. Esto lo llevó a investigar cómo puede afectar la grasa dietética a las atletas femeninas.

En su estudio participaron nueve jugadoras universitarias de fútbol que siguieron tres dietas con un diseño cruzado aleatorio: una dieta normal, que sirvió como control; una dieta normal más cuatrocientas quince calorías de cacahuetes tostados en aceite al día, y una dieta normal más cuatrocientas quince calorías de una barrita energética rica en carbohidratos. La dieta alta en grasas proporcionaba un 35 % de calorías de grasa, la dieta alta en carbohidratos un 24 % de grasa y la dieta normal un 27 %. Las jugadoras siguieron cada una de estas dietas durante siete días.

Las pruebas de resistencia fueron diseñadas para imitar el juego del fútbol. Se corre a velocidad constante y también a diferentes velocidades en una cinta de correr, además de correr sobre una placa de fuerza hacia delante con una maniobra de paso lateral. El séptimo día de cada dieta las deportistas realizaban pruebas hasta llegar al agotamiento. La velocidad de la cinta deslizante aumentaba progresivamente, lo que significa que cuanto más tiempo pasaban realizando pruebas, mayor era el esfuerzo que tenían que realizar.

Los resultados mostraron que las jugadoras de fútbol eran capaces de entrenar durante más tiempo con mayor intensidad siguiendo la dieta más alta en grasas, sin disminución del rendimiento muscular, medido por la placa de fuerza. Conforme disminuían las calorías grasas, también descendía el rendimiento. Los peores resultados correspondían a la dieta más baja en grasas con la barrita de energía de alto contenido en carbohidratos, a pesar de las calorías añadidas.

«Cuando las deportistas consumían la dieta alta en grasas, entrenaban durante más tiempo a la intensidad más elevada», declaró Horvath. Las distancias fueron de 11,2 kilómetros con la dieta alta en grasas, 10 con la dieta normal y 9,7 con la dieta alta en carbohidratos.

Horvath afirmó:

En el ejercicio intermitente de muy alta velocidad, cuando las mujeres seguían la dieta alta en grasas, corrían de 1,2 a 1,5 kilómetros más antes de agotarse que cuando seguían dietas de bajo contenido en grasa. La diferencia es verdaderamente sorprendente. Estos resultados apoyan nuestra tesis de que complementar la dieta de las atletas con cacahuetes u otras fuentes de grasa puede ayudar a aumentar las reservas de energía y mejorar el rendimiento. Una dieta baja en grasas puede empeorar el rendimiento de las mujeres en un deporte de larga duración e intensidad intermitente como el fútbol.[54]

Las dietas bajas en grasas pueden ser perjudiciales para el rendimiento físico y mental. La grasa es esencial para la función nerviosa saludable. La buena salud de los nervios es importante para los reflejos rápidos en los deportes, pilotar un avión de combate o sencillamente conducir el coche.

Las células nerviosas tienen un cuerpo principal con muchos brazos cortos llamados dendritas y un brazo muy largo llamado axón. Los mensajes se transmiten de célula a célula a través del axón de una célula nerviosa a las dendritas de otra. Ya sea por pensamiento consciente o por un reflejo subconsciente, los impulsos nerviosos se envían hacia y desde el cerebro de esta manera. Muchos de los nervios de nuestros sistemas nerviosos central y periférico tienen un recubrimiento especializado rico en grasa y colesterol, llamado vaina de mielina, que cubre el axón. Este recubrimiento graso actúa como un aislante, lo que aumenta en gran medida la velocidad a la que los impulsos nerviosos viajan de célula a célula. La grasa es esencial para crear la vaina de mielina y una deficiencia dietética de esta sustancia podría afectar a la función nerviosa, lo que a su vez podría afectar a la función mental y al tiempo de reacción. Por eso, para tener un buen rendimiento físico, es importante comer suficiente grasa.

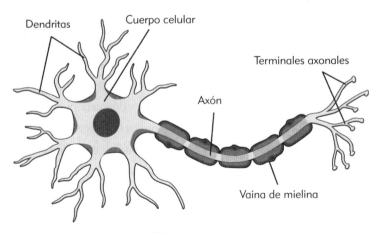

Célula nerviosa

Otra razón por la que la grasa es beneficiosa para el deporte es que suministra una fuente adicional de energía a la glucosa. Durante muchos años entrenadores y preparadores han instruido a los atletas para que se carguen de carbohidratos con objeto de lograr el máximo rendimiento físico. Los carbohidratos son necesarios para llenar los depósitos de glucógeno con el fin de tener la energía que les permita mantenerse durante el entrenamiento y la competición. La glucosa se almacena en los músculos en forma de glucógeno, lo que permite a los músculos acceder a ella rápidamente. El concepto de que una dieta alta en carbohidratos es necesaria para optimizar el rendimiento del ejercicio surgió a finales de la pasada década de los sesenta cuando se descubrió que el agotamiento del glucógeno muscular guardaba relación con la fatiga y que una dieta alta en carbohidratos mantiene el glucógeno muscular y el rendimiento. Los atletas de resistencia hablan de «la pájara» durante la competición. Este término se refiere al punto en el que los depósitos de glucógeno están completamente agotados y los músculos se quedan sin glucosa que quemar. El esfuerzo físico continuado se vuelve extremadamente arduo. Los atletas tenían que recurrir a la carga de carbohidratos antes de una competición y a consumir fuentes adicionales de carbohidratos durante esta y después para evitar el agotamiento total del glucógeno.

Los seres humanos poseen una gran capacidad para adaptarse a la baja disponibilidad de carbohidratos y pasar a usar grasa como combustible. Cuando los niveles de glucógeno disminuyen significativamente, se utilizan los ácidos grasos para suministrar la mayoría de la energía que necesitan los músculos.

La grasa tiene mayor capacidad de almacenar energía que la glucosa; y la grasa que tenemos en el cuerpo es mucho más abundante que el glucógeno almacenado en los músculos y el hígado. Por ejemplo, un hombre de ochenta kilos con un 15 % de grasa corporal almacena alrededor de 350 gramos de glucógeno en sus músculos esqueléticos, que proporcionan mil doscientas calorías de energía. Durante las carreras de resistencia llega un momento en que se consumen y tomar carbohidratos durante el evento puede reponer algunas calorías y mantenerlo en marcha. En comparación, la grasa almacenada en un hombre del mismo tamaño puede proporcionar hasta noventa y dos mil calorías de energía, lo que aumenta enormemente su capacidad de resistencia y frena el agotamiento de sus reservas de glucógeno. Por esta razón, muchos atletas de resistencia han pasado de una dieta alta en carbohidratos a una baja en carbohidratos y alta en grasas con muy buenos resultados. Cuando la dieta es alta en carbohidratos, el cuerpo tiende a depender casi exclusivamente de la glucosa como fuente de energía, lo que limita gravemente el acceso al abundante suministro de energía disponible de la grasa.[55] Por esta razón, la mayoría de la gente no puede pasar inmediatamente de una dieta alta en carbohidratos a una de bajo contenido en carbohidratos y alta en grasas, y mantener el mismo nivel de rendimiento. El cuerpo requiere de una a tres semanas para adaptarse a pasar de quemar principalmente azúcar a quemar grasa. Pero una vez que lo hace, los niveles de rendimiento regresan a la normalidad y la resistencia aumenta gradualmente hasta alcanzar nuevas cotas ya que ahora tiene fácil acceso a un suministro casi ilimitado de calorías de grasa. Una vez que ha aprendido a utilizar la grasa para obtener energía en lugar de exclusivamente glucosa, puede pasar con mayor facilidad y rapidez de quemar grasa a quemar azúcar y viceversa.

El doctor Tim Noakes y sus colegas de la Division of Exercise Science and Sports Medicine ('división de ciencias del ejercicio y medicina deportiva') de la Universidad de Ciudad del Cabo han demostrado que la adaptación a la grasa dietética durante un período de dos a cuatro semanas causa un aumento de casi el doble en la resistencia a la fatiga durante el ciclismo prolongado de intensidad baja a moderada.[56]

Según la investigación realizada en la Universidad de Vermont, una dieta baja en carbohidratos para perder peso puede mejorar el rendimiento atlético en individuos que no han recibido entrenamiento. Los investigadores pusieron a sujetos con sobrepeso en una dieta restringida en calorías, baja en carbohidratos y alta en grasas durante seis semanas en un pabellón de investigación metabólica. La prueba de rendimiento en la cinta de correr, que incluía una determinación de la potencia aeróbica pico (VO2max) de los sujetos, se llevó a cabo al comienzo del estudio y tras seis semanas siguiendo la dieta. El tiempo de resistencia al agotamiento se cuantificaba en el 75 % de la línea de base VO2max. Esta prueba de resistencia volvió a repetirse al cabo de una semana de seguir la dieta de adelgazamiento y finalmente después de seis semanas. Aparte de estas pruebas, los sujetos no hicieron ejercicios de entrenamiento. Durante el estudio perdieron más de diez kilos por término medio. Para la prueba final de resistencia en la cinta de correr los sujetos cargaron una mochila que pesaba el equivalente a la cantidad de peso perdido. De esta manera, la reducción de su peso corporal no influía en el rendimiento del ejercicio.

Al principio del estudio, el tiempo medio de resistencia hasta el agotamiento era de ciento sesenta y ocho minutos. Tras una semana, antes de que los cuerpos de los sujetos se adaptaran a la grasa, el tiempo descendió a ciento treinta minutos. Pero para el final de las seis semanas, se habían adaptado totalmente a la grasa y el tiempo de resistencia pasó a doscientos cuarenta y nueve minutos, es decir, hubo un aumento de ochenta y un minutos, y todo esto cargando una mochila.[57]

La diferencia entre los deportistas altamente entrenados no es tan espectacular, pero sigue siendo importante. Por esta razón, muchos atletas de resistencia están pasándose a dietas bajas en carbohidratos, altas en grasas y sin restricción calórica, para mejorar su rendimiento.

Protección contra enfermedades crónicas

Consumir grasa, incluida la grasa saturada, no acorta la vida, como a menudo se nos ha dicho, sino que en realidad la alarga. Un conjunto creciente de evidencias muestra que las dietas con mayor contenido en grasa prolongan la vida útil. Esto se debe a que reducen el riesgo de patologías degenerativas crónicas tales como enfermedades cardíacas, diabetes, alzhéimer y cáncer, afecciones todas ellas con la capacidad de ocasionar una muerte prematura.

La grasa desempeña muchas funciones importantes en el organismo. Ayuda a regular la digestión y la absorción del azúcar en la sangre, lo cual contribuye a evitar la resistencia a la insulina y la diabetes. Nos sirve para sentirnos saciados durante más tiempo, por lo que no comemos con tanta frecuencia, y así consumimos menos calorías. Por lo tanto, consumir grasa nos ayuda a mantener el peso adecuado. La grasa contribuye a la función hormonal normal, fortalece el sistema inmunitario y nos ayuda a protegernos de las infecciones y a mantener una función digestiva saludable; asimismo, aumenta la absorción de nutrientes para conseguir una mejor nutrición, agudiza la mente y revitaliza el cuerpo. Todo esto contribuye al mantenimiento de una buena salud y a la prevención de enfermedades.

A pesar de lo que se ha dicho sobre las grasas saturadas y las enfermedades cardiovasculares, la verdad es que la grasa protege contra los ataques cardíacos y los accidentes cerebrovasculares. En 2018 un estudio publicado en el *American Journal of Clinical Nutrition* investigó la relación entre grasa láctea, mortalidad total y enfermedades cardiovasculares en los adultos mayores. A menudo se ha criticado la grasa láctea por su alto contenido en grasas saturadas. En el estudio, que midió los niveles plasmáticos de ácidos grasos encontrados en la grasa láctea, participaron cerca de tres mil adultos de sesenta y cinco años de edad y mayores. A diferencia de casi todos los estudios anteriores, que se basaron en cuestionarios rellenados por los participantes, la metodología de medición de este estudio proporcionó una visión más amplia y objetiva del impacto de la exposición a largo plazo a las grasas lácteas.

El estudio no encontró un vínculo significativo entre la grasa láctea y la causa de mortalidad o, más concretamente, las cardiopatías y los accidentes cerebrovasculares, dos de las principales enfermedades mortales. De hecho, la grasa láctea estaba relacionada con un menor número de defunciones por enfermedades cardiovasculares. Los sujetos con niveles más elevados de ácidos grasos, que sugieren un mayor consumo de productos lácteos enteros, tenían un 42 % menos de riesgo de morir de accidente cerebrovascular.[58] Los resultados de este estudio no fueron inusuales; muchos estudios previos han demostrado también que el consumo total de grasa, grasa saturada y grasa insaturada se asocia a un riesgo reducido de accidente cerebrovascular isquémico.[59-60] La causa del accidente cerebrovascular isquémico es una arteria bloqueada, el mismo proceso que ocasiona ataques cardíacos, y como los ataques cardíacos, se considera que es una consecuencia de la aterosclerosis y las enfermedades cardiovasculares. Un estudio realizado por investigadores de la Universidad de Harvard que midió la aterosclerosis con angiografía en 2.243 sujetos durante un período de tres años reveló que la mayor ingesta de grasas saturadas se asociaba a una *menor* progresión de la aterosclerosis coronaria, mientras que la ingesta de carbohidratos estaba relacionada con una progresión mayor.[61] Además, una mayor ingesta de grasas saturadas se relacionaba con más colesterol HDL, más apoproteína A1, niveles más bajos de triglicéridos en la sangre y menor relación de triglicéridos/colesterol HDL; se ha demostrado que todos estos factores reducen el riesgo de aterosclerosis y enfermedades cardíacas. Dichos estudios apoyan recientes metaanálisis que han aportado evidencias de que ni la ingesta total de grasas ni la de grasas saturadas están relacionadas con un mayor riesgo de enfermedad cardíaca. Estos estudios sugieren que la grasa nos ayuda a protegernos contra las enfermedades cardíacas y los accidentes cerebrovasculares.

Estos datos concuerdan con los resultados de un estudio reciente realizado con una población holandesa en el que participaron 35.597 sujetos que fueron sometidos a seguimiento durante doce años. Se descubrió que la ingesta total de grasas saturadas iba asociada a una menor incidencia de cardiopatía isquémica. Otra conclusión del estudio fue que reemplazar las grasas saturadas por proteínas animales, carbohidratos e incluso grasas insaturadas aumentaba significativamente el riesgo de padecer cardiopatía isquémica.[62]

En otro estudio reciente, se analizaron datos sobre la dieta y la salud de los sujetos en cuarenta y dos países europeos. Una vez más, los investigadores no encontraron ninguna correlación entre la ingesta de grasas saturadas y la incidencia de enfermedades cardíacas. En cambio, descubrieron que existía un vínculo entre la incidencia de estas y los alimentos con alto índice glucémico: los carbohidratos procesados. Los autores del estudio pidieron una reevaluación de las directrices gubernamentales que recomendaban restringir el consumo de grasas saturadas.[63]

En otro estudio, investigadores de la Universidad McMaster, en Canadá, analizaron las relaciones de la ingesta de grasas y carbohidratos con las enfermedades cardiovasculares y la mortalidad en dieciocho países. En él participaron 135.335 individuos de treinta y cinco a setenta años de edad, con un seguimiento medio de 7,4 años. Los principales resultados estudiados fueron el número total de defunciones y los episodios cardiovasculares de gravedad (enfermedad cardiovascular fatal, ataque cardíaco no mortal, accidente cerebrovascular e insuficiencia cardíaca). Los investigadores evaluaron las relaciones entre el consumo de carbohidratos, la grasa total y cada tipo de grasa con la enfermedad cardiovascular y la muerte.

Descubrieron que la ingesta elevada de carbohidratos guardaba relación con una mayor incidencia de muerte por todas las causas. Por el contrario, la grasa total, la saturada, la monoinsaturada y la poliinsaturada se asociaron a un menor riesgo de muerte, sin relación con enfermedades cardiovasculares. Una vez más se reveló que la ingesta de grasas saturadas reducía el riesgo de accidente cerebrovascular. Este estudio demostró que no comer suficiente grasa podría ser perjudicial. Las personas con un 20 % más de ingesta total de grasas (un promedio de 35,3 % de calorías de grasa) tenían alrededor de un 23 % menos de riesgo de muerte en comparación con aquellas con un 20 % menos (un promedio de 10,6 % de calorías de grasa).[64] Al examinar las últimas investigaciones se pone de manifiesto que en comparación con las dietas altas en carbohidratos, las dietas con alto contenido en grasa se asocian con menos enfermedades y una vida más larga.

9

Consume más grasa y menos carbohidratos

El experimento del azúcar

El cineasta australiano Damon Gameau quería saber hasta qué punto afecta realmente el azúcar a nuestra salud. Decidió hacer un experimento consigo mismo y averiguarlo. Para el experimento seguiría una dieta alta en azúcar y baja en grasa durante sesenta días. Documentaría su experiencia en una película y sería supervisado por un equipo de médicos y nutricionistas.

Durante la mayor parte de su vida Gameau se había alimentado con la dieta típica occidental, con gran cantidad de azúcar y comida basura. Sin embargo, llevaba tres años siguiendo una dieta baja en carbohidratos y alta en grasas.

El consumo medio de azúcar en Australia, lo mismo que en la mayoría de los países occidentales, es de aproximadamente cuarenta cucharaditas diarias. Estamos hablando de azúcar añadido. No se incluyen los azúcares naturales presentes en las frutas y verduras frescas. Es el azúcar que una persona agrega a sus comidas y bebidas o el que añaden los fabricantes de alimentos. Todos sabemos que comer azúcar en exceso puede ser perjudicial. Una dieta repleta de dulces, refrescos y postres sería terrible. La mayoría de las personas lo saben y tratan de comer lo que creen que son alimentos saludables. Lo que ya no resulta tan obvio es que la mayoría de los alimentos que se venden en las tiendas de comestibles contienen azúcar oculto: los fabricantes lo añaden a sus productos. El 80 % de todos los alimentos comercializados contienen azúcar añadido.[1] Por esta razón, consumimos mucho más azúcar de lo que creemos.

En este experimento, Gameau no se planteó seguir una dieta cargada de dulces y refrescos. Su objetivo era consumir lo que normalmente consume el australiano medio, es decir, cuarenta cucharaditas de azúcar al día. Lo haría comiendo solo alimentos que consideramos saludables. Su lista incluía productos como sopa de tomate, cerdo con alubias, yogur, batidos de frutas, cereales de granola para el desayuno, barritas de *muesli*, fruta, frutos secos y zumo de fruta. Todos los alimentos eran, en la medida de lo posible, bajos en grasa. Complementó estos productos con carne y verduras frescas. Durante el experimento de sesenta días no comió dulces ni comida basura.

Además de la dieta, Gameau debía mantener su rutina de ejercicio normal moderado consistente en correr y hacer entrenamiento muscular.

Cuando comenzó el experimento, le preocupaba tener dificultades para alcanzar su límite de cuarenta cucharaditas al día. El primer día su desayuno consistió en un tazón de cereales integrales con fruta y frutos secos, con un poco de yogur y un vaso de zumo de manzana. El contenido total de azúcar equivalía a veinte cucharaditas. Se sorprendió de la cantidad de azúcar oculto que había en una comida. Pronto descubrió que consumir cuarenta cucharaditas de azúcar era fácil incluso sin añadir ningún tipo de dulces o pasteles.

Los alimentos que tenían la mayor cantidad de azúcar oculto eran bebidas, incluso los zumos orgánicos están repletos de azúcar.

Al principio del experimento, Gameau estaba delgado y su salud era excelente. Normalmente consumía alrededor de dos mil trescientas calorías al día; el 50 % de estas consistía en grasas de alimentos como huevos y aguacates; el 26 % en proteínas de pescado, pollo y carne roja, y el 24 % en carbohidratos, en su mayoría verduras frescas.

Gameau comía huevos escalfados con aguacate para el desayuno, un sándwich de ensalada y un batido verde para el almuerzo y algo de pollo y verduras para la cena. Sin embargo, durante el experimento, por lo general comía cereales envasados y yogur bajo en grasa para el desayuno, un sándwich de Subway y zumo de manzana para el almuerzo, y el mismo pollo y verduras para la cena, pero le añadía salsa Chicken Tonight o salsa Teriyaki para completar la cantidad de azúcar del día. También comenzó a tomar aperitivos de barritas de *muesli* y barritas de frutas «saludables». Nunca solía picar, pero la dieta baja en grasas y alta en carbohidratos aumentaba su apetito, por lo que le costaba sentirse lleno y saciado.

Cuando comenzó la nueva dieta, Gameau pesaba setenta y seis kilos, su cintura medía ochenta y cuatro centímetros, tenía niveles bajos de triglicéridos, una función hepática saludable y no mostraba signos de resistencia a la insulina o diabetes.

Tras sesenta días había engordado notablemente, tenía un vientre algo sobresaliente y le sobraba carne en los costados. En este breve período de tiempo ganó 8,6 kilogramos, con un aumento de un 7 % de grasa corporal. Su cintura aumentó a noventa y cuatro centímetros, un incremento de diez centímetros. Sus niveles de triglicéridos se duplicaron, lo que elevaba su riesgo de enfermedad cardíaca. Las enzimas hepáticas de su sangre indicaban que estaba desarrollando la enfermedad del hígado graso. Tenía acné en el rostro, lo que a menudo es un signo de un hígado tóxico. Sus niveles de glucosa en la sangre en ayunas indicaban que estaba desarrollando resistencia a la insulina. Si seguía con su nueva dieta, se volvería obeso y enfermo crónico.

La industria azucarera insiste en que la causa de la obesidad es comer un exceso de calorías y no hacer suficiente ejercicio. En otras palabras, estamos gordos porque somos un atajo de glotones perezosos. Teniendo en cuenta que el 60 % de la población tiene sobrepeso, debemos de ser una nación de vagos.

Gameau mantuvo su rutina de ejercicios a lo largo del experimento, aunque a medida que este avanzaba, le resultaba cada vez más difícil realizarla, principalmente debido a la falta de energía y entusiasmo. Su nivel de actividad física se mantuvo relativamente constante durante los sesenta días, por lo que su aumento de peso no fue resultado de la inactividad.

Pese a que había ganado una cantidad significativa de peso y grasa corporal y su cintura se había ensanchado notablemente, consumía una media de dos mil trescientas calorías al día, lo mismo que antes de comenzar el experimento. Si todas las calorías son iguales independientemente de su fuente, como asegura la industria azucarera, no debería haber ganado nada de peso ni grasa corporal. La mayoría de las calorías que consumía antes del experimento provenían de la grasa. Durante el experimento casi todas provenían del azúcar y otros carbohidratos. En su caso, resultaba obvio que todas las calorías no son iguales. Las de las grasas no equivalen a las de los carbohidratos. Estos últimos tuvieron un efecto mucho mayor en el almacenamiento de grasa, así como en el cambio de todos los marcadores de salud en un sentido poco saludable.

Sin embargo, el efecto más sorprendente que experimentó Gameau no fue físico, sino psicológico. La dieta afectaba a sus facultades cognitivas, su estado de ánimo y su capacidad de concentración. Cuando comía azúcar, le brotaba un lado infantil con cierto toque maníaco. Al cabo de un tiempo se encontraba confuso y ausente. Antes del desayuno, se sentía sin fuerzas esperando su dosis de azúcar de la mañana. Tan pronto como desayunaba, sentía los efectos estimulantes del azúcar. Al cabo de una hora, se hundía y permanecía así hasta que podía conseguir su siguiente dosis de azúcar. Su novia afirmó que estaba inusualmente malhumorado durante el experimento. Al principio, él mismo advertía los cambios de humor, pero con el tiempo se volvió menos consciente de ellos, ya que se había acostumbrado a sentirse así en su día a día.

Tan pronto como terminó el experimento, reanudó su dieta normal sin azúcar. Durante las primeras semanas sin azúcar pasó por un período de abstinencia. Tenía dolores de cabeza, dormía mal y se irritaba con facilidad. Por la mañana, nada más despertarse, sentía fuertes deseos de tomar azúcar. Estos efectos desaparecieron gradualmente y, al cabo de dos meses sin azúcar, desapareció su acné, su estado de ánimo se estabilizó, dormía mejor, adelgazó seis kilos y los resultados de sus análisis de sangre volvieron a la normalidad.

La experiencia de Gameau demuestra lo que nos sucede a todos los que seguimos una dieta occidental típica «saludable». Puede que creamos que elegimos bien nuestra comida, pero si los alimentos están cargados de azúcar oculta, como sucede en la mayoría de los casos, nos destrozarán la salud. No es de extrañar que la obesidad, la diabetes, el alzhéimer y otras enfermedades crónicas hayan alcanzado proporciones epidémicas.

El experimento de Gameau fue filmado y convertido en un documental titulado *That Sugar Film* [Esa película sobre el azúcar]. Merece la pena verlo.

Directrices erróneas

La orientación nutricional que normalmente se propugna a nivel internacional se basa en las *Dietary Guidelines for Americans* [directrices dietéticas para los estadounidenses], que fueron publicadas por primera vez en 1980 conjuntamente por el US Department of Agriculture y el US Department of Health and Human Services (HHS) ('departamento de salud y servicios humanos de los Estados Unidos'). Estas directrices sirven como base para todas las recomendaciones de nutrición y actividades educativas federales. A partir de la edición de 1985, ambos departamentos nombraron un Dietary Guidelines Advisory Committee ('comité asesor de directrices dietéticas') de expertos en nutrición y salud con el fin de revisar y actualizar las directrices cada cinco años. Todas las ediciones de estas directrices dietéticas han recomendado una dieta baja en grasas y grasas saturadas, y en ediciones posteriores se aconsejaba reducir las grasas saturadas a menos del 10 % de las calorías totales. También se recomendaba aumentar la ingesta total de carbohidratos, que formarían la base de una dieta saludable. Al principio no existía ninguna limitación a los carbohidratos refinados, aunque se sugería tímidamente reducir el consumo de azúcar.

Estas directrices se basan en la hipótesis del colesterol que fue propuesta por primera vez por Ancel Keys en la pasada década de los cincuenta. Dicha hipótesis llevó a la creencia general de que comer alimentos ricos en grasas saturadas y colesterol aumentaba el colesterol en la sangre y, por lo tanto, debía de incrementar el riesgo de enfermedades del corazón. Además, se creía que como la grasa es más densa en calorías que los carbohidratos o las proteínas, reducir su consumo llevaría a una reducción de calorías y a una disminución de la incidencia de obesidad, así como de diabetes y otros trastornos relacionados con la alimentación.

Desde los años ochenta se viene propugnando la dieta baja en grasas, en sus diversas formas, como modo óptimo de comer y ha sido recomendada como dieta infalible para adelgazar, tratar la diabetes y prevenir enfermedades cardiovasculares, así como casi todos los demás problemas de salud imaginables. Al mismo tiempo, se han cargado las tintas contra las grasas, especialmente contra las saturadas, a las que se presenta como la sustancia más perjudicial: la causa principal de la obesidad y las enfermedades cardíacas y un factor contribuyente de casi todas las demás dolencias de la sociedad moderna.

La American Heart Association y otros organismos recomiendan que limitemos nuestra ingesta de grasa al 30 % o menos de calorías totales, en lugar del 40 % que habíamos estado consumiendo antes de la aparición de estas directrices. Algunos médicos aconsejan que la reduzcamos aún más, al 20 % o menos. La idea de que la grasa es insalubre ha arraigado firmemente en la opinión pública. En la década de los ochenta, los fabricantes de alimentos, conscientes del creciente deseo de los consumidores de evitar las grasas, comenzaron a producir una amplia variedad de alimentos sin grasa y bajos en grasa. Conforme la grasa total de la dieta disminuía, era reemplazada por una mayor cantidad de carbohidratos. Los alimentos ricos en proteínas, como la carne, los huevos y el queso, suelen ser también ricos en grasas, por lo que no aumentó el consumo de este tipo de productos; en cambio, el consumo de proteínas se mantuvo bastante constante. Por lo tanto, una dieta baja en grasas pasó a ser una dieta rica en carbohidratos. Cuando los consumidores comenzaron a comer más carbohidratos, no incrementaron la cantidad de alimentos ricos en fibra, como verduras o cereales integrales, sino su ingesta de almidones y azúcares procesados y refinados. Probablemente no habría habido ningún problema si hubieran añadido más verduras a la dieta; sin embargo, reemplazar las grasas por carbohidratos refinados ha sido una catástrofe nutricional. Como resultado, la obesidad y las enfermedades crónicas han alcanzado proporciones desmesuradas.

Según una revisión estadística de los datos dietéticos publicados en la revista *Nutrition*, siguiendo el consejo de las directrices dietéticas para los estadounidenses, el consumo de grasas en los Estados Unidos disminuyó en un 11 %, con el correspondiente aumento del consumo de carbohidratos del 12 % de la ingesta calórica total. De 1971 a 2011 el peso y el índice de masa corporal medios aumentaron drásticamente, con un porcentaje de estadounidenses con sobrepeso u obesidad que pasó del 42 % en 1971 a más del 66 % en 2011.[2] Para 2015 esa cifra había alcanzado el 73 %.

Este aumento de la obesidad ha venido seguido de una epidemia de diabetes, alzhéimer y otros trastornos metabólicos relacionados.[3]

Desde la introducción de las recomendaciones dietéticas bajas en grasas y con alto contenido en carbohidratos, se ha producido una aceleración espectacular en el desarrollo de enfermedades y trastornos crónicos. Muchas patologías que se sabe que están asociadas con el azúcar y el almidón refinado o se ven agravadas por estas sustancias han aumentado a más del doble desde 1990. En los Estados Unidos, en el transcurso de una sola generación (veinticinco años), de 1990 a 2015, estas afecciones, entre muchas otras, han aumentado drásticamente, como se muestra en la siguiente tabla:

AUMENTO DE ENFERMEDADES CRÓNICAS ENTRE 1990-2015	
Enfermedad	Aumento porcentual
Alzhéimer	299
Apnea del sueño	430
Asma	142
Cataratas	480
Depresión	280
Derrame cerebral	262
Diabetes	305
Enfermedad bipolar en la juventud	10.833
Enfermedad intestinal inflamatoria	120
EPOC	148
Esclerosis múltiple	117
Fibromialgia	7.727
Hipotiroidismo	702
Obesidad	260
Osteoartritis	449
Síndrome de fatiga crónica	11.027
TDAH	139

Fuente: Richard Lear, *The Root Cause in the Dramatic Rise of Chronic Disease* [La causa principal del aumento espectacular de las enfermedades crónicas], https://app.box.com/s/iyjuzrxtkx3gpblu4vmt-0wjrgsxykuzc.

Obviamente, el aumento espectacular del desarrollo de estas enfermedades no se debe a la genética, porque es imposible que los trastornos genéticos aumenten así en una sola generación. Este es el patrón de una plaga: la causa hay que buscarla en el medioambiente o en la dieta. El cambio más evidente durante este período ha sido nuestra dieta.

Esto no es solo un problema estadounidense. La mayoría de las naciones han adoptado directrices dietéticas similares, evitando las grasas en favor de más carbohidratos, y en consecuencia también están sufriendo una epidemia de obesidad y crisis sanitaria. Según la Organización Mundial de la Salud, la obesidad casi se ha triplicado desde 1975 a nivel mundial. En 2016, el 39 % de los adultos mayores de dieciocho años tenían sobrepeso y el 13 % eran obesos. Al igual que en los Estados Unidos, la incidencia de enfermedades crónicas se está disparando.

Dietas bajas en grasa frente a dietas bajas en carbohidratos

Al principio, algunos médicos desafiaron el paradigma bajo en grasa. El más influyente, tal vez, fue el doctor Robert Atkins, un cardiólogo que advirtió que el enfoque dietético bajo en grasas para bajar de peso no funcionaba y que una dieta baja en carbohidratos era mucho más eficaz. La dieta baja en carbohidratos no solo funcionaba mejor para ayudar a adelgazar, sino que mejoraba espectacularmente la salud general de los pacientes. Su programa se centraba en limitar la ingesta total de carbohidratos, sin restricciones a las proteínas o las grasas. Por consiguiente, su dieta solía ser alta en grasas totales y grasas saturadas. De hecho, las dos primeras semanas de la dieta limitaba la ingesta total de carbohidratos a solo 20 gramos por día, con un aumento significativo de la grasa. Para consternación de médicos y dietistas de todo el mundo, los seguidores de su dieta perdían peso fácil y rápidamente a pesar de que antes habían fracasado miserablemente con las dietas estándar de adelgazamiento bajas en grasa. Los médicos advirtieron que, con el tiempo, una dieta tan alta en grasas aumentaría la presión arterial, elevaría los niveles de colesterol, obstruiría las arterias y causaría una muerte prematura por enfermedad cardiovascular. Sucedía justo lo contrario. Las señales y los síntomas de las enfermedades cardíacas mejoraban radicalmente, los pacientes se sentían mejor, tenían más energía y desaparecían otras dolencias. El éxito de la dieta de Atkins creció en popularidad y su libro *Dr. Atkins' New Diet Revolution* se convirtió en *bestseller*. Los resultados positivos experimentados por miles de personas con la dieta Atkins hicieron que muchos, entre ellos los médicos, empezaran a cuestionarse el enfoque bajo en grasa para adelgazar y mejorar la salud.

Los investigadores, empeñados en desacreditar las dietas bajas en carbohidratos, comenzaron a hacer estudios que comparaban los resultados con los de las dietas bajas en grasa. Debieron de quedar desconcertados y tal vez incluso indignados por los resultados. En todos los casos en los que se hizo una comparación adecuada, salió ganando la dieta baja en carbohidratos. Algunos investigadores trataron de trivializar los resultados afirmando que la diferencia era insignificante y aseguraron que seguir una dieta baja en carbohidratos causaría enfermedades cardíacas, pero cuando midieron también los parámetros cardiovasculares, como la presión arterial y el colesterol, los valores de quienes seguían este tipo de dieta mejoraron significativamente.

En un intento de aprender cuál de todas las dietas populares en aquel momento era la más beneficiosa, investigadores de la Facultad de Medicina de la Universidad de Stanford diseñaron un estudio comparativo entre la dieta Atkins y las dietas Zone, Ornish, y LEARN. La dieta Zone aboga por una dieta relativamente equilibrada de un 30 % de grasa, un 30 % de proteína y un 40 % de carbohidratos. La dieta LEARN (Lifestyle, Exercise, Attitudes,

Relationships, and Nutrition)* sigue las recomendaciones del Gobierno estadounidense de una dieta baja en grasas y alta en carbohidratos, junto con varios cambios en el estilo de vida. La dieta Ornish también implica cambios en el estilo de vida, así como restricción de calorías y una ingesta mínima de grasa. El estudio fue publicado en el *Journal of the American Medical Association* en 2007.

Al final del estudio de un año, la dieta Atkins salió como la clara ganadora no solo en la pérdida de peso sino también en la mejoría general de los parámetros de salud mensurables, como el colesterol y los niveles de glucosa en la sangre. Los sujetos que siguieron esta dieta perdieron más del doble de peso que los de cualquiera de las otras, sin señales de efectos secundarios indeseables. Los del grupo Atkins lograron mayores reducciones de peso, grasa corporal, triglicéridos y presión arterial, así como un mayor aumento del colesterol HDL, todos ellos signos de mejoría de la salud cardiovascular y general.[4]

La dieta Atkins funcionó mejor que todas las demás dietas populares desde cualquier perspectiva. «Este es el mejor estudio realizado hasta ahora para comparar las dietas populares», declaró Walter Willett, presidente del departamento de nutrición de la Harvard School of Public Health ('escuela de salud pública de Harvard'). Y prosiguió diciendo que los resultados confirman que reducir los carbohidratos, «especialmente aquellos con almidón refinado y azúcar, como los que se encuentran en la dieta estadounidense, tiene beneficios metabólicos». También demuestran que reemplazar los carbohidratos por grasa «puede mejorar las fracciones de colesterol en la sangre y la presión arterial».

Estos resultados fueron validados por otro equipo de investigadores en un ensayo de intervención dietética aleatorio, controlado y publicado al año siguiente. Este estudio comparó una dieta baja en grasas, que contiene menos del 10 % de grasa saturada, con

---

* N. del T.: estilo de vida, ejercicio, actitud, relaciones y nutrición. *Learn* en inglés significa 'aprender'.

una dieta baja en carbohidratos, con el 12 % de las calorías totales procedentes de estos.[5]

En este estudio ambas dietas eran bajas en calorías (mil quinientas al día); sin embargo, la dieta baja en carbohidratos mostró mayores mejorías en numerosos marcadores de salud, entre ellos la grasa abdominal inferior y el índice de masa corporal, los niveles de lípidos en la sangre (triglicéridos, apolipoproteína B), la tolerancia a la glucosa (glucosa en sangre, insulina y resistencia a la insulina), la inflamación (factor de necrosis tumoral alfa, interleucina (IL) 6, IL-8, la proteína quimiotáctica monocitos 1, E-selectina, molécula de adhesión intercelular 1) y los factores de riesgo de aterosclerosis (inhibidor del activador del plasminógeno 1). Además, la dieta baja en carbohidratos aumentó el HDL, redujo la relación ApoB/ApoA-1 y disminuyó el LDL pequeño y denso. En general, mostró una mejoría mucho mayor en los marcadores de salud y una reducción del riesgo de enfermedad cardiovascular y metabólica.

Algunos investigadores se preguntaban si reducir la grasa, así como los alimentos ricos en almidón refinado y azúcar, sin llegar a reducir otros carbohidratos produciría resultados similares o mejores que una dieta baja en carbohidratos. Investigadores de la Universidad de Duke decidieron averiguarlo comparando una dieta de bajo índice glucémico con una dieta baja en carbohidratos y alta en grasas. En el estudio participaron ochenta y cuatro sujetos obesos con diabetes tipo 2. Los que seguían la dieta baja en grasas y con bajo índice glucémico también rebajaron su ingesta total de calorías en quinientas por día. Aunque se redujo la ingesta de calorías y estaban restringidos los alimentos con alto índice glucémico, la ingesta de carbohidratos seguía representando alrededor del 55 % del total de calorías consumidas. Los que seguían la dieta baja en carbohidratos y con alto contenido en grasa no tenían restricciones calóricas y podían comer tanto como quisieran. El objetivo principal del estudio era comparar el control del azúcar en la sangre en los sujetos diabéticos. Después de veinticuatro semanas, ambas dietas produjeron mejorías en los parámetros medidos. Sin embargo, la baja en carbohidratos y grasas produjo los mejores resultados: el azúcar en la sangre, determinado por los niveles de A1C, se redujo un 1,5 % frente al 0,5 %; la pérdida de peso (sin restringir deliberadamente la ingesta de calorías) fue mayor, 11,1 kilogramos frente a 6,9 kilogramos, y una mayor reducción del riesgo contra las enfermedades cardíacas quedó demostrado por un aumento del HDL de 5,6 mg/dl frente a 0 mg/dl. Ambas dietas mejoraron el control del azúcar en la sangre, con la consiguiente reducción en la toma de medicamentos para la diabetes. Quienes seguían una dieta baja en carbohidratos y grasas disminuyeron o eliminaron los medicamentos para la diabetes en un 95,2 % en comparación con el 62 % en el grupo de dieta de bajo índice glucémico. También mejoraron otros marcadores de salud, como la presión arterial y los triglicéridos, pero las diferencias entre los grupos no fueron estadísticamente significativas.[6] Aunque la moderación del azúcar, el almidón refinado y las calorías totales de la dieta de bajo índice glucémico mejoró los marcadores de salud, reducir el total de carbohidratos y aumentar la ingesta de grasa produce resultados sustancialmente mejores.

En los últimos años se han publicado muchos estudios adicionales y prácticamente todos ellos han verificado que las dietas bajas en carbohidratos y altas en grasas producen una mayor pérdida de peso, mejores niveles de colesterol en la sangre y triglicéridos, mejor control del azúcar en la sangre y marcadores más bajos para la inflamación que las dietas bajas en grasa.[7-15]

En la actualidad, la comunidad científica en general reconoce que las dietas bajas en carbohidratos son superiores a las dietas bajas en grasas. Sin embargo, a pesar de las pruebas, muchos profesionales médicos, organizaciones y agencias gubernamentales continúan apoyando y promoviendo dietas bajas en grasas por razones filosóficas (por ejemplo, vegetarianismo) o económicas.

Una vida más larga y sana con menos carbohidratos y más grasas

Se ha demostrado que eliminar la grasa de la dieta y reemplazarla por carbohidratos fue un gran error que nos ha llevado por la senda de la obesidad y la diabetes. Esto tiene sentido desde un punto de vista científico. Son los carbohidratos, no la grasa, los que afectan a los niveles de azúcar e insulina en la sangre y causan así un aumento de peso y disfunción metabólica. La grasa es un nutriente esencial necesario para numerosos propósitos, como explicamos en el capítulo anterior. Tenemos ácidos grasos esenciales y condicionalmente esenciales que son absolutamente necesarios en nuestra dieta. Los ácidos grasos son imprescindibles para muchas funciones que van desde servir como componentes estructurales para las membranas celulares hasta lograr y mantener la homeostasis metabólica. Por el contrario, el único propósito de los carbohidratos dietéticos es su utilización como fuente de combustible. No existen los carbohidratos esenciales. No necesitamos carbohidratos en nuestra dieta. Esto se demuestra claramente por el hecho de que muchas poblaciones que comen carne después del destete no vuelven a consumir ningún carbohidrato durante el resto de sus vidas. La grasa y la proteína pueden proporcionar toda la energía que el cuerpo necesita.

En la actualidad, muchas personas se están percatando de que las grasas, incluidas las saturadas, no son tan malas como se solía creer y de que podemos volver a agregar grasas a nuestras dietas sin miedos infundados. Algunos reconocen que las dietas bajas en carbohidratos pueden ser beneficiosas e incluso superiores a las bajas en grasa. Muchos médicos y dietistas admiten que una dieta saludable puede incluir grasa; sin embargo, suelen seguir añadiendo la advertencia de que no debemos comer demasiada. ¿Cuánto es demasiada grasa? ¿Tenemos que seguir la recomendación de las directrices dietéticas para los estadounidenses y limitar nuestra ingesta total de grasa a no más del 30 % del total de calorías? ¿O podemos comer tanta como solían comer nuestros abuelos y bis-abuelos, y volver a ingerir entre el 40 y el 45 % de las calorías en for-ma de grasa, que era el consumo medio antes de que se emitieran esas directrices? ¿O tal vez podríamos incluso aumentar la ingesta de grasa para equipararla a la de ciertas poblaciones tradicionales, como los inuit, que consumían del 85 al 90 % de sus calorías en forma de grasa? ¿Por qué limitar el consumo de grasa en absoluto? ¿Hay algún daño en seguir una dieta muy alta en grasas? Aparen-temente no perjudicó a los inuit ni a otros pueblos de cazadores-recolectores. Ciertamente no sufrían obesidad, diabetes, síndrome metabólico ni ninguna de las enfermedades degenerativas que pla-gan nuestra sociedad con su dieta rica en carbohidratos.

Si reconocemos que los carbohidratos, principalmente los re-finados y el azúcar, son la verdadera causa de la mayoría de nues-tros problemas de salud, podemos deducir que reducir la ingesta total de carbohidratos o eliminar los refinados y el azúcar mejoraría en gran medida nuestra salud. Los estudios han demostrado cla-ramente que las dietas bajas en carbohidratos, que por lo general también son dietas más altas en grasas, son mejores para la salud que las bajas en grasas. La evidencia histórica de las poblaciones de cazadores-recolectores también demuestra que las dietas muy altas en grasas son superiores a nuestra dieta típica con alto conte-nido en carbohidratos. Es evidente que incluso las dietas muy altas en grasas no son dañinas y podrían ser beneficiosas, tal vez incluso terapéuticas.

¿Qué es una dieta baja en carbohidratos?

No existe una definición oficial de lo que constituye una die-ta baja en carbohidratos. Sin embargo, una dieta que se limite a 100 gramos de carbohidratos o menos al día generalmente se considera baja en carbohidratos. Por término medio, la mayoría consume entre 200 y 300 gramos de carbohidratos al día, prin-cipalmente de cereales refinados, verduras con almidón, bebidas azucaradas y dulces. Mucha gente consume mucho más. Comer 300 gramos de carbohidratos en un día no es difícil. Ten en cuenta que un *bagel* normal de tamaño medio contiene 53 gramos, una rebanada de pan blanco 13 gramos, un refresco (de 355 ml) 37 gramos y un burrito de frijoles y queso (de 15 cm) 33 gramos. Veamos cuántos carbohidratos puede consumir una persona en un día:

Desayuno: seis tortitas (10 cm de diámetro) con sirope, 180 gramos; además de un vaso pequeño (235 ml) de zumo de naranja recién exprimido, 25 gramos. Total de carbohidratos del desayuno: 205 gramos.

Almuerzo: una hamburguesa de tamaño regular con kétchup, 25 gramos; patatas fritas pequeñas (71 gramos) 22 gramos, y un refresco de 355 ml, 37 gramos. Total de carbohidratos del almuerzo: 84 gramos.

Cena: dos tazas de espaguetis con salsa de tomate y carne, 92 gramos; 2 tostadas de pan con ajo, 26 gramos, y una pequeña ensalada (1 taza/84 g) con aceite y aderezo de vinagre, 4 gramos. Total de carbohidratos de la cena: 122 gramos.

La cantidad total de carbohidratos del día llega a 411 gramos. Ten en cuenta que esto es sin ningún tipo de postre, dulces o aperitivos y que los tamaños de las raciones mencionadas eran pequeños.

Una dieta básica baja en carbohidratos se centra en restringir solo la cantidad y el tipo de carbohidratos consumidos, sin ninguna restricción especial de las proteínas o las grasas. Dado que los cereales, las verduras con almidón (por ejemplo, las patatas y las legumbres) y los dulces contienen el mayor porcentaje de carbohidratos, por lo general se eliminan de la dieta o al menos se restringen seriamente. Muchas frutas, especialmente la fruta desecada, contienen una gran cantidad de azúcar, por lo que también deben limitarse.

Entre los alimentos bajos en carbohidratos que conforman la mayor parte de una dieta baja en carbohidratos figuran las carnes, el pescado, los huevos, los lácteos sin azúcar, los frutos secos y las semillas, las verduras sin almidón y ocasionalmente algunas frutas. Una dieta baja en carbohidratos puede abarcar una amplia gama de preferencias dietéticas. Puede ser a base de proteínas, suplementada con verduras, o ser a base de vegetales, acompañado de una cantidad modesta de carne y lácteos. La ingesta de grasa puede ser modesta o abundante. Teniendo en cuenta la importancia de contar con una cantidad adecuada de grasa en la dieta y el hecho de que esta no es perjudicial, la grasa debe contribuir a una cantidad significativa de las calorías.

10

La dieta cetogénica

Mucho más que un sistema para perder peso

Por definición, la dieta cetogénica es muy baja en carbohidratos, muy alta en grasas y moderada en proteínas. Generalmente, al contrario que la típica dieta baja en carbohidratos, la dieta cetogénica suele incluir menos carbohidratos y más grasas, y limita la ingesta de proteínas. No es una dieta alta en proteínas, como muchas dietas bajas en carbohidratos. La reducción de carbohidratos (principalmente almidón y azúcar) y la adición de grasas beneficiosas pueden producir notables efectos terapéuticos. Aunque normalmente se la considera una dieta para adelgazar, fue desarrollada originalmente como un tratamiento para la epilepsia.

A principios del siglo XIX la terapia de ayuno era una forma popular de tratamiento de enfermedades crónicas o graves como el cáncer, la artritis y los problemas digestivos. La epilepsia respondía muy bien a esta terapia y con ella se reducían significativamente la gravedad y la frecuencia de las convulsiones, con resultados que duraban meses o años. A los pacientes se los sometía sistemáticamente a ayunos en los que solo les estaba permitido beber agua durante un período de dos a tres semanas o más. Los médicos notaron que cuanto más tiempo lograban mantener a un paciente en un estado de ayuno, mejor era el resultado. Sin embargo, había un límite en la cantidad de tiempo que un paciente podía soportar un ayuno a base solo de agua. Por lo tanto, los médicos desarrollaron una dieta que podía imitar los efectos metabólicos y terapéuticos del ayuno pero que permitía al paciente obtener suficientes nutrientes para mantener una buena salud durante un período prolongado. A esto se lo llamó la dieta cetogénica.

Al ayunar, no se consumen carbohidratos, por lo que los niveles de azúcar e insulina en la sangre permanecen bajos, pero normales. El cuerpo siempre mantiene un determinado nivel mínimo de azúcar en la sangre incluso durante el ayuno. Si no se consumen carbohidratos, la proteína corporal se convierte en glucosa para mantener los niveles de glucosa en la sangre y la grasa almacenada se utiliza como la principal fuente de energía. A pesar de no consumir calorías, vitaminas o minerales, los pacientes mejoraban.

Dado que la grasa dietética y las proteínas no afectan significativamente a los niveles de glucosa o insulina en la sangre, se dedujo que la eliminación de carbohidratos de la dieta podría imitar los efectos metabólicos del ayuno y, con suerte, también los efectos terapéuticos. En 1921 se probó por primera vez la dieta cetogénica en pacientes epilépticos con notable éxito. Resultó tan eficaz como el ayuno, pero ahora los pacientes podían comer alimentos y mantener la dieta durante meses o incluso años. A medida que transcurría el tiempo, también lo hacía la tasa de éxito. Los médicos estaban viendo reducciones radicales de la actividad convulsiva e incluso curas completas de por vida de una enfermedad que en su día se consideró incurable. Con el tiempo, se descubrió que la mayoría de los pacientes podían reducir permanentemente la actividad convulsiva entre un 90 y un 100% tras seguir una dieta cetogénica durante un período de dos años, después de lo cual gradualmente volvieron a seguir una dieta ordinaria. Este intervalo de tiempo le permitió a su cerebro reconfigurarse y sanar.

El éxito observado con la epilepsia y la mejoría observada en los marcadores que utilizan los médicos para evaluar la salud de un paciente, llevaron a los investigadores a estudiar los efectos de la dieta cetogénica en otros trastornos neurológicos como el alzhéimer, el párkinson, el autismo, la ELA, el accidente cerebrovascular, la lesión cerebral traumática, la esclerosis múltiple, las migrañas, la depresión e incluso varias formas de cáncer cerebral.[1-12]

En todos los casos, la dieta resultó muy eficaz para el alivio de los síntomas y en algunos de ellos se logró restaurar un funcionamiento normal o casi normal.

La inflamación crónica provoca resistencia a la insulina. Cuando esa inflamación se produce en el cerebro, puede causar resistencia a la insulina cerebral. La resistencia a la insulina es la característica distintiva de la diabetes tipo 2. El alzhéimer, como se dijo anteriormente en este libro, se ha identificado recientemente como una forma de diabetes y ahora se conoce como diabetes tipo 3: diabetes del cerebro. Las células cerebrales utilizan la glucosa como principal fuente de combustible. Sin embargo, la resistencia a la insulina interfiere en el metabolismo de la glucosa, lo que dificulta que las células cerebrales la absorban. Por consiguiente, la parte afectada del cerebro queda privada de energía y comienza a degenerar y morir. A medida que el cerebro se encoge, la memoria se desvanece, se pierden las habilidades cognitivas e incluso cambia la personalidad. Como se señaló anteriormente, los ácidos grasos no pueden satisfacer las necesidades energéticas del cerebro, y por lo tanto se requiere una fuente de energía alternativa: las cetonas. Las cetonas no se ven afectadas por la resistencia a la insulina. Las células cerebrales pueden absorberlas rápida y fácilmente incluso en un estado de resistencia a la insulina, proporcionando la energía que las células cerebrales necesitan para vivir y llevar a cabo sus funciones. Esto puede ayudar a prevenir la degeneración cerebral. Todos los trastornos cerebrales van acompañados de inflamación crónica, que interfiere en el metabolismo normal de la glucosa. Esta es la razón por la que la dieta cetogénica ha demostrado ser eficaz en el tratamiento de diversos trastornos cerebrales. Como se señaló en capítulos anteriores, el azúcar promueve la inflamación y destruye el cerebro, mientras que las grasas (cetonas) lo curan.

La dieta cetogénica original era severa y limitaba la ingesta de carbohidratos a solo el 2 % de las calorías totales, mientras que se consumía un 90 % de grasa y un 8 % de proteína. Cada comida y cada aperitivo debía tener estas proporciones exactas de nutrientes. Los padres de niños epilépticos tenían que recibir clases especiales de cocina para aprender a preparar las comidas correctamente. Como puedes imaginar, normalmente las comidas que consisten en un 90 % de grasa y solo un 2 % de carbohidratos no eran apetitosas. Muchos pacientes no podían tolerar la dieta y por lo general había que preparar dos comidas, una para el enfermo y otra para el resto de la familia. La mayoría de las familias optaron por medicamentos en lugar de soportar la dieta, aunque solo era necesario seguirla durante uno o dos años.

Cuando no consumimos nada de carbohidratos durante cierto período de tiempo, como sucede entre comidas, mientras dormimos durante la noche o en ayunas, disminuyen los niveles de glucosa en sangre. Sin embargo, nuestras células funcionan incansablemente las veinticuatro horas del día y, por consiguiente, requieren una fuente continua de energía. A medida que bajan los niveles de glucosa en sangre, se extraen ácidos grasos de los depósitos de nuestras células adiposas para suministrar la energía necesaria. De esta manera, nuestras células siempre tienen acceso a la glucosa o a los ácidos grasos para abastecer sus necesidades energéticas.

Este proceso funciona muy bien para el cuerpo, pero no para el cerebro. El cerebro puede utilizar glucosa; sin embargo, no puede utilizar ácidos grasos para satisfacer sus necesidades energéticas y por lo tanto requiere de cetonas como una fuente alternativa de energía. Cuando bajan los niveles de glucosa en sangre, el hígado convierte los ácidos grasos en cetonas. La mayoría de las células del organismo puede emplear cetonas como combustible, pero para el cerebro son esenciales cuando escasea la glucosa.

Con el tiempo, se descubrió que no era necesario restringir los carbohidratos a solo el 2 % de las calorías totales para lograr un estado de cetosis en el que los ácidos grasos y las cetonas satisfacen la mayor parte de las necesidades energéticas del cuerpo. Cuando la cetosis se lleva a cabo mediante cambios en la dieta, suele denominarse *cetosis nutricional*. La mayoría de las personas puede entrar en una cetosis nutricional leve restringiendo su ingesta total de carbohidratos a 40 o 50 gramos por día. Normalmente, la cetosis moderada se logra con una restricción de carbohidratos de unos 30 gramos y la cetosis alta con una restricción de menos de 20 gramos.

También se descubrió que no era necesario consumir el 90 % de las calorías en forma de grasa. Una dieta cetogénica más manejable podría lograrse reduciendo la ingesta total de grasa a alrededor del 60 % de las calorías y aumentando la de carbohidratos y proteínas en consonancia. Esto hizo que la dieta fuera mucho más agradable y fácil de seguir.

Cuando el cuerpo está en cetosis, quema su grasa almacenada para producir energía; por consiguiente, muchas personas que seguían la dieta perdían peso y lo hacían con facilidad. Un beneficio adicional era que la cetosis disminuye la sensación de hambre; por lo tanto, podemos reducir la cantidad de calorías que consumimos y aun así comer hasta quedar satisfechos, lo que aumenta el efecto adelgazante de la dieta. La etapa inicial de la dieta del doctor Atkins, que limitaba la ingesta de carbohidratos a 20 gramos o menos, hacía entrar a sus seguidores en un estado de cetosis nutricional. Los resultados eran impresionantes.

Por lo tanto, la dieta cetogénica pasó de ser solo un tratamiento para la epilepsia a convertirse también en un tratamiento eficaz para bajar de peso.

La dieta cetogénica mejora todos los marcadores de salud

En la pasada década de los noventa comenzaron a popularizarse las dietas bajas en carbohidratos y cetogénicas para adelgazar. Los profesionales de la salud, recelosos de cómo una dieta muy alta en grasas podría afectar a la salud de sus pacientes, examinaron atentamente el efecto de este régimen en marcadores de salud como la presión arterial y los niveles de lípidos. Tanto los médicos como los dietistas se sorprendieron al descubrir que la dieta cetogénica mejoraba todos los parámetros comunes que miden los profesionales sanitarios para evaluar el estado de salud de una persona y su riesgo de enfermedad.

Durante años la dieta estándar clínicamente aprobada que se daba a los pacientes para mejorar su salud o perder el exceso de peso fue la dieta baja en grasas y con restricción de calorías. La dieta cetogénica es básicamente lo contrario: alta en grasas y permite comer sin restricciones.

A pesar de que los pacientes estaban experimentando mejorías notables en su salud, la dieta cetogénica siguió siendo controvertida. Sencillamente, muchos médicos e investigadores no podían creer que una dieta alta en grasas pudiera ser saludable. Esto llevó a los investigadores a comparar en ensayos clínicos los efectos de la dieta cetogénica con los de la dieta baja en grasas estándar.

Por ejemplo, en la Universidad de Connecticut se compararon los factores de riesgo cardiovascular de dos grupos de hombres con sobrepeso; uno de ellos seguía una dieta muy baja en carbohidratos y con alto contenido en grasas y el otro una dieta baja en grasas y baja en calorías. Los análisis de sangre se realizaron al comienzo del estudio y en su conclusión seis semanas más tarde.

Ambas dietas mostraron mejorías en los niveles totales de colesterol e insulina en la sangre y resistencia a la insulina, pero las diferencias en estos parámetros entre los dos grupos no fueron significativas, lo que demostró que la dieta alta en grasas es tan buena como una dieta baja en grasas. Sin embargo, solo el grupo bajo en carbohidratos y alto en grasas tenía unos valores significativamente más bajos de triglicéridos en ayunas, relación triglicéridos/HDL y niveles de glucosa en sangre, lo que demostraba la superioridad de la dieta cetogénica.

El grupo cetogénico también tenía mejores lecturas de colesterol LDL. Al colesterol LDL se lo suele denominar el «colesterol malo» porque se cree que es la clase principal de colesterol que deja depósitos en las arterias. Sin embargo, como hemos visto en un capítulo anterior, existen dos tipos de colesterol LDL: uno grande y ligero y el otro pequeño y denso. El LDL grande y ligero es inofensivo; de hecho, en realidad es beneficioso porque es el tipo de colesterol que se incorpora a las membranas celulares para fortalecerlas y también se utiliza para producir vitamina D y muchas de nuestras hormonas, como la testosterona y el estrógeno. Es el colesterol LDL pequeño y denso el que está relacionado con la oxidación y el mayor riesgo de enfermedad cardiovascular. Los análisis de sangre no suelen distinguir entre ambos y dan un solo valor para el total. Por lo tanto, el número de LDL total es completamente inútil. En este estudio, los dos tipos de LDL se midieron por separado. El colesterol LDL total se redujo significativamente con la dieta baja en grasas, pero no con la dieta baja en carbohidratos. Aparentemente, esto podría parecer que demuestra la ventaja de la dieta baja en grasas, pero eso no es así. Mientras que el LDL total apenas cambió en la dieta baja en carbohidratos, el tipo de LDL sí se modificó: hubo una disminución del indeseable LDL pequeño y un aumento del beneficioso LDL grande. Aunque la dieta baja en grasas disminuyó el LDL total, no mejoró significativamente el porcentaje del LDL bueno.[13]

Además de tener los mejores niveles de lípidos y azúcar en la sangre, el grupo cetogénico también perdió significativamente más peso: 6,1 kilogramos frente a 3,9. Todos estos cambios indican una reducción mucho mayor en el riesgo de enfermedades cardíacas y diabetes en comparación con una dieta baja en grasas.

Investigadores de la Universidad de Duke realizaron un estudio similar.[14] Ciento veinte hombres y mujeres con sobrepeso, hiperlipidémicos (es decir, con colesterol alto), participaron en el estudio. La mitad de los sujetos siguió una dieta cetogénica (menos de 20 gramos de carbohidratos por día) sin límite calórico; podían comer tanta carne, grasa y huevos como quisieran. La otra mitad siguió una dieta baja en grasas, colesterol bajo y restringida en calorías (reducida en quinientas-mil calorías por día).

Después de veinticuatro semanas, el grupo bajo en grasas perdió 4,8 kilogramos de grasa corporal, mientras que el grupo cetogénico perdió 9,4, casi el doble que el grupo bajo en grasas. Este estudio demostró claramente la ventaja de la dieta cetogénica para bajar de peso. La presión arterial, que había sido ligeramente elevada en los sujetos de prueba al comienzo del estudio, disminuyó en ambos grupos. En el grupo bajo en grasas, la presión arterial sistólica (presión máxima que ejerce el corazón cuando late) y la diastólica (presión mínima) disminuyeron en 7,5 y 5,2 mm Hg, respectivamente. En el grupo cetogénico, la presión arterial sistólica y la diastólica disminuyeron en 9,6 y 6,0 mm Hg, respectivamente. Cuanto mayor sea la presión arterial, mayor será el riesgo de padecer enfermedades cardíacas. Incluso un pequeño aumento en la presión arterial eleva el riesgo. La ventaja fue, una vez más, para el grupo cetogénico.

Los triglicéridos sanguíneos se consideran un factor de riesgo, independiente y diferenciado, del colesterol para las enfermedades cardiovasculares; a mayor nivel de triglicéridos, mayor riesgo. Los niveles de triglicéridos sanguíneos disminuyeron en 27,9 mg/dl (0,32 mmol/l) en el grupo bajo en grasas y en un total de 74,2 mg/dl

(0,83 mmol/l) en el grupo cetogénico, más de 2,5 veces más que el grupo bajo en grasas. El colesterol HDL se considera el colesterol «bueno» y se cree que ayuda a protegernos contra las enfermedades cardiovasculares; cuanto más elevado sea, mejor. Este colesterol disminuyó en 1,6 mg/dl (0,041 mmol/l) en el grupo bajo en grasas, pero aumentó en 5,5 mg/dl (0,142 mmol/l) en el grupo cetogénico.

El ratio de colesterol (colesterol total/HDL) se considera mucho más preciso como indicador del riesgo de enfermedad cardiovascular que los valores totales de colesterol o LDL. Cuanto menor sea el ratio, menor será el riesgo. El ratio de colesterol disminuyó en 0,3 en el grupo bajo en grasas y en 0,6 en el cetogénico, el doble que el grupo bajo en grasas.

Otro factor de riesgo independiente es el ratio triglicéridos/HDL. Cuanto menor sea, mejor. El grupo bajo en grasas experimentó un descenso de 0,6, mientras que el grupo cetogénico bajó en 1,6, o casi tres veces más. El ratio triglicéridos/HDL se considera uno de los indicadores más precisos del riesgo de enfermedad cardíaca. Un ratio de 6 o más indica un riesgo muy elevado, uno de 4 o más señala un riesgo elevado y uno de dos o menos es el ideal, o riesgo bajo. Al final del estudio, el ratio medio del grupo bajo en grasas era de 3,4, lo que indica un riesgo moderado, mientras que la media del grupo cetogénico era 1,6, lo que significa un riesgo muy bajo de enfermedad cardíaca. En cada uno de los factores de riesgo medido, la dieta cetogénica demostró ser superior a la baja en grasas, lo que corroboraba los resultados del estudio mencionado anteriormente.

Varios estudios adicionales han comparado estas dos dietas y en todos los casos la dieta alta en grasas o cetogénica ha demostrado ser superior en la mejoría de los marcadores de salud estándar.[15-21] Incluso en estudios a largo plazo de hasta dos años de duración, los resultados han sido los mismos.[22] Se ha demostrado que las dietas altas en grasas, cetogénicas, son no solo seguras, sino más eficaces para mejorar la salud general y reducir el riesgo de enfermedades crónicas que las dietas bajas en grasas.

En comparación con las dietas bajas en grasas, la dieta cetogénica muestra resultados superiores en los siguientes marcadores de salud:

- Reduce la glucosa en sangre/A1C (mejora la sensibilidad a la insulina).
- Reduce la insulina en sangre.
- Eleva el HDL.
- Reduce los triglicéridos en sangre.
- Aumenta el LDL grande y beneficioso.
- Reduce el LDL pequeño y denso.
- Disminuye el peso corporal y el índice de masa corporal (pérdida de grasa).
- Reduce la cintura (pérdida de grasa visceral).
- Normaliza la presión arterial.
- Reduce el ratio de colesterol (colesterol total/HDL).
- Reduce el ratio de triglicéridos (triglicéridos/HDL).
- Rebaja la proteína C reactiva (inflamación sistémica inferior).
- Aumenta los niveles de la hormona del crecimiento humano.
- Reduce los AGE.
- Mitiga el estrés oxidativo.

Quienes siguen una dieta cetogénica, además de mejorar los marcadores de salud comunes, suelen tener una mayor claridad mental y una memoria más nítida, cuentan con más energía, duermen mejor, tienen una función digestiva más eficiente, experimentan un alivio de los dolores y molestias asociados con la inflamación, se liberan de las adicciones al azúcar y los antojos incontrolables de alimentos, son más felices y disfrutan de una mejoría general de la salud física y mental.

La mejoría de la salud con una dieta baja en carbohidratos y con alto contenido en grasa elimina la necesidad de medicamentos. Uno de los aspectos más notables de esta dieta es que corrige tantos defectos metabólicos que podrás reducir o eliminar por completo muchos de los medicamentos que estés tomando. También sentirás una mejoría inmediata tan pronto como dejes de tomarlos ya que no tendrás que soportar los efectos secundarios desagradables que a menudo acompañan el tratamiento con fármacos.

La dieta mejora los niveles de lípidos en la sangre y elimina así el propósito de los medicamentos para el colesterol. Equilibra el azúcar y la insulina en la sangre, por lo que los fármacos para la diabetes y la insulina se vuelven innecesarios. Incluso los diabéticos tipo 1 que no pueden producir cantidades normales de insulina pueden disminuir y posiblemente eliminar las inyecciones de insulina. La presión arterial alta desciende de forma natural. Los niveles hormonales se equilibran. La inflamación sistémica se calma. Los dolores de cabeza crónicos desaparecen. El estado de ánimo y los niveles de energía mejoran, lo que elimina la necesidad de antidepresivos. Cualquier persona que vaya a seguir una dieta cetogénica debe hacer que su médico supervise el uso de medicamentos y los reduzca según sea necesario.

Los efectos terapéuticos de las cetonas

Las cetonas se derivan de los ácidos grasos. Al igual que los ácidos grasos, pueden ser utilizadas por nuestras células como una fuente de combustible para alimentarse, pero son mucho más que una fuente de energía. Durante un tiempo se creyó que eran solo fragmentos de ácidos grasos parcialmente metabolizados; sin embargo, ahora se sabe que son moléculas especializadas con numerosas funciones importantes.

La función principal de las cetonas es servir como combustible alternativo, especialmente para el cerebro. Las cetonas son fuentes compactas de combustible que proporcionan más energía que la glucosa. Por esta razón, a menudo se las conoce como el supercombustible del cerebro. Aumentan la producción de energía en un 25 % en comparación con la glucosa al tiempo que reducen el consumo de oxígeno.

A diferencia de la glucosa o los ácidos grasos, las cetonas no requieren insulina para entrar en la célula y pasar a las mitocondrias, donde se convierten en energía. Esto tiene una importancia especialmente crítica para las células paralizadas por la desensibilización a la insulina (por ejemplo, la resistencia a la insulina). Esta hormona es necesaria para llevar la glucosa al interior de las células; no obstante, las cetonas pueden entrar en ellas sin necesidad de insulina. Esto puede suministrar a las células resistentes a la insulina una inyección de energía vital.

Una de las consecuencias desafortunadas de convertir la glucosa en energía es la producción de radicales libres destructivos. Es como los gases de escape que expulsa el motor de un coche al quemar gasolina. En el caso de las células, estos gases son los radicales libres. Sin embargo, las células sanas y bien nutridas están preparadas para esto y llevan consigo una reserva de antioxidantes protectores que neutralizan los radicales libres y reducen el daño que puedan causar. Cuando en lugar de glucosa se utilizan cetonas para producir energía, se necesita mucho menos oxígeno, lo que reduce en gran medida la formación de radicales libres y conserva valiosos antioxidantes. Las cetonas actúan esencialmente como un combustible de alta calidad, combustión limpia y alta potencia que produce poco escape y proporciona más energía. En los enfermos crónicos, las reservas de antioxidantes están tan agotadas que los radicales libres generados a partir de diversas fuentes se descontrolan y causan inflamación y degeneración.[23]

Las cetonas también reducen el estrés oxidativo causado por los AGE, las moléculas destructivas que promueven el envejecimiento prematuro y la enfermedad. Las dietas altas en carbohidratos aumentan los niveles de glucosa en sangre e incrementan así la formación de AGE. La dieta cetogénica mantiene bajos los niveles de glucosa en sangre, lo que disminuye la producción de AGE y de los radicales libres que los acompañan. Además, las cetonas alteran la expresión génica, lo que hace que las células aumenten su producción de enzimas antioxidantes protectoras como la catalasa, el glutatión, el glutatión peroxidasa y el superóxido dismutasa.[24]

Las cetonas también estimulan la producción de la metalotioneína antioxidante, que se cree que proporciona protección contra el estrés oxidativo y la toxicidad de los metales pesados.[25] Una de las principales razones que explican los efectos antienvejecimiento observados en la dieta cetogénica es que reduce el estrés oxidativo en las células y los tejidos.

Casi todas las enfermedades implican una inflamación descontrolada y una utilización deficiente del oxígeno y la glucosa. Las cetonas mejoran la utilización del oxígeno y alivian la inflamación, lo que potencialmente proporciona protección contra un gran número de enfermedades.

Las cetonas ofrecen una fuente rápida y potente de energía a las células que requiere menos oxígeno y produce muchos menos radicales libres en el proceso. Las células obtienen la inyección de energía que necesitan para funcionar adecuadamente. Los niveles antioxidantes protectores siguen siendo elevados y las células funcionan con mayor eficiencia. Mejora el funcionamiento de las células cerebrales y nerviosas, las del corazón se vuelven más eficientes y, de hecho, todas las células del organismo que utilizan cetonas funcionan mejor. Se aumenta la eficacia. Por ejemplo, las cetonas mejoran la función y la eficiencia del músculo cardíaco, elevando su producción hidráulica en un 28 %.[26] Se activan ciertos genes que promueven la salud y se desactivan los que promueven la inflamación y la mala salud.

Durante mucho tiempo las cetonas se han considerado un combustible alternativo a la glucosa. Además, las cetonas poseen por sí mismas potentes efectos beneficiosos para la salud, independientemente de la restricción de carbohidratos, y muchos de los efectos saludables asociados con la dieta cetogénica se deben, al menos en parte, a ellas. En las investigaciones se han utilizado suplementos de éster de cetonas para aumentar los niveles de cetonas de la sangre, sin necesidad de seguir una dieta cetogénica. Al parecer las cetonas pueden reducir los niveles de glucosa en sangre e insulina independientemente. En un estudio con ratones, cuando el 30 % de las calorías dietéticas del almidón fueron reemplazadas por ésteres de cetona, la glucosa en sangre disminuyó en aproximadamente un 50 %, de 5 a 2,8 mmol/l, y la insulina bajó de 0,54 a 0,26 mg/ml.[27] Se incrementa la sensibilidad a la insulina (por ejemplo, la resistencia a la insulina desciende). Las cetonas tienen la capacidad de imitar algunos de los efectos de la insulina.[28]

Se ha demostrado que las cetonas reducen la inflamación y el estrés oxidativo y pueden reducir los efectos perjudiciales de la hipoxia (deficiencia de oxígeno).[29-30] El oxígeno es vital para la función cerebral adecuada. El cerebro depende tanto de él que aunque representa solo el 2 % de la masa corporal, consume alrededor del 20 % de este elemento. Por lo tanto, las células cerebrales son extremadamente sensibles a la privación de oxígeno. Sin él, algunas de estas células comienzan a morir en menos de cinco minutos, lo que provoca daño cerebral o muerte. La hipoxia puede ser causada por asfixia, intoxicación por monóxido de carbono, paro cardíaco (ataque cardíaco), asfixia, ahogamiento, estrangulación, accidente cerebrovascular, presión arterial muy baja y sobredosis de drogas.

Las cetonas bloquean los efectos perjudiciales de la hipoxia mejorando la administración de oxígeno. En un estudio en el que se administraron cetonas por vía intravenosa y se elevaron sus niveles en sangre a 2,16 mmol/l (lo que equivale aproximadamente a tres días de ayuno), el flujo sanguíneo al cerebro aumentó en un 39 %, lo cual mejoró la circulación y la disponibilidad de oxígeno.[31] Diversos estudios muestran que las cetonas protegen el cerebro contra el daño causado por la interrupción del suministro de oxígeno al cerebro.[32-34]

Las cetonas estimulan la actividad de los factores neurotróficos derivados del cerebro, pequeñas proteínas que ejercen acciones protectoras y nutritivas sobre las neuronas.[35] Estas proteínas desempeñan un papel crucial en la supervivencia y la función de las neuronas. Los factores neurotróficos regulan el crecimiento neuronal, las funciones metabólicas asociadas, como la síntesis de proteínas y la capacidad de las neuronas para fabricar neurotransmisores, que envían las señales químicas que les permiten comunicarse entre sí.

Las cetonas también suministran los elementos básicos de los lípidos necesarios para generar nuevas neuronas.[36] Así, ayudan al resurgimiento o la reparación de las células cerebrales dañadas y a la síntesis de nuevas células. Esto es muy interesante porque significa que las cetonas podrían proporcionarnos un medio para revertir gran parte del daño causado por una serie de trastornos neurológicos.

La mayoría de las enfermedades neurodegenerativas tienen en común el problema subyacente de la perturbación del metabolismo de la glucosa. Las cetonas proporcionan una fuente energética alternativa —y más eficaz— que evita esta perturbación del metabolismo de la glucosa y aporta a las neuronas la energía vital necesaria para funcionar correctamente, además de proporcionarles un entorno en el que pueden sanar. En otras palabras, fomentan la recuperación y reproducción de nuevas células cerebrales.

Se ha demostrado que las cetonas protegen el cerebro de la formación de depósitos de placa amiloide y el deterioro cognitivo observado en el alzhéimer en animales y seres humanos.[37-39] Pueden actuar como inhibidores de la deacetilasa de histona, compuestos que durante mucho tiempo se han utilizado en psiquiatría y neurología como estabilizadores del estado de ánimo y antiepilépticos y, más recientemente, para tratar el cáncer y las enfermedades inflamatorias.[40]

La dieta cetogénica ha recibido una atención considerable como tratamiento dietético inofensivo para el cáncer. Se dice que la dieta en sí misma causa desnutrición en las células cancerosas ya que el cáncer se alimenta de azúcar (glucosa en la sangre). La dieta cetogénica reduce el azúcar en la sangre, lo que hace que el organismo pase a depender de las cetonas en lugar del azúcar. El cáncer necesita azúcar para sobrevivir y no puede usar cetonas para producir energía; por consiguiente, las células cancerosas prácticamente se mueren de hambre. Este efecto se produce a causa de la reducción drástica de carbohidratos en la dieta y del cambio del organismo, que pasa a utilizar la grasa como fuente primaria de energía.

Las cetonas en sí pueden disminuir el crecimiento tumoral y su viabilidad, incluso cuando los niveles de glucosa en la sangre son elevados. Por lo tanto, su acción sobre los tumores va más allá de simplemente impedir que las células tumorales reciban azúcar. En estudios realizados con ratones con cáncer metastásico sistémico, la suplementación con cetonas prolongó el tiempo de supervivencia independientemente de los niveles de glucosa en sangre o del consumo de calorías.[41] La razón es, en parte, que las propias cetonas interfieren en la capacidad de las células cancerosas de absorber la glucosa y convertirla en energía, y que ayudan a volver a instaurar la apoptosis –muerte celular programada– en estas células.[42] Las cetonas aumentan la sensibilidad de las células cancerosas a la radiación y la quimioterapia y reducen los efectos secundarios perjudiciales asociados con estos tratamientos.[43-44] Esto ha llevado a la recomendación de utilizar la dieta cetogénica o suplementos de cetonas como terapias complementarias de los tratamientos contra el cáncer convencionales.

Una de las características más interesantes de las cetonas son sus actividades de señalización, entre ellas la capacidad de afectar a la expresión génica; es decir, pueden hacer que algunos genes se vuelvan más activos y otros menos. Esto es importante ya que puede alterar la respuesta de las células a los factores internos y ambientales que afectan a la salud. La activación de ciertos genes puede aumentar la resistencia al estrés y los mecanismos de auto-rreparación, estimular la producción de antioxidantes e incluso prolongar la esperanza de vida.[45-47]

Las cetonas se producen cada vez que disminuyen los niveles de glucosa en la sangre. Esto ocurre cuando llevamos tiempo sin comer o cuando seguimos una dieta muy baja en carbohidratos/cetogénica. El ayuno y la restricción de carbohidratos pueden pro-ducir un nivel de cetosis nutricional moderado o alto. Las cetonas también se generan durante el ejercicio extenuante prolongado ya que la grasa se utiliza como fuente de energía. El ejercicio puede elevar las cetonas de la sangre a niveles leves. Consumir una fuente de triglicéridos de cadena media también puede elevar las cetonas a niveles leves. Las fuentes naturales más ricas de MCT (o triglicéri-dos de cadena media) son los aceites de coco y palma. Un producto llamado aceite MCT, derivado de estos aceites, es el que propor-ciona una mayor concentración de MCT. Los MCT se metabolizan de manera diferente a otras grasas y, durante el proceso, el hígado convierte automáticamente gran parte de estos en cetonas, sean cuales sean los niveles de glucosa en la sangre. Consumir una fuente de MCT puede aumentar las cetonas de la sangre incluso cuando el sujeto está siguiendo una dieta con un alto contenido en carbohi-dratos. Añadir aceite de coco o MCT a una dieta cetogénica puede mejorar la producción de cetonas.

Otra manera de aumentar las cetonas de la sangre es consumir suplementos dietéticos de cetonas exógenas. A diferencia de los MCT, que se convierten en cetonas en nuestro cuerpo, las cetonas exógenas no necesitan conversión. Van directamente al torrente sanguíneo y pueden elevar los niveles de forma leve o moderada.

Los suplementos de cetonas, los MCT y el ejercicio extenuan-te producen cetosis a corto plazo que solo dura unas horas como máximo. El ayuno y seguir una dieta cetogénica causan un esta-do de cetosis continua que permanece mientras el consumo de carbohidratos esté restringido. Algunos combinan todos estos métodos para aumentar sus niveles de cetonas.

La dieta *keto*

La forma más fácil de entrar en cetosis usando la dieta cetogénica es centrarse en la restricción de carbohidratos. Generalmente, la cetosis nutricional leve o moderada se puede lograr limitando la ingesta total de carbohidratos netos a unos 30 gramos o menos. Los carbohidratos netos son los que se absorben y proporcionan calorías. La fibra dietética también es un carbohidrato, pero proporciona calorías insignificantes. La etiqueta de datos nutricionales de los alimentos enumera el total de carbohidratos, que incluye la fibra. Puedes sustraer los gramos de fibra de los gramos de carbohidratos totales para obtener los gramos netos de carbohidratos por ración. Esta es la cifra que debes usar para calcular tu ingesta total de carbohidratos diarios.

Un total de 30 gramos no es mucho, por lo que es aconsejable eliminar todos los alimentos ricos en almidón y azúcar. Esto incluye todos los cereales (trigo, arroz, cebada, maíz, avena, etc.), patatas, legumbres, la mayoría de las frutas y toda la fruta deshidratada, así como todos los alimentos y bebidas edulcorados. La dieta debe centrarse en verduras bajas en carbohidratos o con alto contenido en fibra, complementadas con carne, pescado, huevos, queso y frutos secos, con algunas frutas bajas en carbohidratos. Los alimentos son muy similares a los que se comen en una dieta típica baja en carbohidratos, pero con algunos refinamientos añadidos necesarios para desencadenar la producción de cetonas.

Comer un filete grande sin una guarnición de verduras puede ser una comida baja en carbohidratos, de hecho muy baja en carbohidratos, pero no es seguir una dieta cetogénica. A diferencia de muchas dietas bajas en carbohidratos, la dieta cetogénica no es una dieta rica en proteínas o que contenga gran cantidad de carne. La ingesta de proteínas se mantiene a niveles modestos en alrededor del 15 % de la ingesta total de calorías. Las personas físicamente activas pueden aumentar esto a aproximadamente del 20 al 25 % de calorías. Normalmente, la proteína se limitaría a entre 60 y 90 gramos diarios. Un bistec magro de 85 gramos, que es del tamaño de una baraja de naipes, suministra 21 gramos de proteína y un filete de pechuga de pollo de 85 gramos contiene 26 gramos de proteína. La razón por la que la proteína debe mantenerse a niveles moderados es que el exceso se puede convertir en glucosa en el cuerpo. Por lo tanto, comer un exceso de proteína puede tener el mismo efecto que comer carbohidratos. Una dieta alta en proteínas aumenta los niveles de glucosa en sangre e impide la producción de cetonas.

Otra distinción entre la dieta cetogénica y una dieta baja en carbohidratos es la adición de grasa. La mayoría de las dietas bajas en carbohidratos son también moderadamente altas en grasas. Esto se debe a que la carne y los lácteos que generalmente acompañan a una dieta baja en carbohidratos aumentan la ingesta total de grasa. La dieta cetogénica, sin embargo, agrega a propósito grasas para aumentar la ingesta total de grasa al 60 % o más de calorías. Debido a la reducción de calorías de carbohidratos, la grasa es necesaria para suministrar energía. También, cuando se alcanza un estado de cetosis, gran parte de la grasa de la dieta se transforma en cetonas.

La grasa la proporcionan el aceite para cocinar y para ensaladas, las grasas animales, las carnes grasas, la mantequilla, los lácteos con toda su grasa, la nata, el queso, los huevos, el aguacate, los frutos secos, las salsas, aderezos y otros alimentos ricos en grasas. En la preparación de comidas deben utilizarse generosamente grasas y aceites. Come la grasa de las carnes y la piel del pollo. No tengas miedo de comer tanta grasa como quieras.

Las dietas cetogénicas utilizadas en el tratamiento de enfermedades graves, como la epilepsia o el cáncer, requieren una medición precisa de cada macronutriente (hidratos de carbono, proteínas y grasas). Si no se calculan los macronutrientes para cada comida, con el tiempo es fácil aumentar lentamente la ingesta de carbohidratos o proteínas y reducir la de grasa, con lo que la dieta cetogénica se convierte en una dieta corriente con bajo contenido en carbohidratos, que no produce las cetonas necesarias para tratar estas enfermedades con éxito.

Las dietas cetogénicas utilizadas para adelgazar, mejorar los niveles de glucosa e insulina en la sangre, tratar problemas de salud menores y mejorar la salud general no tienen que ser tan estrictas. En general, un adulto de tamaño medio con un nivel moderado de actividad puede alcanzar y mantener un nivel leve o moderado de cetosis nutricional limitando la ingesta diaria total de carbohidratos de 30 a 40 gramos y la proteína de 60 a 90 gramos, sin limitar la ingesta de grasa.

Hay muchas recetas de la dieta *keto* en los libros y en Internet que incluyen la cantidad en gramos de carbohidratos, proteínas y grasas, así como las calorías por ración. Los alimentos envasados proporcionan información sobre los datos nutricionales en el envase. Si preparas tú mismo tus comidas con ingredientes frescos, puedes usar una tabla de valores de nutrientes para calcular los carbohidratos netos y otros nutrientes. En www.coconutresearchcenter.org (mirar el epígrafe Ketogenic Diet) puedes acceder a un gráfico de nutrientes fácil de usar y de acceso gratuito con un listado de productos frescos, cereales, carne y lácteos. Puedes acceder de forma gratuita a una buena calculadora de nutrientes con datos sobre alimentos frescos y procesados en www.calorieking.com. Una excelente calculadora disponible por un precio razonable es www.carbmanager.com (todas estas páginas web son en inglés).

La dieta cetogénica se denomina así por el hecho de que produce cetonas. Si no las produce, no es cetogénica. Se requieren alrededor de tres a seis días con la dieta cetogénica para que los niveles de cetonas sean lo suficientemente elevados como para que puedas medirlos en casa. Esto se hace fácilmente con unas tiras reactivas para análisis de cetonas en la orina. Las tiras tienen un extremo que ha sido tratado químicamente. Cuando se sumerge este extremo en una muestra fresca de orina, cambia de color dependiendo de la concentración de cetonas en esta. Usando la tira reactiva, puedes saber si tu nivel de cetonas en sangre es «inexistente», deja «trazas» o es «leve», «moderado» o «elevado». La prueba es útil porque indica si tu dieta es cetogénica y en qué grado. No es necesario alcanzar un nivel elevado, basta con uno de leve a moderado. Puedes adquirir estas tiras reactivas en cualquier farmacia y son relativamente económicas. Hay otros dispositivos de prueba de cetonas que utilizan muestras de sangre o analizan la respiración, y aunque son más precisos, son mucho más caros y generalmente innecesarios.

Si piensas seguir una dieta cetogénica, es muy recomendable que utilices un dispositivo de análisis para asegurarte de que la dieta te lleva realmente a la cetosis nutricional. Es la única manera segura de saberlo. Todos somos ligeramente diferentes. Algunos entramos en un nivel moderado de cetosis limitando la ingesta de carbohidratos a 40 gramos al día, mientras que otros debemos limitarla a 25 o 30 gramos para lograr el mismo nivel de cetosis. De ahí que no puedas guiarte por las reacciones de los demás. Las tiras reactivas de cetosis serán tu guía.

Cuando haces una dieta cetogénica, has de seguirla durante un período de tiempo determinado. En otras palabras, no puedes saltártela, como si fuera una dieta baja en carbohidratos o baja en grasas. Si comes un trozo de pastel o algún otro alimento con alto contenido en carbohidratos, saldrás de la cetosis. Las tiras reactivas de cetosis indicarán «cero» y tendrás que pasar otros dos o tres días de dieta cetogénica para volver a la cetosis. Hacer trampa no merece la pena. No te servirá comer alimentos con edulcorantes sin calorías, porque también te pueden sacar de la cetosis o reducir tus niveles de cuerpos cetónicos en gran medida. Todos los edulcorantes no nutritivos son anticetogénicos y afectan seriamente a los niveles de cetonas.[48] La mayor equivocación que cometen muchos al hacer una dieta cetogénica es creer que, como los edulcorantes no nutritivos no contienen azúcar ni calorías, no afectan a los niveles de azúcar e insulina en la sangre. Gran error. Los edulcorantes no nutritivos pueden interrumpir la producción de cetonas en el hígado y afectan a la producción de estas hasta que son eliminados del cuerpo.

Para seguir la dieta cetogénica correctamente tienes que esforzarte y si la utilizas con el fin de tratar una enfermedad grave, debes asegurarte de que la dieta esté produciendo cetonas. Sin embargo, mucha gente no está dispuesta a dedicarle a esto el tiempo o el esfuerzo que requiere ni a preocuparse por si está o no en cetosis, a pesar de que desean controlar mejor sus niveles de azúcar e insulina en la sangre y beneficiarse de añadir grasa a su alimentación. Esta forma de comer es lo que normalmente se conoce como una dieta baja en carbohidratos, alta en grasas (LCHF, por sus siglas en inglés). Con la dieta LCHF nos centramos solo en la cantidad de carbohidratos que consumimos, sin preocuparnos por la ingesta de proteínas. Estas dietas suelen ser altas en carnes, huevos y lácteos y, en consecuencia, también elevadas en grasa. Por lo general, se añaden alimentos ricos en grasas para aumentar la ingesta total de este nutriente. Las dietas LCHF que incluyen una gran cantidad de proteínas no producen cetonas y, por consiguiente, no son cetogénicas.

Mientras sigues la dieta cetogénica puedes continuar con todas tus actividades normales. La primera semana seguramente experimentarás un bajón en tus niveles de energía. Esto ocurre mientras tu cuerpo aprende a quemar cetonas y ácidos grasos en lugar de glucosa como fuente principal de combustible. Incluso en una dieta baja en carbohidratos el cuerpo quema glucosa como combustible principal. Se necesitan alrededor de dos semanas para que el organismo se adapte por completo a funcionar a base de grasa. Una vez que eso suceda, tu energía volverá a niveles anteriores a la cetosis. De hecho, puedes experimentar mayor energía y mejor resistencia cuando tu cuerpo quema grasa en lugar de glucosa.

Muchos atletas de resistencia han descubierto que sus tiempos de rendimiento y sus niveles de resistencia aumentan al seguir una dieta cetogénica.[49]

En líneas generales, la dieta cetogénica se considera, más que un plan de alimentación permanente, una dieta terapéutica temporal. A pesar de ello, puede mantenerse durante un período prolongado e incluso durante toda la vida. En algunas afecciones graves, como la epilepsia, los pacientes siguen la dieta durante un par de años y, en otros casos, como el alzhéimer o el párkinson, pueden necesitar seguirla de por vida. Sin embargo, en la mayoría de las circunstancias es mejor seguir la dieta durante períodos más breves de tiempo y repetirla periódicamente. Esto es lo que se denomina ciclos de cetosis. Los efectos terapéuticos de la dieta son más pronunciados cuando se realizan ciclos periódicos en lugar de permanecer continuamente en cetosis durante largos períodos de tiempo. Además, los ciclos te permiten planificar cuándo vas a estar en cetosis y cuándo no. De esta manera puedes planear eventos especiales, como cumpleaños y fiestas, para cuando estés fuera del ciclo de cetosis con objeto de poder disfrutar de las festividades sin interrumpir tu dieta. Por lo tanto, es mejor planificar por adelantado cuándo te gustaría tomarte un descanso de la dieta.

El tiempo que pasas en cetosis puede variar de unas pocas semanas a unos cuantos meses, separados por un período en el que sigues una dieta normal, pero saludable. Debes repetir la dieta cetogénica tan a menudo como sea necesario para lograr y mantener tus objetivos de salud. Puedes aprender más acerca de la dieta cetogénica y los ciclos de cetosis en mi libro *Terapia cetogénica* (Editorial Sirio).

Conclusión

A estas alturas debería resultar evidente que el consumo excesivo de azúcar y almidón refinado constituye el núcleo de nuestra epidemia de obesidad y la causa subyacente del síndrome metabólico y de todas las enfermedades crónicas relacionadas con este. Asimismo, debería quedar claro que, por lo general, las grasas no son las responsables de todos los males, sino nutrientes esenciales que pueden fomentar una mejoría de la salud, especialmente cuando reemplazan a los carbohidratos en la dieta.

Si en estos momentos estás consumiendo la típica alimentación rica en carbohidratos cargados de azúcar y almidón refinado, es probable que ya tengas algunos problemas de salud. En el caso de que seas lo bastante joven y afortunado para no tener aún ningún tipo de enfermedad crónica, piensa que no pasará mucho tiempo antes de que la tengas.

Lo mejor que puedes hacer por tu salud es eliminar o reducir considerablemente tu consumo de azúcar. También debes evitar por completo los edulcorantes no nutritivos. El mayor error que muchas personas cometen al seguir una dieta baja en carbohidratos es sustituir el azúcar por este tipo de edulcorantes. Eso no sirve de nada, porque mantienen viva la adicción al azúcar y son más perjudiciales que esta sustancia. Las golosinas y los dulces son la fuente más reconocible de azúcar y no tienen cabida en una dieta saludable. Para muchos, la mayor fuente de azúcar y edulcorantes no nutritivos son las bebidas: refrescos, bebidas con sabor a fruta, bebidas deportivas y similares. Eliminarlas te ayudará mucho a reducir la ingesta de azúcar. Otra gran fuente de azúcar son los productos a base de cereales refinados: cereales para el desayuno, pastas, galletas, galletas saladas, pasteles, aperitivos e incluso panes. Acostúmbrate a leer las etiquetas de los ingredientes. Te sorprenderá la cantidad de azúcar que se agrega a los alimentos. Elige opciones sin azúcar, sin edulcorantes de cero calorías. Reducir el azúcar, los dulces y los cereales refinados de tu dieta es el paso más importante que puedes dar hacia una dieta más saludable. Tal vez te preguntes si hay algún edulcorante que sea saludable, bueno incluso o, por lo menos, no tan perjudicial. Desgraciadamente, no. No hay edulcorantes «saludables», y lo más probable es que nunca los haya. Algunos pueden ser ligeramente mejores que otros, pero ninguno podría considerarse saludable. Lo creas o no, el azúcar, al menos en alguna de sus formas, es una mejor opción que cualquiera de sus sustitutos bajos en calorías.

Nuestro organismo está programado para asociar el sabor dulce con una cantidad correspondiente de calorías. El cuerpo sabe cómo procesar y utilizar el azúcar para producir energía. De hecho, cada célula de tu cuerpo sabe cómo metabolizar el azúcar; es el combustible principal que nos mantiene vivos. Se trata de una sustancia que se encuentra en todas las plantas y es un componente esencial de la leche materna, una parte natural de la dieta humana. Nada de esto se puede decir de ninguno de los sustitutos del azúcar. El problema principal del azúcar es que aprendimos a refinarlo, concentrarlo y usarlo para elaborar golosinas y postres. Los alimentos azucarados nos rodean por todas partes. Es muy fácil volverse adicto al azúcar, y muchos ya lo somos. La adicción y el consumo excesivo es lo que hace que el azúcar sea tan perjudicial.

Como se señaló anteriormente, por término medio cada uno de nosotros consume alrededor de cincuenta y nueve kilos de azúcar añadida al año. ¡Eso equivale a unas cuarenta cucharaditas al día! No es de extrañar que el azúcar esté relacionado con tantos problemas de salud. Cualquier producto consumido en grandes cantidades puede ser perjudicial.

El USDA recomienda que limitemos nuestra ingesta de azúcar añadida a no más del 6 % del total de calorías consumidas. Para una dieta estándar de dos mil calorías, esto equivaldría a 32 gramos, u ocho cucharaditas de azúcar por día.[1] La American Heart Association recomienda a los hombres limitar su ingesta de azúcar añadido a nueve cucharaditas o menos, lo que equivale a 36 gramos o ciento cincuenta calorías, y a las mujeres a seis cucharaditas o menos, lo que equivale a 25 gramos o cien calorías.[2] Estas cantidades estarían muy por debajo del promedio y de los límites razonables de la mayoría de las personas. Si tienes diabetes, sería conveniente eliminar todo el azúcar de tu dieta, incluido el que se agrega a los alimentos procesados, por lo que tendrías que leer la etiqueta de información nutricional de los envases para saber cuánto azúcar hay en cada ración. Los alimentos frescos no procesados no tienen azúcar añadido. Al eliminar los edulcorantes no nutritivos y reducir la cantidad de azúcar que consumes, también limitarás tu consumo de alimentos procesados y de mala calidad, lo que te ayudará enormemente a mejorar tu salud.

El tipo de azúcar que consumes también es importante. Los azúcares naturales o mínimamente procesados son preferibles a los altamente procesados. La fructosa es uno de los azúcares más procesados y es sin lugar a dudas el peor en términos de lo perjudicial que es para tu salud. La fructosa te hace tanto daño como cualquiera de los edulcorantes no calóricos. Evita todos los edul-corantes de alta fructosa, como el sirope de maíz, el sirope de maíz de alta fructosa y el agave.

Los edulcorantes naturales son algo mejores que el azúcar re-finado porque contienen una pequeña cantidad de vitaminas y mi-nerales, por lo que no son calorías completamente vacías. Los me-jores edulcorantes naturales son el azúcar/sirope de arce, el azúcar/ sirope de coco, la miel cruda, el zumo de caña de azúcar deshidra-tado (Sucanat, rapadura, panela, azúcar moreno y mascabado), el azúcar de dátiles, el sirope de arroz integral y el sirope de malta de cebada. Si tienes que utilizar algo para endulzar tu comida, lo mejor sería que eligieras uno de estos edulcorantes naturales y los limita-ras a ocho o menos cucharaditas al día.

El siguiente paso que puedes dar para mejorar tu salud es se-guir una dieta baja en carbohidratos restringiendo el consumo total a menos de 150 o 100 gramos por día. Para esto haría falta reducir o eliminar alimentos adicionales, como productos lácteos edulco-rados (yogur, chocolate con leche, helado, etc.) y todos los cereales y productos de bollería. Las verduras con almidón, como las patatas y las legumbres, también tendrían que restringirse.

No temas añadir más grasa a tu dieta. Elige alimentos ricos en grasa, leche entera, queso y nata. Añade grasas generosamente a tus alimentos. Emplea mucha mantequilla y utiliza tocino y otras grasas al cocinar. Tus comidas sabrán mucho mejor. Usa grasas saturadas y monoinsaturadas. Evita los aceites vegetales poliinsaturados, ya que se degradan demasiado rápido en la cocción y forman productos de desecho perjudiciales para la salud. Añade pescado, mariscos, algas, verduras de hoja verde, huevos de corral y carnes orgánicas de ani-males alimentados con pasto a tu dieta semanal para obtener ácidos grasos omega-3. Evita todos los productos que contengan aceite vegetal hidrogenado. Lee las etiquetas de los ingredientes.

Reemplaza el azúcar y los cereales que elimines de tu dieta por más vegetales sin almidón de todo tipo. Casi todo el mundo tiende a rechazar las verduras porque durante su infancia los comían hervidas o cocinadas al vapor, aliñadas solo con sal y unos pocos condimentos. No se utilizaba mantequilla ni otras grasas ya que se consideraban perjudiciales para la salud. A consecuencia de esto, las verduras solían ser una comida sosa y poco apetecible. La verdad es que pueden ser deliciosas. Para mejorar su sabor natural, usa mantequilla, tocino y otras grasas, así como salsas y aderezos. Es increíble lo apetitosas que pueden volverse las verduras cuando se preparan de la manera adecuada. En mi libro *Dr. Fife's Keto Cookery* [Recetas cetogénicas del Dr. Fife] encontrarás buenas recetas de verduras bajas en carbohidratos/cetogénicas. El libro contiene cuatrocientas cincuenta recetas cetogénicas, entre ellas setenta recetas de verduras y cincuenta salsas deliciosas con alto contenido en grasa. En cada una se incluye el contenido de nutrientes para que sepas exactamente cuántos carbohidratos, proteínas y grasas hay en cada ración.

Si tienes problemas de salud degenerativos o crónicos o tomas medicamentos para la presión arterial alta, diabetes, colesterol alto, etc., deberías plantearte dar el siguiente paso: seguir una dieta cetogénica y reducir tu ingesta de carbohidratos a unos 30 gramos diarios. Experimentarás mejorías increíbles y es muy probable que logres reducir en gran medida los medicamentos o incluso eliminarlos.

Para más información sobre la dieta cetogénica y los aspectos saludables y nutricionales de las grasas y los aceites, visita mi sitio web Coconut Research Center ('centro de investigación sobre el coco') en www.coconutresearchcenter.org.

Notas

Capítulo 1: Un *craso* error
1. http://www.alz.org/facts.

Capítulo 2: Las dietas modernas y las enfermedades degenerativas
1. Gutteridge, R. P. y Halliwell, B. *Antioxidants in Nutrition, Health, and Disease* [Antioxidantes en la nutrición, la salud y la enfermedad], Oxford University Press: Oxford; 1994.
2. Brennan, R. O. *Nutrigenetics* [Nutrigenética]. Nueva York: Evans and Co, Inc. 1975.
3. McGee, C. T. *Heart Frauds: Uncovering the Biggest Health Scam in History* [Fraudes sobre el corazón: revelando la mayor estafa sanitaria de la historia]. Piccadilly Books, Ltd: Colorado Springs, Colorado, 2007.
4. Price, W. A. *Nutrition and Physical Degeneration* [Nutrición y degeneración física], New Cannan, CT: Keats Pub, 1945.
5. Prior, IAM. «The price of civilization». *Nutrition Today,* julio/agosto de 1971, 2-11.
6. Schaefer, O. «When the Eskimo Comes to Town». *Nutrition Today,*1971, 6: 8-16.
7. Malhotra, A. y otros. «It is time to bust the myth of physical inactivity and obesity: you cannot outrun a bad diet». *British J Sports Med,* 2015, 49: 967-968.

Capítulo 3: La guerra contra la grasa

1. White, P. D. *Prog Cardiovascular Dis,* 1971, 14: 249.
2. Keys, A. «Atherosclerosis: A problem in newer public health». *Journal of Mount Sinai Hospital,* 1953, 20: 118-139.
3. Yerushalmy, J. y Hilleboe, H. E. «Fat in the diet and mortality from heart disease. A methodologic note». *The New York State Journal of Medicine,* 1957, 2343-2354.
4. Yudkin, J. *Sweet and Dangerous.* [Dulce y peligroso] Bantam: Nueva York, 1972.
5. Yudkin, J. «Sucrose and heart disease». *Nutrition Today,* primavera de 1969, 16-20.
6. Leren, P. «The effect of a cholesterol lowering diet in male survivors of myocardial infarction (A controlled clinical trial)». *Nord Med,* 1967, 25; 77: 658-661.
7. Yudkin, J. y Roddy, J. «Levels of dietary sucrose in patients with occlusive atherosclerotic disease». *Lancet,* 1964, 2: 6-8.
8. Yudkin, J. «Diet and coronary thrombosis hypothesis and fact». *Lancet* 1957, 273: 155-162.
9. Cohen, A. M. «Fats and carbohydrates as factors in atherosclerosis and diabetes in Yemenite Jews». *Am Heart J,* 1963, 65: 291-293.
10. Armstrong, B. K. y otros. «Commodity consumption and ischemic heart disease mortality, with special reference to dietary practices». *J Chron Dis,* 1975, 28: 455-469.
11. Page I. H. y otros. «Dietary fat and its relation to heart attacks and strokes. Report by the Central Committee for Medical and Community Program of the American Heart Association». *Circulation,* 1961, 23: 133-136.
12. Keys, A. «The age trend of serum concentrations of cholesterol and of Sf 10-20 ("G") substances in Adults». *J Gerontol,* 1952, 7: 201-206.
13. Frantz, I. D. Jr y otros. «Test of effect of lipid lowering by diet on cardiovascular risk. The Minnesota Coronary Survey», 1989, *Arteriosclerosis,* 9: 129-135.
14. Ramsden, C. E. y otros. «Reevaluation of the traditional diet-heart hypothesis: analysis of recovered data for Minnesota Coronary Experiment (1968-73)». *BMJ,* 2016, 353: i1246.
15. http://www.motherjones.com/environment/2012/10/former-dentist-sugar-industry-lies. Kearns, C. K. «How a former dentist drilled the sugar industry». *Mother Jones,* 13 de octubre de 2012.
16. O'Neil, C. y otros. «Association of candy consumption with body weight measures, other health risk factors for cardiovascular disease, and diet

quality in US children and adolescents: NHANES 1999-2004». *Food & Nutrition Research,* 2011, 55, doi: 10.3402/ fnr.v55i0.5794.

Capítulo 4: El azúcar no es tan dulce

1. Whitney, E. N. y otros. *Understanding Normal and Clinical Nutrition* [Entender la nutrición normal y clínica], 3.ª ed. West Publishing Company, St. Paul, MN, 1991.
2. Warram, J. H. y otros. «Slow glucose removal rate and hyperinsulinemia precede the development of type 2 diabetes in the offspring of diabetic parents». *Ann Intern Med,* 1990, 113: 909-915.
3. Malik, V. S. y otros. «Sugar-sweetened beverages and risk of metabolic syndrome and type 2 diabetes. *Diabetes Care,* 2010; 33 (11): 2477-2483.
4. Basu, S, y otros. «The relationship of sugar to population-level diabetes prevalence: an econometric analysis of repeated cross-sectional data». *PLoS One,* 2013, 8: e57873.
5. Liu, S. y otros. «Relation between a diet with a high glycemic load and plasma concentrations of high-sensitivity C-reactive protein in middle-aged women». *Am J Clin Nutr,* 2002, 75: 492-498.
6. Dickinson, S. y otros. «High glycemic index carbohydrate mediates an acute proin- flammatory process as measured by NF-kappaB activation». *Asia Pac J Clin Nutr,* 2005, 14, supl: S120.
7. Ridker, P. y otros. «C-reactive protein and other markers of inflammation in the pre-diction of cardiovascular disease in women». *N Engl J Med,* 2000, 342 (12): 836-843.
8. Sasaki, N. y otros. «Advanced glycation end products in Alzheimer's disease and other neurodegenerative diseases». *American Journal of Pathology,* 1998, 153: 1149-1155.
9. Catellani, R. y otros. «Glycooxidation and oxidative stress in Parkinson's disease and diffuse Lewy body disease». *Brain Res,* 1996, 737: 195-200.
10. Kato, S. y otros. «Astrocytic hyaline inclusions contain advanced glycation end-products in familial amyotrophic lateral sclerosis with superoxide dismutase 1 gene mutation: immunohistochemical and immunoelectron microscopical analysis». *Aca Neuropathol,* 1999, 97: 260-266.
11. «The Diabetes Control and Complications Trial Research Group. The effect of intensive treatment of diabetes on the development and progression of long-term complications in insulin-dependent diabetes mellitus». *N Engl J Med,* 1993, 329: 977-986.
12. Haffner, S. M. y otros. «Mortality from coronary heart disease in subjects with type 2 diabetes and in nondiabetic subjects with and without prior myocardial infarction». *N Engl J Med,* 1998, 339: 229-234.

13. Turner, R. C. y otros. «Risk factors for coronary artery disease in non-insulin dependent diabetes mellitus: United Kingdom Prospective Diabetes Study (UKPDS: 23)». *BMJ,* 1998, 316: 823-828.

14. De Vegt, F. y otros. «Hyperglycaemia is associated with all-cause and cardiovascular mortality in the Hoorn population: the Hoorn Study». *Diabetologia,* 1999, 42: 926-931.

15. Basta, G. y otros. «Advanced glycation end products and vascular in-flammation: implications for accelerated atherosclerosis in diabetes». *Cardiovascular Research,* 2004, 63: 582-592.

16. Kanauchi, M. y otros. «Advanced glycation end products in nondia-betic patients with coronary artery disease». *Diabetes Care,* 2001, 24: 1620-1623.

17. Kiuchi, K. y otros. «Increased serum concentrations of advanced glyca-tion end products: a marker of coronary artery disease activity in type 2 diabetic patients». *Heart,* 2001, 85: 87-91.

18. Won, K. B. y otros. «High serum advanced glycation end-products pre-dict coronary artery disease irrespective of arterial stiffness in diabetic patients». *Korean Circ J,* 2012, 42: 335-340.

19. Stirban, A. y otros. «Vascular effects of advanced glycation end-pro-ducts: clinical effects and molecular mechanisms». *Molecular Metabo-lism,* 2014, 3: 94-108.

20. Goldberg, T. y otros. «Advanced glycoxidation end products in com-monly consumed foods». *J Am Diet Assoc,* 2004, 104: 1287-1291.

21. Uribarri, J. y otros. «Circulating glycotoxins and dietary advanced glycation end-products: two links to inflammatory response, oxidative stress, and aging». *J Gerontol Ser A: Biol Sci Med Sci,* 2007, 62: 427-433.

22. Krajcovicová-Kudlacková, M. y otros. «Advanced glycation end-pro-ducts and nutrition». *Physiol Res,* 2002, 51: 313-316.

23. Forristal, L. J. 2001. «The murky world of high fructose corn syrup». *Wise Traditions,* 2 (3): 60-61.

24. Ouyang, X. y otros. «Fructose consumption as a risk factor for non-alcoholic fatty liver disease». *J Hepatol,* 2008, 48: 993-999.

25. Abdelmalek, M. F. y otros. «Increased fructose consumption is asso-ciated with fibrosis severity in patients with nonalcoholic fatty liver di-sease». *Hepatology,* 2010, 51: 1961-1971.

26. Bocarsly, M. E. y otros. «High-fructose corn syrup causes characteris-tics of obesity in rats: increased body weight, body fat and triglyceride levels». *Pharmacol Biochem Behav,* 2010, 97: 101-106.

27. Princeton University, «High-Fructose Corn Syrup Prompts Conside-rably More Weight Gain, Researchers Find», *Science Daily,* 22 de marzo de 2010.

28. Reiser, S. y otros. 1985. «Indices of copper status in humans consuming a typical American diet containing either fructose or starch». *Am J Clin Nutr,* 42 (2): 242-251.

29. http://www.thinkusadairy.org/products/milk-powders/milk-powder-categories/non-fat-dry-milk-and-skim-milk-powder.

30. Bo-Htay, C. y otros. «Effects of D-galactose-induced ageing on the heart and its potential interventions». *J Cell Mol Med,* 2018, 22: 1392-1410.

31. Armstrong, B. K. y otros. «Commodity consumption and ischemic heart disease mortality, with special reference to dietary practices». *J Chron Dis,* 1975, 28: 455-469.

32. Grant, W. B. «Milk and other dietary influences on coronary heart disease». *Altern Med Rev,* 1998, 3: 281-294.

33. Michaelsson, K. y otros. «Milk intake and risk of mortality and fractures in women and men: cohort studies». *BMJ,* 2014, 349.g6015.

34. Fox, P. F. y McSweeney, P. *Advanced Dairy Chemistry: Volume 2, Lipids* [Química láctea avanzada: volumen 2, Lípidos], Birkhauser, 2006: 655.

35. Hubbard, R. W. y otros. «Atherogenic effect of oxidized products of cholesterol». *Progress in Food & Nutrition Science,* 1989, 13: 17-44.

Capítulo 5: Un arma de destrucción masiva

1. Ficha técnica informativa de la Organización Mundial de la Salud, «Noncommunicable Diseases» [Enfermedades no transmisibles] página web de World Health Organization, 1 de junio de 2018, http://www.who.int/news-room/fact-sheets/detail/noncommunicable-diseases.

2. Magalle, L. y otros. «Intense sweetness surpasses cocaine reward». *PLoS One,* 2007, 8: e698.

3. Gearhardt, A. N. y otros. «Neural correlates of food addiction». *Arch Gen Psychiatry,* 2011, 68: 808-816.

4. http://bmjopen.bmj.com/content/6/3/e009892.

5. Martinez Steele, E. y otros. «Ultra-processed foods and added sugars in the US diet: evidence from a nationally representative cross-section al study». *BMJ Open*, 9 de marzo de 2016, 6 (3): e009892. doi: 10.1136/bmjopen-2015-009892.

6. Cheraskin, E. y otros. «Effect of low-refined-carbohydrate diet upon vitamin C state». *Internat J Vit Res,* 1970, 40: 77-80.

7. Verhoef, P. y otros. «Plasma total homocysteine, B vitamins, and risk of coronary atherosclerosis». *Arteriosclerosis, Thrombosis, and Vascular Biology* [Arteriosclerosis, trombosis y biología vascular],1997, 17: 989-995.

8. Kekwick, A. y Pawan, G. L. S. «Calorie intake in relation to body weight changes in the obese». *Lancet,* 1956, 1: 155.

9. Hu, F. B. y Malik, V. S. «Sugar-sweetened beverages and risk of obesity and type 2 diabetes: epidemiologic evidence». *Physiol Behav,* 2010, 100: 47-54.

10. Stranahan, A. M. y otros. «Diet-induced insulin resistance impairs hippocampal synaptic plasticity and cognition in middle-aged rats». *Hippocampus,* 2008, 18: 1085-1088.

11. Cao, D. y otros. «Intake of sucrose-sweetened water induces insulin resistance and exacerbates memory deficits and amyloidosis in a transgenic mouse model of Alzheimer disease». *J Biol Chem,* 2007, 282: 36275-36282.

12. Xu, W. y otros. «Mid and late life diabetes in relation to the risk of dementia: a population-based twin study». *Diabetes,* 2009, 58: 71-77.

13. Pavlovic, D. M. y Pavlovic, A. M. «Dementia and diabetes mellitus». *Srp Arh Celok Lek,* 2008, 136: 170-175.

14. Ristow, M. «Neurodegenerative disorders associated with diabetes mellitus». *J Mol Med,* 2004, 82: 510-529.

15. Craft, S. y Watson, G. S. «Insulin and neurodegenerative disease: shared and specific mechanisms». *Lancet Neurol,* 2004, 3: 169-178.

16. Reyes, E. T. y otros. «Insulin resistance in amyotrophic lateral sclerosis». *J Neurol Sci,* 1984, 63: 317-324.

17. Hu, G. y otros. «Type 2 diabetes and the risk of Parkinson's disease». *Diabetes Care,* 2007, 30: 842-847.

18. Sandyk, R. «The relationship between diabetes mellitus and Parkinson's disease». *Int. J Neurosci,* 1993, 69: 125-130.

19. Moroo, I. y otros. «Loss of insulin receptor immunoreactivity from the substantia nigra pars compacta neurons in Parkinson's disease». *Acta Neuropathol,* 1994, 87: 343-348.

20. Sandyk, R. «The relationship between diabetes mellitus and Parkinson's disease». *Int J Neurosci,* 1993, 69: 125-130.

21. Hubbard, R. W. y otros. «Elevated plasma glucagon in amyotrophic lateral sclerosis». *Neurology,* 1992, 42: 1532-1534.

22. Farrer, L. A. «Diabetes mellitus in Huntington's disease». *Clin Genet,* 1985, 27: 62-67.

23. Podolsky, S. y otros. «Increased frequency of diabetes mellitus in patients with Huntington's chorea». *Lancet,* 1972, 1: 1356-1358.

24. Rodriguez, R. R. y Krehal, W. A. «The influence of diet and insulin on the incidence of cataracts in diabetic rats». *Yale J Biol Med,* 1951, 24: 103-108.

25. «The effect of intensive treatment of diabetes on the development and progression of long-term complications in insulin-dependent diabetes

mellitus. The Diabetes Control and Complications Research Group». *N Engl J Med,* 1993, 329: 977-986.

26. Chiu, C. J. y otros. «Carbohydrate intake and glycemic index in relation to the odds of early cortical and nuclear lens opacities». *Am J Clin Nutr,* 2005, 81: 1411-1416.

27. Stratton, I. M. y otros. «Association of glycaemia with macrovascular and micro-vascular complications of type 2 diabetes (UKPDS 35): prospective observational study». *BMJ,* 2000, 321: 405-412.

28. «The effect of intensive diabetes treatment on the progression of diabetic retinopathy in insulin-dependent diabetes mellitus. The Diabetes Control and Complications Trial». *Arch Ophthalmol,* 1995, 113: 36-51.

29. Kerti, L. y otros. «Higher glucose levels associated with lower memory and reduced hippocampal microstructure». *Neurology,* 2013, 81: 1745-1752.

30. Warram, J. H. y otros. «Slow glucose removal rate and hyperinsulinemia precede the development of type 2 diabetes in the offspring of diabetic parents». *Ann Intern Med,* 1990, 113: 909-915.

31. Hamer, H. M. y otros. «Review article: the role of butyrate on colonic function». *Aliment Pharmacol Ther,* 2008, 27: 104-119.

32. Hu, G. X. y otros. «Activation of the AMP activated protein kinase by short-chain fatty acids is the main mechanism underlying the beneficial effect of a high fiber diet on the metabolic syndrome». *Med Hypotheses,* 2010, 74: 123-126.

33. Gao, Z. y otros. «Butyrate improves insulin sensitivity and increases energy expenditure in mice». *Diabetes,* 2009, 58: 1509-1517.

34. Blouin, J. M. y otros. «Butyrate elicits a metabolic switch in human colon cancer cells by targeting the pyruvate dehydrogenase complex». *Int J Cancer,* 2001, 128: 2591-2601.

35. Harig, J. M. y otros. «Treatment of diversion colitis with short-chain-fatty acid irrigation». *N Engl J Med,* 1989, 320: 23-28.

36. Di Sabatino, A. y otros. «Oral butyrate for mildly to moderately active Crohn's disease». *Alimen. Pharmacol Ther,* 2005, 22: 789-794.

37. Binder, H. J. «Role of colonic short-chain fatty acid transport in diarrhea». *Annu Rev Physiol,* 2010, 72: 297-313.

38. Pihlstrom, B. L. y otros. «Periodontal diseases». *Lancet,* 2005, 366: 1809-1820.

39. Kirdis, E. y otros. «Ribonucleotide reductase class III, an essential enzyme for the anaerobic growth of Staphylococcus aureus, is a virulence determinant in septic arthritis». *Microb Pathog,* 2007, 43: 179-188.

40. Rams, T. E. y Slots, J. «Systemic manifestations of oral infections». En *Contemporary Oral Microbiology and Immunology* [Microbiología oral

contemporánea e inmunología]. Slots J., Taubaman, M. A. (ed.), St. Louis: Mosby, 1992; 500-510.

41. Van Dyke, T. E. y otros. «Potential role of microorganisms isolated from periodontal lesions in the pathogenesis of inflammatory bowel disease». *Infect Immun,* 1986, 53: 671-677.

42. Lerner, U. H. «Inflammation-induced bone remodeling in periodontal disease and the influence of post-menopausal osteoporosis». *J Dent Res,* 2006, 85: 596-607.

43. Mealey, B. L. y Rethman, M. P. «Periodontal disease and diabetes mellitus. Bidirectional relationship». *Dent Today,* 2003, 22: 107-113.

44. Iacopino, A. M. «Periodontitis and diabetes interrelationships: role of inflammation». *Ann Periodontol,* 2001, 6: 125-137.

45. Offenbacher, S. y otros. «Periodontal infection as a risk factor for pre-term low birth weight». *J Periodont,* 1996, 67 (supl.10): 1103-1113.

46. Kozarov, E. V. y otros. «Human atherosclerotic plaque contains viable invasive Actinobacillus actinomycetemcomitans and Porphyromonas gingivalis». *Arterioscler Thromb Vasc Biol,* 2005, 25: 17-18.

47. Mattila, K. J. y otros. «Dental infections and cardiovascular diseases: a review». *J Periodontol,* 2005, 76 (supl. 11): 2085-2088.

48. Anónimo. «Bad teeth and gums a risk factor for heart disease?». *Harvard Heart Letter,* 1998, 9: 6.

49. Millman, C. «The route of all evil». *Men's Health,* 1999, 14: 102.

50. DeStefano, F. y otros. «Dental disease and risk of coronary heart disease and mortality». *BMJ,* 1993, 306: 688-691.

51. Morrison, H. I. y otros. «Periodontal disease and risk of fatal coronary heart and cerebrovascular diseases». *J Cardiovasc Risk,* 1999, 6: 7-11.

52. Loesche, W. y otros. «Assessing the relationship between dental disease and coronary heart disease in elderly U.S. veterans». *J Am Dent Assoc,* 1998, 129: 301-311.

53. Pucher, J. y Stewart, J. «Periodontal disease and diabetes mellitus». *Curr Diab Rep,* 2004, 4: 46-50.

54. Iacopino, A. M. «Periodontitis and diabetes interrelationships: role of inflammation». *Ann Periodontol,* 2001, 6: 125-137.

55. Mealey, B. L. y Rose, L. F. «Diabetes mellitus and inflammatory periodontal diseases». *Curr Opin Endocrinol Diabetes Obes,* 2008, 15: 135-141.

56. Satish B. N., Srikala P., Maharudrappa B. y otros. «Saliva: a tool in assessing glucose levels in diabetes mellitus». *J Int Oral Health,* 2014, 6 (2): 114-117.

57. Noble, J. M. y otros. «Periodontitis is associated with cognitive impairment among older adults: analysis of NHANES-III». *J Neurol Neurosurg Psychiatry,* 2009, 80: 1206-1211.

58. Ellefsen, B. y otros. «Caries prevalence in older persons with and without dementia». *J Am Geriatr Soc,* 2008, 56: 59-67.

59. Hanaoka, A. y Kashihara, K. «Increased frequencies of caries, periodontal disease and tooth loss in patients with Parkinson's disease». *Journal of Clinical Neuroscience,* 2009, 16: 1279-1282.

60. Galata, G. «Results in a case of Parkinson's disease due to alveolar pyorrhea, treated with bismuth by parenteral route». *Policlinico Prat,* 1964, 71: 220-223.

61. Stein, P. S. y otros. «Tooth loss, dementia and neuropathology in the Nun Study». *J Am Dent Assoc,* 2007, 138: 1314-1322.

62. Gatz, M. y otros. «Potentially modifiable risk factors for dementia in identical twins». *Alzheimer Dement,* 2006, 2: 110-117.

63. Sanchez, A. y otros. «Role of sugars in human neutrophilic phagocytosis». *Am J Clin Nutr,* 1973, 26: 1180-1184.

64. Holleb, A. I. *The American Cancer Society Cancer Book* [El libro de la Sociedad Estadounidense del Cáncer]. Doubleday & Company: Nueva York, 1986.

65. Bertrand, K. A. y otros. «Periodontal disease and risk of non-Hodgkin lymphoma in the health professionals follow-up study». *Int J Cancer,* 2016, doi:10.1002/ijc.30518.

66. Yamamura, K. y otros. «Human Microbiome Fusobacterium Nucleatum in esophageal cancer tissue is associated with prognosis». *Clin Cancer Res,* 21 de octubre de 2016.

67. Fan, X. y otros. «Human oral microbiome and prospective risk for pancreatic cancer: a population-based nested case-control study». *Gut,* 14 de octubre de 2016.

68. Momen-Heravi, F. y otros. «Periodontal disease, tooth loss and colorectal cancer risk: results from the Nurses' Health Study». *Int J Cancer,* 25 de octubre de 2016.

69. Zeng, X. T. y otros. «Periodontal disease and incident lung cancer risk: a meta-analysis of cohort studies». *J Periodontol,* 2016, 87: 1158-1164.

70. Michaud, D. S. y otros. «Periodontal disease, tooth loss, and cancer risk in a prospective study of male health professionals». *Lancet Oncol,* 2008, 9: 550-558.

71. Higginbotham, S. y otros. «Dietary glycemic load and risk of colorectal cancer in the Women's Health Study». *Journal of the National Cancer Institute,* 2004, 96: 229-233.

72. Smith, U. y Gale, E. M. «Cancer and diabetes: are we ready for prime time?», *Diabetologia,* 2010, 53: 1541-1544.

73. https://www.cancer.org/cancer/non-small-cell-lung-cancer/about/key-statistics.html.

74. https://www.lung.org/lung-health-and-diseases/lung-disease-lookup/lung-cancer/resource-library/lung-cancer-fact-sheet.html.

75. Stefansson, V. *Cancer: Disease of Civilization?* [El cáncer: ¿enfermedad o civilización?], Hill y Wang: Nueva York, 1960.

76. Schaefer, O. «Medical observations and problems in the Canadian arctic». *Canad M A J,* 1959, 81: 386-393.

77. Fife, B. *Ketone Therapy: The Ketogenic Cleanse and Anti-Aging Diet.* Piccadilly Books, Ltd.: Colorado Springs, CO, 2017.

78. Rapp, K. y otros. «Obestiy and incidence of cancer: a large cohort study of over 145.000 adults in Austria». *Br J Cancer,* 2005, 93: 1062-1067.

79. Stocks, T. y otros. «Blood glucose and risk of incident and fatal cancer in the Metabolic Syndrome and Cancer Project (Me-Can): analysis of six prospective cohorts». *PLoS Med,* 2009, 6: e1000201.

80. Rapp, K. y otros. «Fasting blood glucose and cancer risk in a cohort of more than 140.000 adults in Austria». *Diabetologia,* 2006, 49: 945-952.

Capítulo 6: Síndrome metabólico

1. Feinman, R. D. y otros. «Dietary carbohydrate restriction as the first approach in diabetes management: Critical review and evidence base». *Nutrition,* 2015, 31: 1-13.

2. Reaven, G. «The metabolic syndrome or the insulin resistance syndrome? Different names, different concepts, and different goals». *Endocrinol Metab Clin North Am,* 2004, 33: 283-303.

3. Larsson, B. y otros. «Abdominal adipose tissue distribution, obesity, and risk of cardiovascular disease and death: 13 year follow up of participants in the study of men born in 1913». *Br Med J (Clin Res Ed),* 1984, 288: 1401-1404.

4. Zhang, C. y otros. «Abdominal obesity and the risk of all-cause, cardiovascular, and cancer mortality: sixteen years of follow-up in US women». *Circulation,* 2008, 117: 1658-1667.

5. Ford, E. S. y otros. «Prevalence of the metabolic syndrome among US adults: findings from the Third National Health and Nutrition Examination Survey». *JAMA,* 2002, 287: 356-359.

6. Despres, J. P. «Health consequences of visceral obesity». *Ann Med,* 2001, 33: 534-541.

7. Hanley A. J. y otros. «Metabolic and inflammation variable clusters and prediction of type 2 diabetes: factor analysis using directly measured insulin sensitivity». *Diabetes,* 2004, 53: 1773-1781.

8. Shulman, G. I. «Cellular mechanisms of insulin resistance». *J Clin Invest,* 2000, 106: 171-176.

9. Hotamisligil, G. S. «Inflammatory pathways and insulin action». *Int J Obes Relat Metab Disord,* 2003, 27 (supl. 3): S53-S55.

10. Ruan, H. y Lodish, H. F. «Insulin resistance in adipose tissue: direct and indirect effects of tumor necrosis factor-alpha». *Cytokine Growth Factor Rev,* 2003, 14: 447-455.

11. Welsh, J. A. y otros. «Caloric sweetener consumption and dyslipidemia among US adults». *JAMA,* 2010, 303: 1490-1497.

12. Stanhope, K. L. y otros. «Consumption of fructose and high fructose corn syrup in- crease postprandial triglycerides, LDL-cholesterol, and apolipoprotein-B in young men and women». *J Clin Endocrinol Metab,* 2011, 96: E1596-E1605.

13. Xi, B. y otros. «Sugar-sweetened beverages and risk of hypertension and CVD: a dose-response meta-analysis». *Br J Nutr,* 2015, 113: 709-717.

14. Lavi, T. y otros. «The acute effect of various glycemic index dietary carbohydrates on endothelial function in nondiabetic overweight and obese subjects». *J Am Coll Cardiol,* 2009, 53: 2283-2287.

15. Chowdhury, R. y otros. «Association of dietary, circulating, and supplement fatty acids with coronary risk: a systematic review and meta-analysis». *Ann Intern Med,* 2014, 160: 398-406.

16. Fan, J. y otros. «Dietary glycemic index, glycemic load, and risk of coronary heart disease, stroke, and stroke mortality: a systematic review with meta-analysis». *PLoS One,* 2012, 7: e52182.

17. Dehghan, M. y otros. «Associations of fats and carbohydrate intake with cardiovascular disease and mortality in 18 countries from five continents (PURE): a prospective cohort study». *Lancet,* 2017, 390: 2050-2062.

18. Zarychanski, R. y otros. «Nonnutritive sweeteners and cardiometabolic health: a systematic review and meta-analysis of randomized controlled trials and prospective cohort studies». *CMAJ,* 2017, 189: E929-939.

19. Gardner C. y otros. «American Heart Association Nutrition Committee of the Council on Nutrition, Physical Activity and Metabolism, Council on Arteriosclerosis, Thrombosis and Vascular Biology, Council on Cardiovascular Disease in the Young; American Diabetes Association. Nonnutritive sweeteners: current use and health perspectives: a scientific statement from the American Heart Association and the American Diabetes Association». *Diabetes Care,* 2012, 35 (8): 1798-1808.

20. Swithers, S. E. «Artificial sweeteners produce the counterintuitive effect of inducing metabolic derangements». *Trends Endocrinol Metab,* 2013, 24: 431-441.

21. Nettleton, J. E. y otros. «Reshaping the gut microbiota: Impact of low calorie sweeteners and the link to insulin resistance?». *Physiol Behav,* 2016, 164 (Pt B): 488-493.

22. Fowler, S. P. «Low-calorie sweetener use and energy balance: results from experimental studies in animals, and large-scale prospective studies in humans». *Physiol Behav,* 2016, 164 (Pt B): 517-523.

23. Wang, Qiao-Ping y otros. «Sucralose promotes food intake through NPY and a neuronal fasting response. *Cell Metabolism* 2016; 24:75-90.

24. Bleich, S. N. y otros. Diet-beverage consumption and caloric intake among US adults, overall and by body weight». *Am J Public Health,* 2014, 104 (3): e72-78.

25. Fife, B. *El engaño de los edulcorantes con estevia.* Editorial Sirio: Málaga, junio de 2018.

26. Pase, M. P. y otros. «Sugar and artificially sweetened beverages and the risks of incident stroke and dementia». *Stroke,* 2017, 48: 1139-1140.

27. https://now.uiowa.edu/2014/03/ui-study-finds-diet-drinks-associated-heart-trouble-older-women.

28. Actas de la European Association for the Study of Diabetes, Lisboa, Portugal, 13 de septiembre de 2017.

29. Suez, J. y otros. «Artificial sweeteners induce glucose intolerance by altering the gut microbiota», *Nature,* 2014; 514: 181-186.

30. Harpar, D. y otros. Measuring artificial sweeteners toxicity using a bioluminescent bacterial panel, *Molecules,* 2018; 23: 2454.

31. Suez, J. y otros. «Artificial sweeteners induce glucose intolerance by altering the gut microbiota». *Nature,* 2014, 514: 181-186.

32. Azad, Meghan B. y otros. «Association between artificially sweetened beverage consumption during pregnancy and infant body mass index». *JAMA Pediatrics,* 2016, 170: 662-670.

Capítulo 7: El concepto de grasa

1. Samieri, C. y otros. «Low plasma eicosapentaenoic acid and depressive symptomatology are independent predictors of dementia risk». *Am J Clin Nutr,* 2008, 88: 714-721.

2. Hibbeln, J. R. «Depression, suicide and deficiencies of omega-3 essential fatty acids in modern diets». *World Rev Nutr Diet,* 2009, 99: 17-30.

3. Plourde, M. y Cunnane, S. C. «Extremely limited synthesis of long chain polyunsaturates in adults: implications for their dietary essentiality and use as supplements». *Appl Physiol Nutr Metab,* 2007, 32: 619-634.

4. Brunner, J. y otros. «Cholesterol, omega-3 fatty acids, and suicide risk: empirical evidence and pathophysiological hypotheses». *Fortschr Neurol Psychiatr,* 2001, 69: 460-467.

5. Colin, A. y otros. «Lipids, depression and suicide». *Encephale,* 2003, 29: 49-58.
6. Wells, A. S. y otros. «Alterations in mood after changing to a low-fat diet». *Br J Nutr,* 1998, 79: 23-30.
7. http://en.wikipedia.org/wiki; Life expectancy.
8. McGee, D. y otros. «The relationship of dietary fat and cholesterol to mortality in 10 years: the Honolulu Heart Program». *Int J Epidemiol,* 1985, 14: 97-105.
9. Okamoto, K. y otros. «Nutritional status and risk of amyotrophic lateral sclerosis in Japan». *Amyotroph Lateral Scler,* 2007, 8: 300-304.
10. Forsythe, C. E. y otros. «Comparison of low fat and low carbohydrate diets on circulating fatty acid composition and markers of inflammation». *Lipids,* 2008, 43: 65-77.
11. de Souza, R. J. y otros. «Intake of saturated and trans unsaturated fatty acids and risk of all cause mortality, cardiovascular disease, and type 2 diabetes: systematic review and meta-analysis of observational studies». *BMJ,* 2015, 351: h3978.
12. https://www.issfal.org/assets/issfal%2003%20pufaintakereccomdfinalreport.pdf.
13. Barnard, N. D. «Trends in food availability, 1909-2007». *Am J Clin Nutr,* 2010, 91:1530S-1536S. doi: 10.3945/ajcn.2010.28701G.
14. Vangaveti, V. N. y otros. «Hydroxyoctadecadienoic acids: Oxidised derivatives of linoleic acid and their role in inflammation associated with metabolic syndrome and cancer». *Eur J Pharmacol,* 2016, 785: 70-76.
15. Ohmon, H. y otros. «Dietary linoleic acid and glucose enhances azoxymethane-induced colon cancer and metastases via the expression of high-mobility group box 1». *Pathobiology,* 2010, 77: 210-217.
16. Ip, C. y otros. «Requirement of essential fatty acid for mammary tumorigenesis in the rat». *Cancer Res,* 1985, 45: 1997-2001.
17. Liou, Y. A. y otros. «Decreassing linoleic acid with constant alpha-linolenic acid in dietary fats increases (n-3) eicosapentaenoic acid in plasma phospholipids in healthy men». *J Nutr,* 2007, 137: 945-952.
18. Blasbalg, T. L. y otros. «Changes in consumption of omega-3 and omega-6 fatty acids in the United States during the 20th century». *Am J Clin Nutr,* 2011, 93: 950-962.
19. Keys, A. y otros. «Prediction of serum-cholesterol responses of man to changes in fats in the diet». *Lancet,* 1957, 273: 959-966.
20. Chowdhury, R. y otros. «Association of dietary, circulating, and supplement fatty acids with coronary risk: a systematic review and meta-analysis». *Ann Intern Med,* 2014, 160: 398-406.

21. Ramsden, D. E. y otros. «Use of dietary linoleic acid for secondary prevention of coronary heart disease and death: Evaluation of recovered data from the Sydney Diet Heart Study and updated meta-analysis». *BMJ*, 2013, 346, doi:1136/bmj.e8707.

22. Blasbalg, T. L. y otros. «Changes in consumption of omega-3 and omega-6 fatty acids in the United States during the 20th century». *Am J Clin Nutr*, 2011, 93: 950-962.

23. Pamplona, R. y otros. «Low fatty acid unsaturation: a mechanism for lowered lipoperoxidative modification of tissue proteins in mammalian species with long life spans». *J Gerontol A Biol Sci Med Sci*, 2000, 55: B286-B291.

24. Cha, Y. S. y Sachan, D. S. «Oppostie effects of dietary saturated and unsaturated fatty acids on ethanol-pharmacokinetics, triglycerides and carnitines». *J Am Coll Nutr*, 1994, 13: 338-343.

25. Ravnskov, U. «The fallacies of the lipid hypothesis». *Scand Cardiovasc J*, 2008, 42: 236-239.

26. Siri-Tarino, P. W. y otros. «Meta-analysis of prospective cohort studies evaluating the association of saturated fat with cardiovascular disease». *American Journal of Clinical Nutrition*, 2010, 91, 535-546.

27. Praagman, J. y otros. «The association between dietary saturated fatty acids and ischemic heart disease depends on the type and source of fatty acid in the European Prospective Investigation into Cancer and Nutrition-Netherlands cohort». *Am J Clin Nutr*, 2016, 103: 356-365.

28. Grasgruber, P. y otros. «Food consumption and the actual statistics of cardiovascular diseases: an epidemiological comparison of 42 European countries». *Food Nutr Res*, 2016, 60: 31694.

29. Dehghan, M. y otros. «Associations of fats and carbohydrate intake with cardiovascular disease and mortality in 18 countries from five continents (PURE): a prospective cohort study». *Lancet*, 2017, 390: 2050-2062.

30. Tewfik, I. H. y otros. «The effect of intermittent heating on some chemical parameters of refined oils used in Egypt. A public health nutrition concern». *Int J Food Sci Nutr*, 1998, 49: 339-342.

31. https://www.telegraph.co.uk/news/health/news/11981884/Cooking-with-vegetable-oils-releases-toxic-cancer-causing-chemicals-say-experts.html.

32. Raloff, J. «Unusual fats lose heart-friendly image». *Science News*, 1996, 150: 87.

33. Mensink, R. P. y Katan, M. B. «Effect of dietary trans fatty acids on high-density and low-density lipoprotein cholesterol levels in healthy subjects». *N Eng J Med*, 1990, 323 (7): 439.

34. Willett, W. C. y otros. «Intake of trans fatty acids and risk of coronary heart disease among women». *Lancet,* 1993, 341 (8845): 581.

35. Booyens, J. y Louwrens, C. C. «The Eskimo diet. Prophylactic effects ascribed to the balanced presence of natural cis unsaturated fatty acids and to the absence of unnatural trans and cis isomers of unsaturated fatty acids». *Med Hypoth,* 1986, 21: 387.

36. Grandgirard, A. y otros. «Incorporation of trans long-chain n-3 polyunsaturated fatty acids in rat brain structures and retina». *Lipids,* 1994, 29: 251-258.

Capítulo 8: La grasa es un superalimento

1. Hung, M. C. y otros. «Learning behavior and cerebral protein kinase C, antioxidant status, lipid composition in senescence-accelerated mouse: influence of a phosphatidylcholine-vitamin B12 diet». *British Journal of Nutrition,* 2001, 86, 163-171.

2. Schneider, H. y otros. «Lipid based therapy for ulcerative colitis—modulation of intestinal mucus membrane phospholipids as a tool to influence inflammation». *Int J Mol Sci,* 2010, 11: 4149-4164.

3. Kasbo, J. y otros. «Phosphatidyleholine-enriched diet prevents gallstone formation in mice susceptible to cholelithiasis». *Journal of Lipid Research,* 2003, 44: 2297-2303.

4. Lim, Y. J. y otros. «Advent of novel phosphatidylcholine-associated nonsteroidal anti-inflammatory drugs with improved gastrointestinal safety». *Gut Liver,* 2013, 7: 7-15.

5. Kimura, I. y otros. «Short-chain fatty acids and ketones directly regulate sympathetic nervous system via G protein-coupled receptor 41 (GPR41)». *PNAS,* 2011, 108: 8030-8035.

6. Forsythe, C. E. y otros. «Comparison of low fat and low carbohydrate diets on circulating fatty acid composition and markers for inflammation». *Lipids,* 2008, 43: 65-77.

7. Kekwick, A. y Pawan, G. L. S. «Calorie intake in relation to body weight changes in the obese». *Lancet,* 1956, 2: 155.

8. Kekwick, A. y Pawan, G. L. S. «Metabolic study in human obesity with isocaloric diets high in fat, protein or carbohydrate». *Metabolism,* 1957, 6: 447-460.

9. Benoit, F. y otros. «Changes in body composition during weight reduction in obesity». *Archives of Internal Medicine,* 1965, 63: 604-612.

10. Vigilante, K. y Flynn, M. *Low-Fat Lies: High-Fat Frauds and the Healthiest Diet in the World* [Mentiras bajas en grasa: el fraude de los alimentos ricos en grasa y la dieta más sana del mundo]. Life Line Press: Washington, DC, 1999.

11. Goltz, S. R. y otros. «Meal triacylglycerol profile modulates postprandial absorption of carotenoids in humans». *Mol Nutr Food Res,* 2012, 56: 866-877.

12. Unlu, N. Z. y otros. «Carotenoid absorption from salad and salsa by humans in enhanced by the addition of avocado or avocado oil». *J Nutr,* 2005, 135: 431-436.

13. Vigilante, K. y Flynn. *Low-Fat Lies: High-Fat Frauds and the Healthiest Diet in the World* [Mentiras bajas en grasa: el fraude de los alimentos ricos en grasa y la dieta más sana del mundo]. Life Line Press: Washington, DC, 1999.

14. Miura, S. y otros. «Modulation of intestinal immune system by dietary fat intake; relevance to Crohn's disease». *J Gastroenterol Hepatol,* 1998, 13: 1183-1190.

15. Saketkhoo, K. y otros. «Effects of drinking hot water, cold water, and chicken soup on nasal mucus velocity and nasal airflow resistance». *Chest,* 1978, 74: 408-410.

16. Hopkins, A. B. «Chicken soup cure may not be a myth». *Nurse Pract,* 2003, 28: 16.

17. Rennard, B. O. y otros. «Chicken soup inhibits neutrophil chemotaxis in vitro». *Chest,* 2000, 118: 1150-1157.

18. Case Western Reserve University. «High fat diet reduces gut bacteria, Crohn's disease symptoms: Results could lead to new anti-inflammatory probiotics». *Science Daily,* 22 de junio de 2017.

19. Khaw, K. T. y otros. «Randomised trial of coconut oil, olive oil or butter on blood lipids and other cardiovascular risk factors in healthy men and women». *BMJ Open,* 2018, 8: e0290167.

20. Hayek, T. y otros. «Dietary fat increases high density lipoprotein (HDL) levels both by increasing the transport rates and decreasing the fractional catabolic rates of HDL cholesterol ester and apolipoprotein (Apo) A-I. Presentation of a new animal model and mechanistic studies in human Apo A-I transgenic and control mice». *J Clin Invest,* 1993, 91: 1665-1671.

21. Barbee, J. F. y otros. «Apolipoproteins modulate the inflammatory response to lipopolysaccharide». *J Endotoxin,* 2005, 11: 97-103.

22. Level, J. H. y otros. «The protective effect of serum lipoproteins against bacterial lipopolysaccharide». *Eur Heart J,* 1993, 14: 125-129.

23. Guo, L. y otros. «High density lipoprotein protects against polymicrobe-induced sepsis in mice». *J Biol Chem,* 2013, 288: 17947-17953.

24. Iribarren, C. y otros. «Cohort study of serum total cholesterol and in-hospital incidence of infectious diseases». *Epidemiol Infect,* 1998, 121: 335-347.

25. Ghoshal, S. y otros. «Chylomicrons promote intestinal absorption of lipopolysaccharides». *J Lipid Res,* 2009, 50: 90-97.

26. Ravin, H. A. y otros. «On the absorption of bacterial endotoxin from the gastro-intestinal tract of the normal and shocked animal». *J Exp Med,* 1960, 112: 783-792.

27. Lyte, J. M. y otros. «Postprandial serum endotoxin in healthy humans is modulated by dietary fat in a randomized, controlled, cross-over study». *Lipids Health Dis,* 2016, 15: 186.

28. Nadhazi, Z, y otros. «Plasma endotoxin level of healthy donors», *Acta Microbial Immunol Hung* 2002; 49: 151-157.

29. Yang, H. y otros. «Energy metabolism in intestinal epithelial cells during maturation along the cryptvillus axis». *Scientific Reports,* 2016, doi: 10.1038/srep31917.

30. Hamer, H. M. y otros. «The role of butyrate on colonic function». *Aliment Pharmacol Ther,* 2008, 27: 104-119.

31. Hu, G. X. y otros. «Activation of the AMP activated protein kinase by short-chain fatty acids is the main mechanism underlying the beneficial effect of a high fiber diet on the metabolic syndrome». *Med Hypotheses,* 2010, 74: 123-126.

32. Gao, Z. y otros. «Butyrate improves insulin sensitivity and increases energy expenditure in mice». *Diabetes,* 2009, 58: 1509-1517.

33. Blouin, J. M. y otros. «Butyrate elicits a metabolic switch in human colon cancer cells by targeting the pyruvate dehydrogenase complex». *Int J Cancer,* 2011, 128: 2591-2601.

34. Harig, J. M. y otros. «Treatment of diversion colitis with short-chain-fatty acid irrigation». *N Engl J Med,* 1989, 320: 23-28.

35. Di Sabatino, A. y otros. «Oral butyrate for mildly to moderately active Crohn's disease». *Alimen. Pharmacol Ther,* 2005, 22: 789-794.

36. Binder, H. J. «Role of colonic short-chain fatty acid transport in diarrhea». *Annu Rev Physiol,* 2010, 72: 297-313.

37. Jorgensen, J. R. y otros. «In vivo absorption of medium-chain fatty acids by the rat colon exceeds that of short-chain fatty acids». *Gastroenterology,* 2001, 120: 1152-1161.

38. Kono, H. y otros. «Dietary medium-chain triglycerides prevent chemically induced experimental colitis in rats». *Transl Res,* 2010, 155: 131-141.

39. Kono, H. y otros. «Enteral diets enriched with medium-chain triglycerides and N-3 fatty acids prevent chemically induced experimental colitis in rats». *Transl Res,* 2010, 156: 282-291.

40. Mane, J. y otros. «Partial replacement of dietary (n-6) fatty acids with medium-chain triglycerides decreases the incidence of spontaneous colitis in interleukin-10-deficient mice». *J Nutr,* 2009, 139: 603-610.

41. Borrelli, O. y otros. «Polymeric diy otrosone versus corticosteroids in the treatment of active pediatric Crohn's disease: a randomized controlled open-label trial». *Clin Gastroenterol Hepatol,* 2006, 4: 744-753.

42. Khoshoo, V. y otros. «Effect of low-and high-fat, peptide-based diets on body composition and disease activity in adolescents with active Crohn's disease». *JPEN J Parenter Enteral Nutr,* 1996, 20: 401-405.

43. Tao, R. C. y otros. «Glycerol: Its metabolism and use as an intravenous energy source». *Journal of Parenteral and Enteral Nutrition,* 1983, 7: 479-488.

44. Tjonneland, A. y otros. «Linoleic acid, a dietary n-6 polyunsaturated fatty acid, and the aetiology of ulcerative colitis: a nested case-control study within a European prospective cohort study». *Gut,* 2009, 58 (12): 1606-1611.

45. Sarkar, A. y otros. «Psychobiotics and the manipulation of bacteria-gut brain signals». *Trends in Neurosciences,* 2016, 39: P763-781.

46. Turnbaugh, P. J. y otros. «An obesity-associated gut microbiome with increased capacity for energy harvest». *Nature,* 2006, 4444: 1027-1031.

47. Bravo, J. A. y otros. «Communication between gastrointestinal bacteria and the nervous system». *Curr Opin Pharmacol,* 2012, 12: 667-672.

48. Lin, H. V. y otros. «Butyrate and propionate protect against diet-induced obesity and regulate gut hormones via free fatty acid receptor 3-independent mechanisms». *PLoS ONE,* 2012, 7: e35240.

49. Pluznick, J. L. «Gut microbiota in renal physiology: focus on short-chain fatty acids and their receptors». *Kidney Int,* 2016, 90: 1191-1198.

50. Nilsson, A. G. y otros. «Lactobacillus reuteri reduces bone loss in older women with low bone mineral density –a randomized, placebo-controlled, double-blind, clinical trial». *Journal of Intern Med*, 2018, doi: 10.1111/joim.12805.

51. Sjogren, K. y otros. «The gut microbiota regulates bone mass in mice». *J Bone Miner Res,* 2012, 27: 1357-1367.

52. Schott, E. M. y otros. «Targeting the gut microbiome to treat the osteoarthritis of obesity». *JCI Insight*, 2018, doi: 10.1172/jci.insight.95997.

53. Dave Kolpack. «Study shows high-fat diet might help pilots». *Associated Press*, 7 de octubre de 2009.

54. http://www.buffalo.edu/news/releases/1999/04/2793.html.

55. Volek, J. S. y otros. «Rethinking fat as a fuel for endurance exercise». *Eur J Sport Sci,* 2015, 1: 13-20.

56. Lambert, E. V. y otros. «Nutritional strategies for promoting fat utilization and delaying the onset of fatigue during prolonged exercise». *J Sports Sci,* 1997, 15: 315-324.

57. Phinney, S. D. y otros. «Capacity for moderate exercise in obese subjects after adaptation to a hypocaloric ketogenic diet». *J Clin Invest,* 1980, 66: 152-161.

58. Otto, M. y otros. «Serial measures of circulating biomarkers of dairy fat and total and cause-specific mortality in older adults: The Cardiovascular Health Study». *Am J Clin Nutr,* 2018, 108: 476-484.

59. Gillman, M. W. y otros. «Inverse association of dietary fat with developement of ischemic stroke in men». *JAMA,* 1997, 278: 2145-2150.

60. Monteiro, I. y Vaz Almeid M. D. «Dietary fat and ischemic stroke risk in Northern Portugal». *Acta Med Port,* 2007, 20: 307-318.

61. Mozaffarian, D. y otros. «Dietary fats, carbohydrate, and progression of coronary atherosclerosis in postmenopausal women». *Am J Clin Nutr,* 2004, 80: 1175-1184.

62. Praagman, J. y otros. «The association between dietary saturated fatty acids and ischemic heart disease depends on the type and source of fatty acid in the European Prospective Investigation into Cancer and Nutrition-Netherlands cohort». *Am J Clin Nutr,* 2016, 103: 356-365.

63. Grasgruber, P. y otros. «Food consumption and the actual statistics of cardiovascular diseases: an epidemiological comparison of 42 European countries». *Food Nutr Res,* 2016, 60: 31694.

64. Dehghan, M. y otros. «Associations of fats and carbohydrate intake with cardio-vascular disease and mortality in 18 countries form five continents (PURE): a prospective cohort study». *Lancet,* 2017, 390: 2050-2062.

Capítulo 9: Consume más grasa y menos carbohidratos

1. David Morgan, «Documentary: "Fed Up" With Rising Childhood Obesity», *CBS News,* 8 de mayo de 2014, https://www.cbsnews.com/news/documentary-fed-up-with-rising-childhood-obesity/.

2. Cohen E. y otros. «Statistical review of US macronutrient consumption data, 1965-2011: Americans have been following dietary guidelines, coincident with the rise in obesity». *Nutrition,* 2015, 31: 727-732.

3. Gross, L. S. y otros. «Increased consumption of refined carbohydrates and the epidemic of type 2 diabetes in the United States: an ecological assessment». *Am J Clin Nutr,* 2004, 79: 774-779.

4. Gardner, C. D. y otros. «Comparison of the Atkins, Zone, Ornish, and LEARN diets for change in weight and related risk factors among

overweight premenopausal women; the A to Z weight loss study: a randomized trial». *JAMA,* 2007, 297: 969-977.

5. Forsythe, C. E. y otros. «Comparison of low fat and low carbohydrate diets on circulating fatty acid composition and markers of inflammation». *Lipids,* 2008, 43: 65-77.

6. Westman, E. C. y otros. «The effect of a low-carbohydrate, ketogenic diet versus a low-glycemic index diet on glycemic control in type 2 diabetes mellitus». *Nutrition & Metabolism,* 2008, 5: 36.

7. Yancy, W. S. Jr. y otros. «A low-carbohydrate, ketogenic diet versus a low-fat diet to treat obesity and hyperlipidemia: a randomized, controlled trial». *Ann Intern Med,* 2004, 140: 769-777.

8. Sharman, M. J. y otros. «Very low-carbohydrate and low-fat diets affect fasting lipids and postprandial lipemia differently in overweight men». *J Nutr,* 2004, 134: 880-885.

9. Volek, J. S. y otros. «Carbohydrate restriction has a more favorable impact on the metabolic syndrome than a low fat diet». *Lipids,* 2009, 44: 297-309.

10. Tay, J. y otros. «Metabolic effects of weight loss on a very-low-carbohydrate diet compared with an isocaloric high-carbohydrate diet in abdominally obese subjects». *J Am Coll Card,* 2008, 51: 59-67.

11. Keogh, J. B. y otros. «Effects of weight loss from a very-low-carbohydrate diet on endothelial function and markers of cardiovascular disease risk in subjects with abdominal obesity». *Am J Clin Nutr,* 2008, 87: 567-576.

12. Shai, I. y otros. «Weight loss with a low-carbohydrate, Mediterranean, or low-fat diet». *N Engl J Med,* 2008, 359: 229-241.

13. Dyson, P. A. y otros. «A low-carbohydrate diet is more effective in reducing body weight than healthy eating in both diabetic and non-diabetic subjects». *Diabetic Medicine,* 2007, 24: 1430-1435.

14. McClernon, F. J. y otros. «The effects of a low-carbohydrate ketogenic diet and a low-fat diet on mood, hunger, and other self-reported symptoms». *Obesity* (Silver Spring), 2007, 15: 182-187.

15. Nickols-Richardson, S. M. y otros. «Perceived hunger is lower and weight loss is greater in overweight premenopausal women consuming a low-carbohydrate/high-protein vs high-carbohydrate/low-fat diet». *J Am Dietetic Assoc,* 2005, 105: 1433-1437.

Capítulo 10: La dieta cetogénica

1. Reger, M. A. y otros. «Effects of beta-hydroxybutyrate on cognition in memory-impaired adults». *Neurobiol Aging,* 2004, 25: 311-314.

2. Kashiwaya, Y. y otros. «D-beta-hydroxybutyrate protects neurons in models of Alzheimer's and Parkinson's disease». *Proc Natl Acad Sci USA,* 2000, 97: 5440-5444.
3. VanItallie, T. B. y otros. «Treatment of Parkinson disease with diet-induced hyperketonemia: a feasibility study». *Neurology,* 2005, 64: 728-730.
4. Zhao, W. y otros. «Caprylic triglyceride as a novel therapeutic approach to effectively improve the performance and attenuate the symptoms due to the motor neuron loss in ALS disease». *PLoS One,* 2012, 7 (11): e49191.
5. Appleberg, S. y otros. «Ketogenic diet improves recovery of function after traumatic brain injury in juvenile rats». *J Neurotrama,* 2007, 24: 1267.
6. Prins, M. L. «Cerebral metabolic adaptation and ketone metabolism after brain injury». *J Cereb Blood Flow Metab,* 2008, 28: 1-16.
7. Maggioni, F. y otros. «Ketogenic diet in migraine treatment: a brief but ancient history». *Cephalalgia,* 2011, 31: 1150-1151.
8. Kossoff, E. H. y otros. «Use of the modified Atkins diet for adolescents with chronic daily headache». *Cephalalgia,* 2010, 30: 1014-1016.
9. Husain, A. M. y otros. «Diet therapy for narcolepsy». *Neurology,* 2004, 62: 2300-2302.
10. Kim, D. Y. y otros. «Inflammation-mediated memory dysfunction and effects of a ketogenic diet in a murine model of multiple sclerosis». *PLoS One,* 2012, 7: e 35476.
11. Murphy, P. y otros. «The antidepressant properties of the ketogenic diet». *Biol Psychiatry,* 2004, 56: 981-983.
12. Nebeling, L. C. y otros. «Effects of a ketogenic diet on tumor metabolism and nutritional status in pediatric oncology patients: two case reports». *J Am Coll Nutr,* 1995, 14: 202-208.
13. Sharman, M. J. y otros. «Very low-carbohydrate and low-fat diets affect fasting lipids and postprandial lipemia differently in overweight men». *J Nutr,* 2004, 134: 880-885.
14. Yancy, W. S. Jr. y otros. «A low-carbohydrate, ketogenic diet versus a low-fat diet to treat obesity and hyperlipidemia: a randomized, controlled trial». *Ann Intern Med,* 2004, 140: 769-777.
15. Westman, E. C. y otros. «Low-carbohydrate nutrition and metabolism». *Am J Clin Nutr,* 2007, 86: 276-284.
16. Westman, E. C. y otros. «A review of low-carbohydrate ketogenic diets». *Curr Atheroscler Rep,* 2003, 5: 476-483.
17. Westman, E. C. y otros. «The effect of a low-carbohydrate, ketogenic diet versus a low-glycemic index diet on glycemic control in type 2 diabetes mellitus». *Nutr Metab* (Londres), 2008, 5: 36.

18. Sharman, M. J. y otros. «Very low-carbohydrate and low-fat diets affect fasting lipids and postprandial lipemia differently in overweight men». *J Nutr,* 2004, 134: 880-885.

19. Gardner, C. D. y otros. «Comparison of the Atkins, Zone, Ornish, and LEARN diets for change in weight and related risk factors among overweight premenopausal women: The A to Z Weight Loss Study: A randomized trial». *JAMA,* 2007, 297: 969-977.

20. Volek, J. S. y Sharman, M. J. «Cardiovascular and hormonal aspects of very-low-carbohydrate ketogenic diets». *Obes Res,* 2004, 12 supl., 2: 115S-123S.

21. Sherman, M. J. y otros. «A ketogenic diet favorably affects serum bio-markers for cardiovascular disease in normal-weight men». *J Nutr,* 2002, 132: 1879-1885.

22. Foster, G. D. y otros. «Weight and metabolic outcomes after 2 years on a low-carbo-hydrate versus low-fat diet: A randomized trial». *Ann Intern Med,* 2010, 153: 147-157.

23. Maalouf, M. y otros. «Ketones inhibit mitochondrial production of re-active oxygen species production following glutamate excitotoxicity by increasing NADH oxidation». *Neuroscience,* 2007, 145: 256-264.

24. Stafford, P. y otros. «The ketogenic diet reverses gene expression pat-terns and reduces reactive oxygen species levels when used as an adju-vant therapy for glioma». *Nutrition &Metabolism,* 2010, 7: 74.

25. Shimazu, T. y otros. «Suppression of oxidative stress by beta-hydro-xybutyrate, an endogenous histone deacetylase inhibitor». *Science,* 2013, 339: 211-214.

26. Veech, R. L. «The therapeutic implications of ketone bodies: the effects of ketone bodies in pathological conditions: ketosis, ketogenic diet, re-dox states, insulin resistance, and mitochondrial metabolism». *Prosta-glandins Leukot Essent Fatty Acids,* 2004, 70: 309-319.

27. Kashiwaya, Y. y otros. «A ketone ester diet increased brain malonyl CoA and un-coupling protein 4 and 5 while decreasing food intake in the normal Wistar rat». *J Biol Chem,* 2010, 285: 25950-25956.

28. Kashiwaya, Y. y otros. «Substrate signaling by insulin: a ketone bodies ratio mimics insulin action in heart». *Am J Cardiol,* 1997, 80: 50A-64A.

29. Youm, Y. H. y otros. «The ketone metabolite beta-hydroxybutyrate blocks NLRP3 inflammasome-mediated inflammatory disease». *Nat Med,* 2015, 21: 263-266.

30. Veech, R. L. «The therapeutic implications of ketone bodies: the effects of ketone bodies in pathologic conditions: ketosis, ketogenic diet, re-dox states, insulin resistance, and mitochondrial metabolism». *Prosta-glandins Leukol Essent Fatty Acids,* 2004, 70: 309-319.

31. Hasselbalch, S. G. y otros. «Changes in cerebral blood flow and carbohydrate metabolism during acute hyperketonemia». *Am J Physiol,* 1996, 270: E746-751.

32. Marie, C. y otros. «Fasting prior to transient cerebral ischemia reduces delayed neuronal necrosis». *Metab Bran Dis,* 1990, 5: 65-75.

33. Prins, M. L. y otros. «Increased cerebral uptake and oxidation of exogenous HB improves ATP following traumatic brain injury in adult rats». *J Neurochem,* 2004, 90: 666-672.

34. Suzuki, M. y otros. «Effect of hydroxybutyrate, a cerebral function improving agent, on cerebral hypoxia, anoxia and ischemia in mice and rats». *Jpn J Pharmacol,* 2001, 87: 143-150.

35. Maalouf, M. y otros. «The neuroprotective properties of calorie restriction, the ketogenic diet, and ketone bodies». *Brain Res Rev,* 2009, 59: 293-315.

36. Koper, J.W. y otros. «Acetoacetate and glucose as substrates for lipid synthesis for rat brain oligodendrocytes and astrocytes in serum-free culture». *Biochim Biophys Acta,* 1984, 796: 20-26.

37. Kashiwaya, Y. y otros. «A ketone ester diet exhibits anxiolytic and cognition-sparing properties, and lessens amyloid and tau pathologies in a mouse model of Alzheimer's disease». *Neurobiol Aging,* 2013, 34: 1530-1539.

38. Hemderson, S. T. «Ketone bodies as a therapeutic for Alzheimer's disease». *Neurotherapeutics,* 2008, 5: 470-480.

39. Henderson S. T. y otros. «Study of the ketogenic agent AC-1202 in mild to moderate Alzheimer's disease: a randomized, double-blind, placebo-controlled, multicenter trial». *Nutr Metab* (Londres), 2009, 6: 31.doi:10.1186/1743-7075-6-31.

40. Veech, R. L. «Ketone ester effects on metabolism and transcription». *J Lipid Res,* 2014, 55: 2004-2006.

41. Poff, A. M. y otros. «Ketone supplementation decreases tumor cell viability and prolongs survival of mice with metastatic cancer». *Int J Cancer,* 2014, 135: 1711-1720.

42. Shukla, S. K. y otros. «Metabolic reprogramming induced by ketone bodies diminishes pancreatic cancer cachexia». *Cancer Metab,* 2014, 2: 18.

43. Rossi, A. P. y otros. «Abstract 3346; the ketone body beta-hydroxybutyrate increases radiosensitivity in glioma cell lines in vitro». *Cancer Res,* 2015, 75: 3346, doi: 10.1158/1538-7445.am2015-3346.

44. Scheck, A. C. y otros. «The ketogenic diet for the treatment of glioma: insights from genetic profiling». *Epilepsy Res,* 2012, 100: 327-337.

45. Newman, J. C. y Verdin, E. «Ketone bodies as signaling metabolites». *Trends Endocrinol Metab,* 2014, 25: 42-52.

46. Stafford, P. y otros. «The ketogenic diet reverses gene expression patterns and reduces reactive oxygen species levels when used as an adjuvant therapy for glioma». *Nutr Metab* (Londres), 2010, 7: 74, doi: 10.1186/1743-7075-7-74.
47. Siddalingaswamy, M. y otros. «Anti-diabetic effects of cold and heat extracted virgin coconut oil». *JDM*, 2011, 1: 118-123.
48. Fife, B. *El engaño de los edulcorantes con estevia*, Editorial Sirio: Málaga, junio de 2018.
49. Volek, J. S. y otros. «Rethinking fat as a fuel for endurance exercise». *European J Sport Sci*, 2015, 15: 13-20.

Conclusión

1. http://www.gpo.gov/fdsys/pkg/FR-1995-07-20/pdf/95-17505.pdf.
2. Johnson, R. K. y otros. «Dietary sugars intake and cardiovascular health: A scientific statement from the American Heart Association». *Circulation*, 2009, 120: 1011-1020.

Índice temático

202, 215, 292, 304, 306, 309, 313
Lipopolisacáridos (LPS) 260, 262
LPS (Lipopolisacáridos) 260, 261, 262, 263
Luteína 24, 245, 247

M

Macronutrientes 85, 317
Marcadores de salud 284, 292, 293,
  301, 304, 307, 308
Marshall, Richard 106
Masai 36
McGee, Charles T. 212, 329, 341
Membrana celular 24, 93, 236, 238,
  260, 262, 267
Metionina 132
Microbioma 145, 146, 149, 196, 197,
  199, 210, 253, 254, 255, 257, 261
Microbiota 145, 146, 147, 148, 199,
  257, 263, 265, 266, 340, 346
Mielina, vaina de 230, 272
Mitocondrias 161, 236, 310
Monoglicéridos 254
Monolaurina 255
Moskowitz, Howard 89
Muhlestein, Brent 155

N

Noakes, Tim 274
Nutrición parenteral 245
Nutrientes
  Absorción de 113, 147, 246, 247,
  265, 276
Nutrigenetics 29, 329
Nutrition and Physical Degeneration 34, 329

O

Obesidad 11, 15, 18, 30, 37, 40, 46,
  58, 65, 67, 81, 84, 95, 100, 110, 111,
  112, 121, 122, 126, 133, 136, 137,
  145, 167, 170, 176, 177, 178, 179,
  184, 193, 195, 196, 197, 198, 199,
  260, 284, 285, 286, 287, 288, 289,
  294, 295, 323
  abdominal 170, 176
  infantil 18, 198, 199

O'Connell, Jack 81

P

Páncreas 94, 95, 96, 162, 174, 175,
  239, 264
Párkinson 102, 137, 139, 140, 141, 145,
  157, 171, 301, 321
Pasteur, Louis 26
Pérdida de memoria 137
Peroxidación lipídica 227, 228
Placa
  amiloide 137, 313
  dental 64, 149, 151, 152
Price, Weston A. 30, 31, 32, 33, 34,
  118, 150, 329
Prior, Ian 37, 38, 39, 40, 329
Pritikin, Nathan 211, 212
Productos finales de glicación avanzada
  101, 102
Productos lácteos 10, 34, 114, 115, 116,
  118, 119, 255, 266, 277, 326
Proteínas 11, 21, 25, 47, 54, 58, 85,
  87, 94, 100, 101, 102, 103, 104, 132,
  133, 134, 142, 172, 174, 213, 227,
  235, 236, 240, 241, 242, 245, 260,
  269, 278, 283, 286, 287, 289, 296,
  297, 299, 300, 303, 313, 316, 317,
  318, 320, 327
Provitamina A 29, 251, 252
Punto de felicidad 89
Pure, White and Deadly 67

R

Radicales libres 102, 104, 113, 115,
  159, 204, 217, 223, 227, 246, 248,
  250, 310, 311
Ramsden, Christopher E. 72, 330, 342
Rendimiento
  físico 47, 269, 272, 273
  mental 230, 269, 270
Retinopatía 103, 141, 143, 250
Revolución alimentaria 26, 30

S

Sacarosa 64, 65, 83, 86, 88, 92, 93, 99,